U0396367

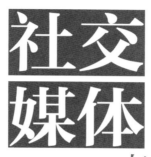

社交媒体

与"健康中国"

赵高辉 著

上海人民出版社

图书在版编目(CIP)数据

社交媒体与"健康中国"/赵高辉著. —上海：
上海人民出版社，2022
ISBN 978 - 7 - 208 - 17951 - 6

Ⅰ.①社… Ⅱ.①赵… Ⅲ.①互联网络-传播媒介-
影响-医疗保健事业-研究-中国 Ⅳ.①R199.2

中国版本图书馆 CIP 数据核字(2022)第 173639 号

责任编辑　刘华鱼
封面设计　一本好书

社交媒体与"健康中国"
赵高辉 著

出　　版　上海人民出版社
　　　　　（201101　上海市闵行区号景路 159 弄 C 座）
发　　行　上海人民出版社发行中心
印　　刷　常熟市新骅印刷有限公司
开　　本　890×1240　1/32
印　　张　11.75
插　　页　4
字　　数　300,000
版　　次　2022 年 12 月第 1 版
印　　次　2022 年 12 月第 1 次印刷
ISBN 978 - 7 - 208 - 17951 - 6/G・2128
定　　价　58.00 元

目　录

第一章　社交媒体传播与"健康中国"

我们遇到了将社交媒体传播与"健康中国"建设进行理论和实践勾连的最好时机。当下，媒介不只是各种各样信息的终端，它们同时也是各种各样的代理物，各自代表着不同的秩序。由这些各种各样的媒介传送的讯息既体现了人类各种行为，也体现了人类与所在的生态体系以及经济体系之间的关系。[1]在目前的媒介领域，社交媒体变革媒介生态的同时，也变革了人类生存的关系空间。在政治赋能、社会赋能和经济赋能之下，人与自身的关系、人与人的关系、人与社会的关系、人与自然的关系，发生了或者正在发生着重塑和重构。

与此同时，中国居民健康意识逐年提升，但是健康状况仍不容乐观。卫健委（中华人民共和国国家卫生健康委员会）发布的《2020中国卫生统计年鉴》显示，居民慢性病患病率从2013年的千人245.2上升到千人342.9，农村上升幅度比城市更高。[2]数据显示，超过80%的被调查者有过口腔问题的困扰；乳腺结节、

---

[1]（美）约翰·杜海姆·彼得斯：《奇云：媒介即存有》，邓建国译，复旦大学出版社2020年版，第1页。

[2] 卫健委：《2020中国卫生统计年鉴》，2021年12月6日，http://www.nhc.gov.cn/mohwsbwstjxxzx/tjtjnj/202112/dcd39654d66c4e6abf4d7b1389becd01.shtml。

甲状腺结节更在女性受检群体中呈现多发趋势；慢性病成为受检人群最为关注的健康问题，在受检老年人群中，70%患有慢性疾病。[1]党的十七大将人人享有基本医疗卫生服务确立为全面建设小康社会的新要求之一。2012年国家发布《"健康中国2020"战略研究报告》，2016年10月印发《"健康中国2030"规划纲要》，提出推进"健康中国"建设的宏伟蓝图和行动纲领。2019年7月提出《健康中国行动（2019—2030年）》，力争通过体系性和制度性的举措提高居民健康水平。

从"健康中国"战略制定的行动路径看，普及健康知识、参与健康行动、提供健康服务、延长健康寿命这些具体指向已经不仅仅与生物医学的知识和发展相关，更与人们的意识和行为相关。诸如加强健康教育与促进、养成健康生活方式，采取有效干预、社会广泛参与等表述，都与信息传播以及信息介入、说服有着紧密的联系。

在政策的制定中，考虑到当前的社交媒体传播生态语境，国家战略中也充分强调了社交媒体的重要作用。如，《健康中国行动（2019—2030年）》专门提出，中央宣传部、中央网信办、卫健委、广电总局、中央广电总台、中医药局按职责分工负责，"运用'两微一端'（指微信、微博、移动客户端）以及短视频等新媒体，推动'互联网'+精准健康科普"。[2]以此管窥，社交媒体与"健康中国"构建的勾连已经成为国家战略决策的重要环节，社交媒体传播正在并将要承担更多的责任，发挥更大的作用。

---

[1] 张钦：《〈2021中国家庭健康指数报告〉发布：过去一年我国居民健康意识显著提升》，2021年12月17日，https://new.qq.com/omn/20211217/20211217A0306200.html。

[2] 卫健委：《健康中国行动（2019—2030年）》，2019年7月15日，http://www.gov.cn/xinwen/2019-07/15/content_5409694.htm。

一、社交媒体传播生态

传播学者安德烈·开普勒（Andreas Kaplan）和迈克尔·亨莱因（Michael Haenlein）对社交媒体（social media）所下的定义是：一系列建立在 Web2.0 的技术和意识形态基础上的网络应用，它允许用户自己生产内容（UGC）的创造和交流。[1]博伊德（Boyd）将其定义为"一种能够承载线上社交关系网络的互联网应用平台，通过跨时空的网络空间，社交媒体提供了多样化的社交功能和服务"。[2]基于这些认识，我们所研究的社交媒体**是以 Web2.0 技术下的用户产生内容为基础，并依托网络形成人人互联的网站或者网络应用平台，是既传播信息也创生和维系关系的传播平台和传播形态。**

社交媒体和传播的社交化，已经不只是媒体和传播问题，而是关涉人们的生活方式的根本所在。2021 年 1 月底，由美国散户与华尔街空头围绕美股"游戏驿站"点燃"战火"，借助论坛对散户号召，这场被称为"史诗级战役"的逼空大战，最终让华尔街的空头公司"缴械投降"。2021 年 1 月，在新总统正式就任（1 月 20 日）前，推特等社交媒体冻结了总统特朗普的账号，引发全球"围观"。2021 年 2 月 1 日，在有关维护"网络主权"的采访中，俄罗斯联邦安全会议副主席梅德韦杰夫还专门谈到"社交

［1］　Kaplan A.M. and Haenlein M., "Users of the world, unite! The challenges and opportunities of Social Media,"*Business Horizons*, Vol. 53, no. 1(2010), pp. 1–68.

［2］　Boyd, D.M., & Ellison, N.B., "Social network sites: definition, history, and scholarship," *Journal of computer Mediated Communication*, Vol. 13, no. 1(2008), pp. 210–230.

媒体"。日常发生的案例，不断向我们证明社交媒体的影响力。

截至 2021 年 6 月，我国网民规模达 10.11 亿，较 2020 年 12 月增长 2175 万，互联网普及率达 71.6%，较 2020 年 12 月提升 1.2 个百分点。[1] 2020 年，全球社交媒体活跃用户高达 42 亿，占全体互联网用户的 90%。世界范围内，用户平均每天在社交媒体上花费的时间已超过 2 小时 40 分钟。[2] 各种场景勾连的网络中，依靠社交媒体，人们在自由穿梭，从而赋予其独特的传播特征。

有研究分析了社交媒体的传播特征及其影响后发现，当前的社交媒体以现实社交人群为核心，构建不断扩展的圈层传播；信息破圈外溢，无需大粉丝量就可以快速传播信息；想象互动、关系背书，简易框架即可动员；语境消解、认知强调，传播信息更具主观性。[3] 在社交媒体传播中，信息发出者常常会分析事件性质、内容以及其中的怨恨群体，推己及人去寻找被剥夺感产生的根源，并在这种分析的基础上提出应对的传播话语和传播策略，这些构建了事件传播中的基本动员框架，在健康领域，医生的家长制作风、医疗不公、过度医疗等都是事件扩散便利的动员框架。因为这些符合当前公众认知公共事件的思路，容易引起网民的共鸣，便于扩散和传播，加上社交媒体的关系背书，极容易获得广泛关注，形成"舆情"事件。

此外，人际传播中会受到一系列过程的影响，这些过程包括认知强化和归因偏见。认知强化会引导你去感知你需要或者想要感知的东西，避免感知那些你不愿意感知的东西，而不是去感

[1] 中国互联网络信息中心：《第 48 次中国互联网络发展状况统计报告》，2021 年 9 月 23 日，http://www.cac.gov.cn。

[2] 杭敏、张亦晨：《2020 年全球传媒产业发展报告》，《传媒》2020 年第 10 期上。

[3] 赵高辉：《网络与政府公共事务治理》，上海人民出版社 2017 年版，第 10—24 页。

知那些实际存在的东西。而归因偏见最为典型的是自利性偏见，即把成绩归因于自己而拒绝承担消极后果的责任。[1]医疗健康一直是民众关注的热点、焦点、痛点，一点小事都有可能被认知凸显变成"大问题"。

社交媒体传播的上述情形，发生在医疗健康信息传播领域，会呈现双刃剑式的传播结果。一方面，其传播迅速、快速破圈扩散、容易动员的特性可以让医疗健康信息快速被民众认知，关系背书和主观上的情感涉入，也可以让一些经过剪裁的说服性信息在快速触达的基础上动员起更多人的参与并产生更强大的说服效果。但是，另一方面，当民众处在信息匮乏或者情绪恐慌、焦虑的时候，个人臆测、阴谋论等信息以及信谣、传谣的行为就会发生，加上社交媒体传播快速、动员简单的特点，谣言很快就可能失控，线上线下形成共振，影响健康信息的有序传播，成为"健康中国"建设的阻碍。因此在"健康中国"构建中，对于社交媒体，既要充分利用，又要严加防范。

二、"健康中国"与人的健康生活方式

中国在 2010 年开始发布"健康中国"2020 规划草案，拉开了政府主动努力提升社会健康水平的序幕，也为中国人民健康生活提供了愿景。

实际上，中国的"健康中国"战略发生和发展在全世界健康

---

[1] （美）约瑟夫·A.德维托：《人际传播教程》，余瑞祥等译，中国人民大学出版社 2011 年版，第 75—78 页。

发展的大环境中，包含了对于世界的发展承诺和对于国外政府健康政策的参考。2015年9月25日，举世瞩目的"联合国可持续发展峰会"在纽约联合国总部召开。会议开幕当天通过了一份由193个会员国共同达成的成果文件，即《改变我们的世界——2030年可持续发展议程》（*Transforming our World: The 2030 Agenda for Sustainable Development*）。该纲领性文件包括17项可持续发展目标和169项具体目标，将推动世界在此后15年内实现三个史无前例的非凡创举——消除极端贫穷、战胜不平等和不公正以及遏制气候变化。[1]在会议上各国作出的17条承诺中，第三条是"确保健康的生活方式，促进各年龄段人群的福祉"。

世界公共卫生联盟（WFPHA）、世界卫生组织（WHO）以及许多国际非政府组织等利益攸关方，合作制定了《全球公共卫生宪章》。该文件旨在摆脱以疾病为中心的政策，确定了"能力建设""良好的治理""信息""宣传"四大推动力，希望通过"预防""保护""健康促进"为改善健康提供指导。[2]目前，已经有多个国家或地区先后提出健康战略，包括美国"健康人民"战略、英国"健康生活，健康人民"战略、加拿大"构建价值"健康发展战略、日本"国民健康战略"、新加坡"健康国家"战略计划、芬兰"把健康融入所有政策"实践……[3]

---

[1] 常驻日内瓦联合国代表团经贸处：《改变我们的世界——2030年可持续发展议程》（中英文），2016年4月13日，http://genevese.mofcom.gov.cn/article/wjysj/201604/20160401295679.shtml。

[2] 中国工程院编：《健康中国，策略为先》，高等教育出版社2019年版，第63—69页。

[3] 王小万、代涛、朱坤：《"健康国家"战略发展的过程与国际经验》，《医学与哲学》（人文社会医学版）第29卷第11期，2008年11月。

美国"健康人民"（Healthy People）战略已经历经四代十年计划。1979年，一篇题为《健康人民：外科医生促进健康和预防疾病》（*Healthy People: The Surgeon General's Report on Health Promotion and Disease Prevention*）的报告强调了减少可预防的伤害或死亡，提出可量化指标，为首次"健康人民"计划出台奠定了良好的基础。[1] 从1980年至今，美国卫生与公共服务部（简称HHS）每十年发布一次"健康人民"战略计划，目前美国的"健康人民"战略即将迈入第五代十年计划。美国政府在"健康人民"战略运行过程中，构建了"促进健康与预防疾病顾问委员会"（Secretary's Advisory Committee on National Health Promotion and Disease Prevention Objectives，简称"顾问委员会"），设立了联邦机构间工作组（Federal Interagency Workgroup，简称FIW）和专题领域工作组（Topic Area Workgroups，简称TAW）两级组织管理机构。[2]

2010年，英国发布"健康生活，健康人民"（Healthy Lives，Healthy People）计划的白皮书，阐述了英国政府对未来国家公共卫生事业的长远展望，希望通过加强国家干预，创建一个更加完善的公共服务健康体系。[3] 2011年，英国政府出台（HM Government）"健康生活，健康人民——控烟计划"（Healthy Lives，Healthy People: A Tobacco Control Plan for England）。

---

[1] U.S. Public Health Service. Office of the Surgeon General. Healthy People. The Surgeon General's Report on Health Promotion and Disease Prevention. Washington DC, 1979, p.179.

[2] ODPHP. Federal Interagency Workgroup. https://www.healthypeople.gov/2020/about-healthy-people/federal-interagency-workgroup.

[3] DOH. DO Health. Healthy lives, healthy people: our strategy for public health in England. Department of Health, 2010(8), p.391.

该项计划规定了在新的公共卫生制度下如何实施烟草控制，着重于规划政府在未来五年内将在英国社会采取的行动，以实现英国国内烟草的综合管控。[1]英国政府在"健康生活，健康人民"计划中提出"公共健康全民策略"（Public Health Workforce Strategy），计划建立一支更加专业的队伍，联合社会组织共同支持和发展公共卫生健康事业。在此期间，英国政府开展了大量活动来发展和支持公共卫生健康事业，包括制定从业人员发展计划、英国公共卫生部门设立工作组等。[2]

"健康中国"战略体系是一个系统工程，涉及公共卫生、医疗服务、医疗保障、生态环境、安全生产、食品药品安全、科技创新、全民健身、国民教育等多个领域、部门和行业。[3]其中"全民健身""新医改""互联网＋医疗"成为热点话题。以全民科学健身为研究对象，国内研究多结合全民健身的环境、过程、结果和目标，分别从健身环境、体育参与、体质健康等多个方面展开，对"健康中国"战略、"全民健身"战略进行梳理，剖析"全民健身"存在的问题。[4]部分研究基于医疗保障不足、基本医疗保险基金潜在危机、医疗保障资源使用效率不高等现实问题，结合"新医改"推进前后的变化，对"健康中国"战略提出完善医疗保

---

[1] HM Government. Healthy lives, healthy people: a tobacco control plan for England. NCSCT, 2011(3).

[2] Public Health Policy and Strategy Unit. lives, healthy people: a review of the 2013 public health work force strategy. London: Policy Public Health Policy and Strategy Unit Richmond House, 2016, p. 2.

[3] 华颖：《健康中国建设：战略意义、当前形势与推进关键》，《国家行政学院学报》2017年第6期。

[4] 龙佳怀、刘玉：《健康中国建设背景下全民科学健身的实然与应然》，《体育科学》2017年第6期。

障治理体系的政策建议。[1]习近平总书记在出席全国网络安全和信息化工作会议时发表重要讲话,强调要"加强网络安全事件应急指挥能力建设"。[2]"移动医疗"正在大举进入基层医疗保障体系,以智能手环为代表的可穿戴式智能设备正在进军个体"健康管理"的新领域,"智能医生"也在超级计算机、人工智能等技术支撑下迅速崛起。

截至 2020 年 6 月,我国在线医疗用户规模达 2.76 亿,占网民整体的 29.4%。快速发展的在线医疗首先源于新技术支撑推动医疗"新基建"落地。在供给端,依托大数据、云计算、人工智能等新技术优势,相关在线医疗企业不断在智慧医疗领域进行拓展和探索,积极与政府、医院、科研院校等外部机构合作,开展以信息化、人工智能和大数据技术为基础的智能医疗业务。钟南山院士团队与腾讯公司宣布达成合作,共同成立大数据及人工智能联合实验室,以大数据及人工智能进行流行病、呼吸疾病和胸部疾病的筛查和防控预警。同时也因为付费模式的不断成熟,行业良性发展生态逐渐形成。在运营端,互联网企业开始探索服务模式,大力推动与医美、口腔、体检、疫苗、孕产等相关的付费医疗行业发展,促进用户线上医疗消费不断升级,逐步形成良性发展生态。阿里健康来自线上健康咨询等在线医疗业务的收入达到 3842 万元,同比增长 221.2%。26.4% 的网民在线购买过药品、健康器械等医疗用品。受新冠肺炎疫情影响,17.9% 的网民使用过网上挂

---

[1] 何文炯、杨一心:《医疗保障治理与健康中国建设》,《公共管理学报》2017年第 2 期。

[2] 王思北等:《新时代网络强国建设的坚强指引——解读习近平总书记在全国网络安全和信息化工作会议上的重要讲话》,2018 年 4 月 21 日,http://www.xinhuanet.com/politics/2018-04/21/c_1122720324.htm。

号、问诊等在线医疗服务，网民对在线医疗接受度不断提升。[1]

2020年的新冠肺炎疫情客观上不仅为社交媒体介入"健康中国"提供了实践时机，而且作为重大突发公共卫生事件"加速推动了从个体、企业到政府全方位的社会数字化转型浪潮"。仅仅从个体方面看，"疫情的隔离使个体更加倾向于使用互联网连接，用户上网意愿、上网习惯加速形成。网民个体利用流媒体平台和社交平台获取信息，借助网络购物、网上外卖解决日常生活所需，通过在线政务应用和健康码办事出行，不断共享互联网带来的数字红利"。[2]以社交传播网络连接的线上和线下场景互动，构建了人们的数字化健康生存。

三、健康的现实问题与社交媒体传播的理论探索

传播日益被认为是改善个人和公共卫生努力的一个必要因素。健康传播可以提升疾病预防和健康促进的所有方面，具体包括健康专业人士—病人关系，个人接触、寻找和使用健康信息，个人遵守临床建议和方案，构建公共健康信息和运动，传播个人和人口健康风险信息，即风险宣传、大众媒体和整个文化中的健康图像、指导消费者如何获得公共卫生和保健系统、发展远程保健应用。[3]2016年8月19日至20日，在全国卫生与健康大会上，

[1] 中国互联网信息中心：《第46次中国互联网络发展状况统计报告》，2020年9月29日，http://www.cac.gov.cn/2020-09/29/c_1602939909285141.htm。

[2] 中国互联网信息中心：《第47次中国互联网络发展状况统计报告》，2021年2月3日，http://www.cac.gov.cn/sjfw/hysj/A091601index_1.htm。

[3] ONC. Federal Health IT Strategic Plan 2015–2020[EB/OL]. Reference: https://www.healthit.gov/policy-researchers-implementers/health-it-strategic-planning.

习近平总书记强调，没有全民健康，就没有全面小康。在这一点上，大国的选择是一致的。"健康中国"的总体战略是以人的健康为中心，按照从内部到外部、从主体到环境的顺序，依次针对个人生活与行为方式、医疗卫生服务与保障、生产与生活环境等健康影响因素，提出普及健康生活、优化健康服务、完善健康保障、建设健康环境、发展健康产业五个方面的战略任务。[1]

自 2008 年开始，中国的研究者考察了社交媒体的各传播要素和环节，议题涉及社交媒体与大众健康行为[2]、医疗实践应用[3]、社交媒体在医患沟通中的作用[4]、医生社交媒体使用与医疗伦理[5]等。实际上，社交媒体传播与健康领域的关联多元而紧密。

以往的研究话题已经涉及这一关系的诸多面向。格拉哈莱斯（Grajales）和谢普斯（Sheps）等[6]、科达（Korda）和伊塔尼（Itani）[7]、穆尔黑德（Moorhead）和黑兹利特（Hazlett）

［1］　规划发展与信息化司：《解读〈健康中国 2030 规划纲要〉》，2016 年 10 月 26 日，http://www.nhc.gov.cn/guihuaxxs/s3586s/201610/a2325a1198694bd6ba42d6e47567daa8.shtml。

［2］　熊曼曼：《社交媒体对大众健康行为的影响研究》，硕士学位论文，华中师范大学 2013 年，第 26 页。

［3］　朱俊等：《社交媒体在我国医疗实践中的应用》，《中华医学图书情报志》2014 年第 6 期。

［4］　侯胜田、张玲华、王海星：《医院社交媒体使用现状调查》，《医院院长论坛——首都医科大学学报》（社会科学版）2014 年第 6 期。

［5］　赵环环：《医学伦理视野下医生的社交媒体行为研究》，《新闻世界》2015 年第 5 期。

［6］　Iii F, Sheps S, Ho K, et al., "Social Media: A Review and Tutorial of Applications in Medicine and Health Care," *Journal of Medical Internet Research*, Vol. 16, no. 2(2014), pp. 452–474.

［7］　Korda H, Itani Z, "Harnessing Social Media for Health Promotion and Behavior Change," *Health Promotion Practice*, Vol. 14, no. 1(2013), pp. 15–23.

等[1]、麦克劳克林（McLaughlin）和霍（Hou）等[2]通过文献分析、个案考察等将新媒体传播对健康社会的作用和影响作了整体的概观。用户通过社交媒体进行的健康相关活动包括：1）用社交媒体实施健康相关活动，比如获取健康信息，开启或者加入一个健康相关群体，听取朋友的个人健康体验，筹款或者唤起他人对健康事务的关注，记录或回忆某些经历健康问题的人物；2）获取对于医生、医院、健康设施、药物治疗情况的在线评价和评论；3）发布对于医生、医院、健康设施、药物治疗情况的在线评价和评论；4）在不同的社交媒体上发布评论或者提问健康问题。这些行为的好处有：1）提高与他人的互动；2）更便利地分享经过修剪的针对性信息；3）提高获取健康信息的入口和范围；4）同伴、社会或者情感的支持；5）公共健康监控；6）影响健康政策的潜能。当然，新媒体健康传播也会带来问题：1）信息的品质不高；2）缺少可靠性、可信度和隐私性；3）健康信息数据如何使用；4）应该在医生和医疗领域采用什么样的伦理标准。

一些话题也涉及更为具体的领域，比如，社交媒体的健康行为介入。肖（Shaw）试图厘清社交媒体作为健康介入方式在当前情况下对青少年产生的影响。他发现，几乎没有研究能够证明社交媒体使用对于青少年健康行为有重要或持续的影响，而且测量

[1] Moorhead S.A, Hazlett D.E, Harrison L, et al., "A New Dimension of Health Care: Systematic Review of the Uses, Benefits, and Limitations of Social Media for Health Communication," *Journal of Medical Internet Research*, Vol. 15, no. 4(2013), p. e85.

[2] An Z, Mclaughlin M.L, Hou J, et al., "Social Network Representation and Dissemination of Pre-Exposure Prophylaxis PrEP: A Semantic Network Analysis of HIV Prevention Drug on Twitter," *International Conference on Social Computing and Social Media*, Vol. 8532(2014), pp. 160–169.

效果的方式有限，缺乏意义。[1]然而，这些研究都还刚刚起步，马厄（Maher）认为进一步的研究需要确定如何最大化保持参与、行为改变是否能够长期保持，并确定如何利用在线社交网络去获得大规模扩散。[2]有学者研究了大学新生如何看待社交媒体中酒类信息传播的问题，他们发现当通过社交媒体向大学生传递有关酒的信息时，社交关系和信息传递的方式非常重要。[3]纳波利塔诺（Napolitano）通过社交媒体对大学生肥胖问题进行八周的介入，并考察了这种介入方式的灵活性、可接受性和效果。结果发现，绝大部分人认为项目是有帮助的，并且所有人都将项目推荐给其他人。这表明，通过大学生经常使用并内化到文化生活中的社交媒体平台创新性地进行减肥介入，具有极大潜能。[4]

　　作为交流沟通媒介去使用社交媒体是较为基本的健康应用，这种应用对医患关系的影响重要而迷人。安德森（Anderson）和雷尼（Rainey）等在 2003 年就互联网对医患关系的影响进行了研究，他们认为，信息技术正在将医疗的焦点从治疗疾病变革为预防疾病，在这种转变中，患者对自身健康承担了更多的责任，并更加积极地参与健康决策。患者利用互联网获得医疗信息和服务影响

---

[1]　Julie M Shaw et al., "Social media used as a health intervention in adolescent health: A systematic review of the literature," *Digital Health*, Vol. 1(2015), pp. 233–244.

[2]　Maher C.A, Lewis L. K, Ferrar K, et al., "Are Health Behavior Change Interventions That Use Online Social Networks Effective? A Systematic Review," *Journal of Medical Internet Research*, Vol. 16, no. 2(2014), p. e40.

[3]　Msed M.A.M, Msed A.G, Lauren Kacvinsky B S, et al., "College Students' Alcohol Displays on Facebook: Intervention Considerations," *Journal of American College Health J of Ach*, Vol. 60, no. 5(2012), pp. 388–394.

[4]　Napolitano M.A, Hayes S, Bennett G G, et al., "Using Facebook and text messaging to deliver a weight loss program to college students," *Obesity*, Vol. 21, no. 1(2013), pp. 25–31.

了当下的医患关系,并会在未来变革两者之间的关系。[1]穆巴拉克(Moubarak)研究了社交媒体对医患关系的影响,他发现大多数的医生相信医患关系会随着患者接触医生的身份信息而改变,比如医生会发现患者说谎,而患者会发现医生的照片很可笑。因此,作者认为医生不应该在脸书上与患者互动,除非与患者治疗直接相关。同时,医生应该确保知晓隐私环境,并能控制信息传播。[2]国内的医患关系研究视角涉及社会学、医疗技术、医疗信息、医疗法律制度、医疗卫生体制等多个方面。考察的议题也涵括了医患关系的本质问题、影响医患关系的社会因素,如医疗政策、医药体制、医德、信息不对称、新媒体与健康传播的关系、互联网在居民健康传播与医疗决策中的作用。

社交媒体作为大数据监控平台对于公共卫生事件或者疾病的影响研究。加拿大电子健康创新研究中心(Centre for Global eHealth Innovation)的艾森贝克(Gunther Eysenbach)在诸多研究中拓展了1996年出现的信息流行病学(infodemiology)概念,并将这一研究推进到Web2.0时代。2009年他利用推特上的内容分析对H1N1流行病进行研究并发现,推特可以用来进行流行病的实时内容监控,这种分析可以让当局及时回应公众关切。[3]基于

---

[1] Anderson J.G, Rainey M.R, Eysenbach G, "The Impact of Cyber Healthcare on the Physician-Patient Relationship," *Journal of Medical Systems*, Vol. 27, no. 1(2003), pp. 67–84.

[2] Moubarak G, Guiot A, Benhamou Y, et al., "Facebook activity of residents and fellows and its impact on the doctor-patient relationship," *Journal of medical ethics*, Vol. 37, no. 2(2011), pp. 101–104.

[3] Chew C and Eysenbach G, "Pandemics in the Age of Twitter: Content Analysis of Tweets during the 2009 H1N1 Outbreak," *Plos One*, Vol. 5, no. 11(2010), p. e14118.

对社交媒体信息流行病学的研究，2011 年，艾森贝克提出了信息流行病学和信息监控的框架，以社交媒体为例详细阐述了在线信息和人们健康行为追踪在流行病学中的作用模式。该模式创造性地将健康专家、政策制定者和决策过程纳入整个信息监控模型，打破了过去医疗专业领域主导的流行病应对决策过程，将公众产生内容的流行病信息监控分析加入过去的专家决策闭环中。[1]

杰欣斯基（Jashinsky）对通过推特实时追踪自杀风险因素进行了考察，并发现社交媒体监控到自杀率数据和现实中的自杀率数据具有很强的一致性。因此，作者指出，推特可以作为一种可靠的工具进行大规模的实时监控自杀风险因素，并且高自杀风险的个体也可以通过推特来发现。[2]中国学者利用新浪微博和百度工具对 2013 年春季的 H7N9 疫情进行了分析发现，疫情暴发的前三天是政府采取适当措施通过网络监测防控疫情的关键时段，在这个阶段政府可以进行人员、技术等资源的调配，发布信息，搜集舆论制定应对措施等，包括澄清、避免、控制谣言等。网络监测是有效和经济的手段，可以预防和控制突发公共卫生事件。[3]纳西门托（Nascimento）从信息流行病学的视角对推特中偏头疼病的发帖进行了分析，发现推特是有力的偏头疼病认知源

［1］　Eysenbach G, "Infodemiology and infoveillance tracking online health information and cyberbehavior for public health," *American Journal of Preventive Medicine*, Vol. 40, no. 5-supp-S2(2011), pp. S154–S158.

［2］　Jashinsky J, Burton S.H, Hanson C L, et al., "Tracking Suicide Risk Factors Through Twitter in the US," *Crisis The Journal of Crisis Intervention and Suicide Prevention*, Vol. 35, no. 1(2013), pp. 1–9.

［3］　Gu H, Chen B, Zhu H, et al., "Importance of Internet Surveillance in Public Health Emergency Control and Prevention: Evidence From a Digital Epidemiologic Study During Avian Influenza A H7N9 Outbreaks," *Journal of Medical Internet Research*, Vol. 16, no. 1(2014), p. e20.

头，在研究中采用的数据包括了大规模流行病研究，避免了记忆偏见和实验误差。[1]利特尔（Little）对社交媒体中帕金斯病患者的自我报告数据进行分析，发现短期的帕金森症状的信息有助于从疾病发生过程得出新的科学理解，这些新的理解应该被应用在临床治疗中以优化治疗方案和每个时段的治疗决策。[2]

社交媒体中的在线社会支持研究。中国香港地区学者考察了香港容易受到污名化的同性恋个体使用社交媒体与精神健康的关系发现，社区监控、身份表达和情感支持通过潜移默化的方式强化群体身份感，降低了污名感，促进了精神健康。社交媒体构建了一种同志之爱，支持同性恋个体保持心理弹性。[3]沃克（Walker）等利用使用满足理论框架评估了健康条件变化和条件稀缺如何影响在线支持群体的使用需求。结果表明，共有的认知和影响性使用贯穿各种条件，这表明患者传播了一种持续的需求模式。然而，在最常见和最少见的疾病中，认知和影响性使用的子类下还有细微的差别，这显示了需要专门支持机制。[4]越来

---

［1］ Nascimento T.D, Dossantos M.F, Danciu T, et al., "Real-time sharing and expression of migraine headache suffering on Twitter: a cross-sectional infodemiology study," *Journal of Medical Internet Research*, Vol. 16, no. 4(2014), p. e96.

［2］ Little M, Wicks P, Vaughan T, et al., "Quantifying Short-Term Dynamics of Parkinson's Disease Using Self-Reported Symptom Data From an Internet Social Network," *Journal of Medical Internet Research*, Vol. 15. no. 1(2013), p. e20.

［3］ Eddie, S, K, et al., "Social Media as Social Capital of LGB Individuals in Hong Kong: Its Relations with Group Membership, Stigma, and Mental Well-Being," *American Journal of Community Psychology*, Vol. 55, no. 1–2(2015), pp. 228–238.

［4］ Walker, Kimberly K, "A Content Analysis of Cognitive and Affective Uses of Patient Support Groups for Rare and Uncommon Vascular Diseases: Comparisons of May Thurner, Thoracic Outlet, and Superior Mesenteric Artery Syndrome," *Health Commun*, Vol. 30, no. 9(2015), pp. 859–871.

越多的在线支持群体拥有了社交网络的特征，到目前为止，很少有研究考察患者利用这些特征及收益的情况。研究者采用使用和满足理论框架对当前的在线支持群体进行了在线调查研究使用者的动机、对特定特征的使用以及支持效果。调查发现，在线支持群体的使用者根据需求选择性地使用某种特定功能，并且更多感知到情感和信息上的支持。[1]为了更好理解乳腺癌患者网络在线支持群体的参与情况，有研究考察了患者的参与类型（发帖者、"潜水"者和非使用者），以及不同类型的参与对于心理健康效果的影响。结合信息寻求的综合模型和社会提升及社会补偿两种模型进行分析，研究发现在线参与情况根据患者的人口学特征和心理状况而有所不同。另外，"潜水"者比发帖者有更高的认知功能收益。[2]

社交媒体对于全民健康素养的提升研究。新型媒体作为一种日益关键的信息平台成为公众进行健康素养教育的天然渠道。卢斯（Loos）考察了密苏里州非政府组织利用社交媒体进行全州健康素养教育活动的效果，以及如何更好提高活动的服务效率。[3]有研究重点考察了社交媒体对青少年健康素养教育的作用和效果，发现脸书和油管（Youtube）在促进青少年健康素养教

［1］ Chung, Eun J, "Social Networking in Online Support Groups for Health: How Online Social Networking Benefits Patients," *Journal of Health Communication*, Vol. 19, no. 6(2014), pp. 639–659.

［2］ Han J.Y, Hou J, Kim E, et al., "Lurking as an Active Participation Process: A Longitudinal Investigation of Engagement with an Online Cancer Support Group," *Health Commun*, Vol. 29, no. 9(2014), pp. 911–923.

［3］ Loos A.T, "Health Literacy Missouri: Evaluating a Social Media Program at a Health Literacy Organization," *Journal of Consumer Health on the Internet*, Vol. 17, no. 4(2013), pp. 389–396.

育中的作用要大于推特。[1]这也充分说明，在利用社交媒体进行健康素养教育时，应该针对不同的社会群体使用不同的平台和内容。

社交媒体传播对于社会和个体健康的负面影响研究。有研究对社交媒体中自杀信息对于健康的影响进行分析，并探究了社交媒体影响自杀行为的方式、评估风险的证据，并从公共健康的视角探讨了未来研究的方向和预防程序。[2]也有研究考察了青少年在推特上发布的大麻相关内容及内容变化，研究发现，大部分与大麻相关的原创发帖反映了青少年对于大麻的正面态度，将近一半的内容显示有个人使用，在提到父母的发帖中，百分之三十六的发帖显示父母同意使用。从 2012 到 2013 年间，大麻的使用人数增加，对于药物的积极认知也有所提高。青少年和其他用户暴露在积极的正规使用的讨论中。在研究期间，特推中显示了不断增加的大麻使用。[3]

这些研究中，有较为宏观的阐释，也有较为微观的分析。其考察的领域和范围将健康、传播、社交媒体囊括在内，为我们展开社交媒体传播与"健康中国"构建研究提供了参考，下面以此为基础展开进一步的探索。

---

［1］ Tse C, Bridges S, Srinivasan D, et al., "Social Media in Adolescent Health Literacy Education: A Pilot Study," *Jmir Research Protocols*, Vol. 4, no. 1(2015), p. e18.

［2］ Luxton D.D, June J.D, Fairall J.M, "Social Media and Suicide: A Public Health Perspective," *American Journal of Public Health*, Vol. 102 Suppl 2, no. S2(2012), pp. s195–s200.

［3］ Thompson Leah and Rivara Frederick P and Whitehill Jennifer M, "Prevalence of Marijuana-Related Traffic on Twitter, 2012–2013: A Content Analysis," *Cyberpsychology, behavior and social networking*, Vol. 18, no. 6(2015), pp. 311–319.

四、社交媒体参与"健康中国"构建的行动逻辑与行动内容

在"健康中国"战略中，国家制定了详细的行动计划。其中第一项"健康知识普及行动"重点提出，每个人是自己健康的第一责任人。同时提出个人和家庭层面的建设目标，包括：正确认识健康、养成健康文明的生活方式、关注健康信息、掌握必备的健康技能、科学就医、合理用药、营造健康家庭环境。社会和政府层面的建设目标包括：建立并完善健康科普"两库、一机制"（建立并完善国家和省级健康科普专家库、构建全媒体健康科普知识发布和传播机制）、医务人员掌握与岗位相适应的健康科普知识并在诊疗过程中主动提供健康指导、建立鼓励医疗卫生机构和医务人员开展健康促进与教育的激励约束机制、鼓励和扶持中国广电总台和各省级电台与电视台在条件成熟的情况下开办优质健康科普节目、动员更多的社会力量参与健康知识普及工作、开发推广健康适宜技术和支持工具、开展健康促进县区建设着力提升居民健康素养。[1]这些与传播密切相关的领域为社交媒体发挥推动和促进社会健康的功能提供了宽广的舞台。

（一）社交媒体参与"健康中国"构建的行动逻辑

本书试图在宏观上构建一个社交媒体传播与医疗健康各个利益要素之间的互动框架，并在微观上分析各个部分的作用及其实现机制。

---

[1] 卫健委：《健康中国行动（2019—2030年）》，2019年7月15日，http://www.gov.cn/xinwen/2019-07/15/content_5409694.htm。

1．理论指引

"健康中国"战略是在政府推动之下的一种自上而下的社会发展行动，其推进的过程需要政府的功能发挥和政策介入。社交媒体传播作为当前传播的主导渠道和方式，必然在推进国家战略中为政府所使用。同时，政府利用社交媒体进行的健康政策、健康知识、健康介入传播究竟在何种层面上被民众使用和采纳，也涉及对社交媒体作为健康促进工具的接受度。在这种意义上，民众对于社交媒体的健康利用也必然涉及创新扩散和需求满足。因此，社交媒体参与"健康中国"构建需要以下理论指引。

（1）政府干预理论

18世纪的英国，一场工业革命开启了现代民主政治制度的时代，也激发了自由竞争的市场机制。几乎同期，美国通过一场独立战争的胜利，用《独立宣言》打开了资本主义自由竞争时期。19世纪，在欧美多个国家或地区，"无政府主义加警察"式的政府职能模式达到顶峰。20世纪初，一场席卷欧美自由主义市场的资本主义经济危机也悄然萌芽。

19世纪，欧洲的政治学家率先展开关于政府干预的思考，而到20世纪初，经济学家的加入让政府干预理论基本成型。在政治学领域，格林·霍布豪斯等人率先察觉到"政府干预社会生活的必要性"，费边主义信奉者则提出政府"兜底"保障基本民生的号召，约翰·罗尔斯在《正义论》中指出"政府应该通过各种手段"维护"作为公平的正义"。在经济学领域，凯恩斯出版《就业、利息和货币通论》一书，提出了关于宏观经济的想法，在更广的范围内打开了政府干预的"话匣子"。自此，关于政府干预的讨论被广泛关注，政府在弥补市场不足、纠正"市场失灵"（"市场失效"）等方面的作用为越来越多的专家和学者所重视。[1]2008—2013年美国次贷危机爆发。约翰·泰勒指出，"偏离严格的政策规则"是导致问题产生的主要原因之一，正是政府政策的不稳定性导致了又一场经济大萧条危机，并且使得在危机过后国民收入爬升依旧缓慢。[2]

在进入21世纪后，国内对以"政府干预"为主题的研究一直保持着较高的研究热情。政府干预理论的研究领域，从市场经济领域逐渐延伸到更为广泛的社会领域。政府干预解决大部分外部性经济问题所使用的政策工具，包括征税或补贴、产权重组、直接管制、激励措施、可转让的许可证等。[3]而政府干预在处理健康领域的问题时，则表现出更为复杂的情形，如运用宣传手段、规制手段、经济手段等。[4]美国的公共健康学会、美国健康和人类服务部以及世界卫生组织一直都在致力于美国和全球的健康传播介入。我国的"健康中国"战略本质上讲也是一种政府干预，在大的战略中还有许多更为微观的干预，比如对于居民健康素养提升的干预，对于健康行为（如体育运动、烟草控制）等的干预，对于医疗机构信息化的干预等都涉及社交媒体的使用以及社交媒体的功能。

（2）创新扩散理论

罗杰斯"创新扩散"理论阐述了新观点、概念和实践如何在社区、社会层面扩散，其中包括创新的产生、创新扩散的过程、

---

[1]　何炜：《西方政府职能理论的源流分析》，《南京社会科学》1999年第7期。

[2]　（美）约翰·B.泰勒：《政策稳定与经济增长——大萧条的教训》，王云燕译，中国金融出版社2019年版，第2—8页。

[3]　卫志民：《政府干预的理论与政策选择》，北京大学出版社2006年版，第1—8页。

[4]　谢枝丽、宋长英：《生态环境保护与治理中的政府干预手段探究》，《长春工业大学学报》（社会科学版）2014年第6期。

创新性及采纳者分类、创新的结果等问题。[1]创新扩散需经历五个主要阶段，即认知、说服、决策、实施和确认阶段。罗杰斯认为，传播渠道对创新扩散的作用巨大，大众传播和人际传播在促成认知和说服时作用不尽相同，对早期采纳者和晚期采纳者的作用也不相同。传播学认为，大众传媒能创造和传播信息，使信息迅速广泛传递给受众，因此能导致一些薄弱观念的改变，但强硬观念的改变需要人际传播来实现。人际传播渠道能提供双向的信息交流，并说服他人改变强硬观念，在创新扩散过程中，人际传播渠道对说服他人采纳创新尤为重要。[2]

一些批评者发现从创新者到落后者自上而下的扩散并不是在所有情境中都会成立，因此，在1976年罗杰斯对理论进行了修正，将焦点从说服转向参与者为了达成相互理解而创造和彼此分享信息的过程。[3]这种修订让创新扩散理论更具解释力。通过社交媒体介入健康领域，从基础层面上可以推动民众对于社交媒体健康信息的获取、医生和患者间的互动、政策的了解和理解、健康素养的提高等。从更深层次上的使用可以推进医务人员和患者在线支持社群的组建和参与。叙事医学在医疗领域的推广，将谈话伦理作为医患沟通的新型伦理实践，患者将社交媒体的创新使用作为对抗医生家长制作风的工具，医疗体系将社交媒体作为推动患者参与医疗决策构建医学民主的手段等，这些环节都可以把社交媒体在医疗领域和医患交往领域的应用当作创新

---

[1]（美）E.M.罗杰斯：《创新的扩散（第四版）》，辛欣译，中央编译出版社2002年版，第117—182页。

[2] 魏文欢：《罗杰斯"创新扩散"理论评析》，《传播与版权》2018年第10期。

[3] Schiavo, Renata, *Health Communication: From Theory To Practice(Second Edition)*, San Francisco: Jossey-Bass a Wiley Brand, 2014, p. 37.

的扩散，可以较好地通过理论的指引，考察其中的互动、关系变革和权力变革。

（3）使用满足理论

创新的采纳需要以接收者的动机为前提。当我们将目光收缩到组织和个体身上，这一微观的视角决定了微观层面的理论可以解释为何使用社交媒体，以及从社交媒体的使用上获得了哪些需求的满足或者实在的收益。因此，使用满足理论可以让我们分析用户和医务人员为何使用社交媒体来满足他们工具性的和心理、情感上的需求。

从 20 世纪 40 年代开始，使用满足理论开始关注日报和不同的广播节目。使用满足理论的兴起源于探讨特定媒介内容之所以造成吸引力的原因。功能主义社会学家怀特认为媒介提供社会的需求，如社会凝聚力、文化延续、社会控制以及各种公共信息的广泛流传等，进而假定个人也将媒介运用在诸如个人引导、放松调适心情、信息以及身份认同等相关目的上。[1]卡茨基于"媒介对个人的功用"更具决定性意义的假设，认为媒介选择过程——即社会和心理起源产生需求和期望，大众媒介或者其他来源导致不同的"揭示"，因而造成需求满足和其他结果。麦奎尔从心理学的角度细化人类需求，认为"认知的"和"情感的"需求，产生"主动"对"被动"的行为、"外部性"对"内部性"的目标导向以及"成长性"或"稳定性"的取向。[2]

许多研究已经发现使用满足理论有助于理解个体对在线支

---

［1］（英）丹尼斯·麦奎尔:《麦奎尔大众传播理论（第四版）》，崔保国、李琨译，清华大学出版社 2006 年版，第 328—329 页。

［2］（英）丹尼斯·麦奎尔:《麦奎尔大众传播理论（第四版）》，崔保国、李琨译，清华大学出版社 2006 年版，第 329 页。

持社群的使用,而且不同的动机已经得到经验的验证。甚至动机对于使用模式的影响、使用模式对使用偏爱的影响也获得了证实。[1]因此在社交媒体上的存在不仅仅在短期上是一种动机、需求在其上的满足,在长期上也会变成个体的一种生活方式。

使用满足理论提出的社交网络用户行为影响五种因素[2],即五种需求,认知需求、情感需求、压力释放需求、个人整合需求、社会整合需求,对于社交媒体使用行为的研究都已经得到证实,而且实际上如果不是学术研究需要聚焦于一个问题,那么上述各种使用满足都会发生在使用社交媒体的过程中。并且,从个体的某种满足扩展开,个体上的满足变成了更大范围内网络用户使用的动机,其中包含了患者和医务人员。因此,我们可以利用使用满足理论来考察社交媒体的行动者在传播生态中的行为、动机以及需求满足程度。从实践的角度看,不管是搜集信息、查看医院和医生评价、加入在线支持群体、在网站发帖,还是网络沟通、互动,一定需求的满足会产生新的动机和需求,这将会导致医患权力关系的变革,因此在医患关系层面,患者满意度、诊疗方案决策的参与等问题都成为一种显性的问题。

从实践案例看,创新扩散和使用满足必须放在一起去考察。从使用满足角度看,可以考察社交媒体带来的参与动机,以及满足了什么样的需求。同时,从创新扩散的视角去看,考察这种技术的扩散在改变了各种结构和关系之后带来了何种效果,即到底

---

[1] Chung J.E, "Social Networking in Online Support Groups for Health: How Online Social Networking Benefits Patients," *Journal of Health Communication*, Vol. 19, no. 6(2014), pp. 639–659.

[2] 甘春梅、梁栩彬、李婷婷:《使用与满足视角下社交网络用户行为研究综述:基于国外 54 篇实证研究文献的内容分析》,《图书情报工作》2018 年第 7 期。

实现了什么样的功能。这也是我们将研究内容进行以下聚焦的逻辑依据。

2. 实践面向

从"健康中国"建设的实践层面看，卫健委编制的《健康中国行动（2019—2030年）》提出，到2022年，覆盖经济社会各相关领域的健康促进政策体系基本建立，全民健康素养水平稳步提高，健康生活方式加快推广，心脑血管疾病、癌症、慢性呼吸系统疾病、糖尿病等重大慢性病发病率上升趋势得到遏制，重点传染病、严重精神障碍、地方病、职业病得到有效防控，致残和死亡风险逐步降低，重点人群健康状况显著改善。到2030年，全民健康素养水平大幅提升，健康生活方式基本普及，居民主要健康影响因素得到有效控制，因重大慢性病导致的过早死亡率明显降低，人均健康预期寿命得到较大提高，居民主要健康指标水平进入高收入国家行列，健康公平基本实现，实现《"健康中国2030"规划纲要》有关目标。在具体疾病的防控之外，健康促进的政策体系、健康素养水平的提升、健康生活方式的普及成为重要的软性目标。

在提出的具体的健康知识普及行动、合理膳食行动、全民健身行动、控烟行动、心理健康促进行动、健康环境促进行动、妇幼健康促进行动、中小学健康促进行动、职业健康保护行动、老年健康促进行动、心脑血管疾病防治行动、癌症防治行动、慢性呼吸系统疾病防治行动、糖尿病防治行动、传染病及地方病防控行动15项重大行动的具体执行中，"健康中国"战略对政府、社会、个人的具体做法提出了明确的要求。对于社会层面的具体要求表述中，医疗和医护人员是重要的主体。埃里克·托普2015年在《现在患者将要看着你》中提出了未来医疗的概念。他借鉴麦克卢汉《古登堡星系》提出了"信息医疗星系"（I-medicine Galaxy）概念并分析了五个利益相关要素：大公司、消费者、政府、医生和医疗行业、数据科学家。结合两者的分析，本书从政府、社会、个人三个层面探索社交媒体使用可以较为恰当地关照"健康中国"战略的建设实际。

站在大健康传播的视域下，结合前面的理论指引和"健康中国"构建实际，我们将重点考察：1）政府如何利用社交媒体进行健康的介入和健康促进，如何推进全社会的健康素养提升和健康生活方式普及？2）医疗、医护人员使用社交媒体对于"健康中国"的重要目标健康促进、健康生活方式普及带来什么推动？会促成医疗领域什么变化？3）社交媒体的使用对于个人健康素养和健康生活方式的提升产生什么作用？参与在线的社群的动机和目的是什么？带来的需求满足是什么？如何规避社交媒体使用给自己带来的负面影响？结合这些问题，并依据目前的国内外研究文献以及对部分美国健康传播专家的访谈，本书重点从三个层面的八个问题展开探讨。

在"政府"层面，主要研究政府通过社会机构在全社会推动的健康介入操作的机制与策略，以及以政府为主体的社交媒体大数据监测以及信息流行病学研究对于公共卫生事件处置和应对的改进和优化。在"医疗行业和医生"层面，主要研究社交媒体传播对医生家长制作风及医患权力格局的影响、医生的社交媒体传播伦理，以及医患沟通中的叙事优化。在"个体"层面，我们主要研究个体使用社交媒体与健康素养提升、个体（患者）参与在线支持社群的使用满足情况，以及如何正确使用社交媒体并规避其负面效果。以上这些研究构成了社交媒体参与"健康中国"构建的行动内容（见图1-1）。

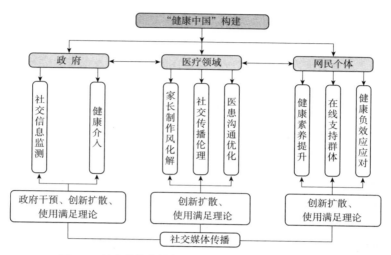

图 1-1 社交媒体传播与"健康中国"构建行动内容框架

（二）社交媒体参与"健康中国"构建的行动内容

在理解社交媒体传播的特征以及其与"健康中国"之间的关联，以及社交媒体传播发挥作用的行动逻辑之后，我们在后面章节将重点聚焦以下八个问题：

1. 社交媒体监测与公共卫生事件中的传播优化

本章将信息流行病学（infodemiology）的框架引入疫情及其他公共卫生事件防控中的研究分析。信息流行病学在近几年的公共卫生事件研究中被广泛提及，但是国内的学术研究近乎空白。本书将国外的信息流行病学研究成果引入具体的分析，提出利用数据挖掘和情感分析工具分析社交大数据，从中探索公共卫生事件中进行的医疗介入和传播介入的策略。

2. 社交类手机应用健康介入的路径与机制

本章采用问卷调查的方法对大学生使用校园跑步软件提高

体育锻炼效果进行考察。其中自变量为带有社交功能的手机软件使用，因变量为体育锻炼的改变量、锻炼的自我效能。并依据问卷调查数据发现当前健康介入存在的问题，以及未来通过社交媒体推进健康介入的路径和方法。

3. 社交媒体传播赋权与医生"家长制"作风转变

本章从"南航急救门事件"及"流感下的北京中年"帖文中的医生家长制作风表现入手，分析医生家长制作风的社交媒体传播所带来的不良后果。尽管医生家长制作风有其历史根源和一定的治疗优势，但随着社交媒体传播带来的观念更新，中外医疗实践中的"家长制行为"面临着极大的困境。本章将探究在新的传播环境和关系架构下如何破解医生的"家长制"作风和行为。

4. 医务人员社交媒体使用中的传播伦理

医生作为社会人也不可避免会使用社交媒体，但这种使用涉及传播伦理和职业伦理，更具复杂性。目前违反职业伦理和传播伦理的行为主要有直播、传播患者隐私、发表不当言论等，这些行为分别违反了医务人员的哪些伦理原则，以及如何更好利用社交媒体推进医患福祉值得厘清。

5. 社交媒体传播与医患沟通优化

医患矛盾和医患关系是当前我国医疗界特有的、长期存在的问题，本章聚焦医患沟通实践，用叙事医学中的医患叙事伦理框架，选取社交媒体中传播的医患自述文本考察医患沟通中叙事的主体间性伦理要求、疾病故事叙事伦理要求、利他主义叙事伦理要求，从而发现在医患关系中医患双方对于彼此的沟通期待。

6. 社交媒体使用与健康素养提升

我国到2030年健康素养水平要到达30%，目前仍需要稳步推进居民健康素养的提升。本章通过问卷调查法来分析社交媒体使用与健康自我效能和健康素养之间的关系，并根据调查结果探究提升健康素养的路径。社交媒体使用可以提高健康自我效能和健康素养，不同的使用强度和使用的社交媒体类型的不同对于健康素养的知识、能力、生活方式层面的影响也不同。因此，对于通过社交媒体提升健康素养，我们建议政府和社会机构要善于利用社交媒体传播，科学提升健康素养。

7. 在线支持群体的文化建构与健康支持效果提升

本章采用虚拟民族志的方法，通过参与观察"甜蜜家园"（糖尿病在线支持群体）和"花样年华1_浙大妇院"微信群来考察在线支持群体的文化建构和支持效果。在线支持群体对于相似病症患者的身心健康具有重要的影响，本章将分析在线支持群体中患者所感知到的收益，是什么因素让患者愿意长期留存在线上群体中。在回答上述问题的基础上，提出医患共同努力发挥在线支持群体积极作用的路径。

8. 社交媒体传播对于健康的负面影响及其应对

社交媒体传播从多个领域助力"健康中国"建设，但是同样具有两面性。社交媒体传播和社交媒体使用会给民众的身体和心理产生不良影响，也会在社会层面产生危害。并且，在疫情中过度使用和不当使用也会产生或者加剧"信息疫情"。本章在分析上述三类负效应的同时，提出应对之策。

本章小结与下章提要

本章的目的主要是对社交媒体传播和"健康中国"战略进行简单地介绍。并在介绍的基础上对两者之间的关联进行梳理，提出社交媒体传播在"健康中国"战略中发挥作用的框架性说明，为后面各章节的展开确定范围和路线。在社交媒体传播介绍部分主要对社交媒体所构成的传播生态进行描述，并分析社交媒体传播的特征，如圈层传播、想象互动、语境消解、认知强调等。这些特征让社交媒体传播有利于健康传播中的信息介入、宣传说服、动员参与，但也容易出现谣言传播和不良信息扩散。在"健康中国"战略的介绍部分，从我国在世界发展大会上的承诺入手，分析了国际社会和各国政府的健康政策，之后转入对"健康中国"政策的梳理。在梳理两个核心概念后，本章还对以往的相关研究作了文献回顾，并以此为基础，从理论和实践两个面向分析了社交媒体传播作用于"健康中国"构建的内容框架。理论层面主要将"健康中国"当作政府干预社会发展的政策引导，而社交媒体传播带来了技术和观念的创新扩散和医疗领域及网民个体的使用满足。实践层面主要从政府、医疗领域和个体三个层面来分析社交媒体产生的具体影响，以此引申出后面八个章节的内容。

接下来的两章将分别从宏观层面的信息监测和微观层面的个体健康介入入手，考察政府层面对于健康领域的干预。在下一章的信息监测部分，主要采用信息流行病学的理论框架，考察政府如何利用社交媒体大数据监测来优化公共卫生事件的传播应对。

第二章　社交媒体监测与公共卫生事件中的传播优化

　　新冠肺炎疫情，让全世界人民看到了人类在疾病面前的脆弱性。在突发的健康事件面前，各国遭受了惨重的直接损失，潜在的损失更是无法统计。

　　在巨大的灾难面前，西方各国人民开始指责政府在应对上的失误和纰漏，英国、德国、美国政府都受到了来自专家和民众的质疑。尽管动用各种力量、采用各种手段，然而西方政府仍然无法消解民众对于健康危机的担忧，以及对于未来不确定的恐惧和焦虑。这一源自突发重大传染疾病的灾难，在经济领域、政治领域和社会层面都产生了无法估量的影响。

　　危机的出现更加凸显了认识、了解、掌握突发重大传染性疾病的传播和流行规律，从医疗领域、政治领域、社会领域等层面进行协同应对的重要性和紧迫性。国家自然科学研究基金率先在2020年2月24日发布"新冠肺炎疫情等公共卫生事件的应对、治理及影响"18个专项课题，其中包括：重大传染病疫情传播的时空计量建模与风险预测，基于大数据的新发重大传染病监测、预警和应对，以医院为基础的新发重大传染病预警、应对和运营优化；重大突发公共卫生事件快速风险评估、决策支持和响应机制，公共卫生应急管理体系的国际比较和核心能力建设；重大突发公共卫生事件中的社会治理体系建设，重大突发公共卫生事件中的公共服务体系建设，重大突发公共卫生事件中的民生保障与社会救助，重大突发公共卫生事件下公众风险感知、行为规律及公众情绪引导，重大突发公共卫生事件中的舆情应对与治理。国家社科基金于2020年3月17日发布"关于组织实施国家社科基金国家应急管理体系建设研究专项的通知"，发布38项研究课题，其中包括：在应对重大突发事件中广泛动员群众、组织群众、凝聚群众研究，重特大突发事件应急指挥体系研究，提升城市重大突发事件综合应急管理能力研究，重大突发事件中的舆论传播及引导研究，重大突发事件中的心理危机干预机制研究，重大突发事件中的社会矛盾防范与化解研究，提升公众公共安全意识和自救互救能力的有效途径研究，增强应对重大突发事件中的依法治理能力研究，完善公共卫生重大风险研判、评估、决策、防控协同机制研究，更好运用数字技术支撑疫情监测防控研究，健全重大疫情应急响应机制研究，重大疫情救治体系建设和发展规划研究。通过这种方式，国家紧急调动民间智慧来共同攻克突发的健康危机。

从这些课题中可以看到国家急需发现和掌握突发公共危机事件的应对和治理，而从课题指向的问题看，基本反映了当前遇到的急迫和重要的焦点问题。寻找答案不仅仅是为了探究当前突发健康危机应对之法，也是为了今后相应举措的完善和策略优化。寻找一种整合的研究模型，将上述议题从一个视角来进行统合的研究，可能是学术界和实践界迫切需要破解的难题。

国外的相关研究包括了信息流行病学的研究，公共健康事件的传播应对研究，突发健康风险和危机事件中的传播管理研究等，这些研究形成了较为丰富的理论和实践成果。美国的相关研究已经写入国家的"健康人民"（Healthy People）计划中，形成了应对危机事件的行为参考和准则。这些成果提供了一些整合视角和思路，对于我们的本土化研究以及"健康中国"战略的实施，具有一定的参考价值。

本章研究参考信息流行病学模型，借鉴国外突发健康风险及危机事件中政府和媒体的信息传播机制研究成果，考察大数据挖掘、处理和情感分析对于重大突发流行病应对和治理的影响和作用。试图创新性地将流行病应对和治理的目标界定为公众的身体健康和精神健康，前者通过医疗体系得以实现，后者通过信息传播体系得以实现，并基于此来重点考察大数据分析结果对于两者的作用。之后，本章将医疗体系应对和传播体系应对看作相互影响和相互促进的重要实体，在流行病应对和治理中需要相互合作，互为协同，并对两者协同的结构和机制进行了探讨。

一、信息流行病学研究的内容与研究逻辑

当前网络技术（搜索引擎和社交媒体）成为人们寻求健康信息的新路径，因此，基于网民网络行为和网上发布的健康关切和健康言论，信息流行病学研究通过对用户产生的数据进行实时监测，进而及时应对健康危机。

（一）利用网络信息分析公共卫生事件规律的研究开端

艾森贝克和斯坎菲尔德等的研究指出，随着 Web2.0 范式的出现，互联网正被用作分发个人健康信息的手段，而不仅仅是作为信息来源。同时，采用 Web2.0 技术，用户每天都以网页、

博客和社交网络的形式制作大量内容。[1]这些用户生成的内容（UGC）或消费者创建的内容（CGC）包括个人体验、健康信息和知识。探究、挖掘以及分析可获得人们资讯寻求行为的图像，对之追踪可以识别他们历时的行为变化。研究者进一步发现，社交媒体生成的有关健康的信息可用于实时内容分析跟踪、知识转化以及提高卫生决策者的认识。[2]最近的研究也表明，从推特和脸书等社交媒体平台获得的信息可以被视为流行病学研究和传统监测的补充。[3]谷歌搜索引擎自带的应用"谷歌趋势"可以通过人们信息搜索行为发现流行病的传播。[4]而推特中丰富的数据资源可以进行公共健康监测。[5]这些研究都构成和验证了"信息流行病学"的基础逻辑。

---

［1］ Cynthia Chew and Gunther Eysenbach, "Pandemics in the Age of Twitter: Content Analysis of Tweets during the 2009 H1N1 Outbreak," *PLOS ONE*, Vol. 5, no. 11(2010), p. e14118; Scanfeld Daniel and Scanfeld Vanessa and Larson Elaine L, "Dissemination of health information through social networks: twitter and antibiotics," *American Journal of infection control*, Vol. 38, no. 3(2010), pp. 182–188.

［2］ Eysenbach G, "Infodemiology: Tracking Flu-Related Searches on the Web for Syndromic Surveillance," *Amia. annual Symposium Proceedings*, Vol. 244(2006), pp. 244–248.

［3］ Aslam, A.A, Tsou, M.H, Spitzberg, B.H, An, L, Gawron, J.M, Gupta, D.K, ... Lindsay, S, "The reliability of tweets as a supplementary method of seasonal influenza surveillance," *Journal of Medical Internet Research*, Vol. 16, no. 11(2014), p. e250.

［4］ Cristiano, Alicino, Luigi N, et al., "Assessing Ebola-related web search behaviour: insights and implications from an analytical study of Google Trends-based query volumes," *Infectious diseases of poverty*, Vol. 4, no. 1(2015), p.54.

［5］ Kwak, H, Lee, C, Park, H, & Moon, S, "What is Twitter, a social network or a news media?", Proceedings of the 19th International World Wide Web (pp. 591–600). Raleigh, NC: Association for Computing Machinery. Available from: http://www.ambuehler.ethz.ch/CDstore/www2010/www/p.591.pdf.

（二）信息流行病学的提出及完善

互联网数据的获取及其传播创造了一个新的研究领域，被称为信息流行病学或在电子媒介中传播和确定健康信息的科学。艾森贝克在 2002 年首次使用了"信息流行病学"一词。他描述了流感相关搜索与流感发病率数据之间的关系，并指出这种方法比传统的流行病学监测更快。此后，"信息流行病学"一词被用来分析健康信息需求（通过 Web 查询分析）和健康信息供应（通过社交媒体数据分析）之间的关系。[1]信息流行病学是一门新兴的科学分支，它涉及电子健康信息的发生、分布和分析，以提高人们对疾病模式的认识。信息流行病学的主要特点之一是实时收集和分析数据。[2]国内的信息流行病学研究主要包括对于流感发病的预测研究[3]，以及一些零散的介绍。

---

[1]　Gunther Eysenbach, "Infodemiology: the epidemiology of (mis)information," *The American Journal of Medicine*, Vol. 113, no. 9(2002), pp. 763–765; Gunther Eysenbach, "Infodemiology: Tracking Flu-Related Searches on the Web for Syndromic Surveillance," *Proceedings of the AMIA Annual Fall Symposium*, Vol. 2006(2006), pp. 244–248; Eysenbach G, "Medicine 2.0: Social Networking, Collaboration, Participation, Apomediation, and Openness," *Journal of Medical Internet Research*, Vol. 10, no. 3(2008), p. e22; Eysenbach G, "Infodemiology and Infoveillance: Framework for an Emerging Set of Public Health Informatics Methods to Analyze Search, Communication and Publication Behavior on the Internet," *Journal of Medical Internet Research*, Vol. 11, no. 1(2009), p. e11.

[2]　Akcora C.G, Bayir M.A, Demirbas M, et al. SOMA 2010 — Proceedings of the 1st Workshop on Social Media Analytics[A]. Aron Culotta. Towards detecting influenza epidemics by analyzing Twitter messages[C]. 2010.

[3]　荣光:《基于信息流行病方法构建补充替代医学流感发病预测模型》，北京中医药大学博士学位论文，2016 年。

（三）信息流行病学的模型与分析框架

加拿大学者艾森贝克[1]提出的信息流行病学整体分析模型（见图 2-1），打破传统的流行病防控体系，将社交媒体传播数据分析考察在内，具有很强的解释力。本章借鉴该模型，结合我国的公共卫生危机事件案例，分析如何利用社交大数据优化公共卫生事件的防控机制。其中，将重点考察政府相关部门应该如何通过信息监控和分析数据，为公共健康决策提供信息和数据支持。

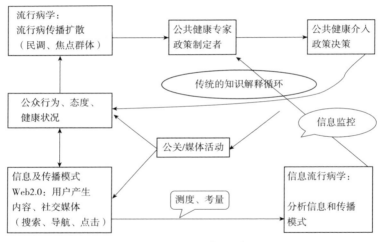

图 2-1　信息流行病学分析框架图

信息流行病学在公共卫生领域和包括科学计量学 2.0 在内的

---

[1] Eysenbach G, "Infodemiology and Infoveillance: Framework for an Emerging Set of Public Health Informatics Methods to Analyze Search, Communication and Publication Behavior on the Internet," *Journal of Medical Internet Research*, Vol. 11, no. 1(2009), p. e11.

其他广泛领域都很有用。[1]先前进行的研究表明，这一方法对于识别公共卫生挑战是有效的：1）这种方法的实时性意味着结果能够快速影响健康政策；2）当人们将互联网和社交媒体作为信息和新闻主要来源时，这些平台可被视为公共健康监测的新的健康数据来源；3）跟踪健康行为、态度[2]；4）测量社群的心理特征[3]。结合上面整体分析模型图，可以发现信息流行病学作为一种对于公共事件的分析框架，可以让我们从信息的检测、公共健康介入和公共健康决策、公众态度行为的传播引导等环节寻找应对公共卫生事件或者传染病疫情的最优策略和方法。

二、公共卫生事件中社交数据的测度和考量

网络上用户产生的内容和消费者产生的内容代表着某一段时

［1］ Zeraatkar K and Ahmadi M, "Trends of infodemiology studies: a scoping review," *Health Info Libr J*, Vol. 35, no. 2(2018), pp. 91–120.

［2］ Cole-Lewis H, Pugatch J, Sanders A, et al., "Social Listening: A Content Analysis of E-Cigarette Discussions on Twitter," *Journal of Medical Internet Research*, Vol. 17, no. 10(2015), p.e243; Kim A E, Hopper T, Simpson S, et al., "Using Twitter Data to Gain Insights into E-cigarette Marketing and Locations of Use: An Infoveillance Study," *Journal of Medical Internet Research*, Vol. 17, no. 11(2015), p. e251; Ashley, Sanders-Jackson, Cati, et al., "Applying linguistic methods to understanding smoking-related conversations on Twitter," *Tobacco Control*, Vol. 24, no. 2(2015), pp. 136–138.

［3］ Chan B, Lopez A, Sarkar U, "The Canary in the Coal Mine Tweets: Social Media Reveals Public Perceptions of Non-Medical Use of Opioids," *PLOS ONE*, Vol. 10, no. 8(2015), p. e0135072; Eichstaedt, J.C., Schwartz, H.A., Kern, M.L., Park, G., Labarthe, D.R., Merchant, R.M., ... Seligman, M.E., "Psychological Language on Twitter Predicts County-Level Heart Disease Mortality," *Psychological science: a Journal of the American Psychological Society*, Vol. 26, no. 2(2015), pp. 159–169.

间用户的信息需求、行为态度、情感状态等，因此，通过对这些信息数据的搜集和处理可以发现在公共健康事件或者流行病期间用户的健康需求、健康行为和心理状态。这些数据的处理和分析，可以为公共健康管理、公共健康危机应对决策提供依据和参考。

（一）公共卫生事件中健康信息及其传播模式考察

在公共卫生事件中发现公众需求，重点在于确定什么样的信息数据需要搜集和处理，即需要确定网民在社交媒体或者网络平台上行为和言论内容的监测范围。从研究目标看，有两类数据至关重要。

首先，民众的搜索行为数据作为一种有效评估民众信息需求和心理关切的重要线索，从中可以发现健康风险和健康挑战的实时动向。对于网民搜索数据的监测和处理较为成功的案例是谷歌趋势（Google Trends），该应用通过对网民信息需求数据的计算，从而发现疾病的发展趋势。其结论在 2007—2008 年的测试数据中表现得良好，之后一段时间的预测结果与美国疾控中心的真实数据也高度吻合，因而该系统将监测范围推广到全球 28 个国家。[1]有研究者通过对网络需求侧信息的研究，获得美国常用补充替代医学相关流感疗法 53 种，通过相关分析发现与流感发病预防和治疗层面具有较强相关性的词条，包括紫雏菊、人参、维他命 C、蒜素、益生菌、锌锭等，以此作为搜索数据并进行建模，从而得出了优于谷歌流感趋势的预测模型。[2]该研究的

---

[1] 秦磊、谢邦昌:《谷歌流感趋势的成功与失误》,《统计研究》2016 年第 2 期。

[2] 荣光:《基于信息流行病方法构建补充替代医学流感发病预测模型》,北京中医药大学博士学位论文, 2016 年。

逻辑在于民众在搜索引擎中寻找治疗信息，意味着与疾病相关的信息需求，可以推论出该搜索行为与疾病的发生相关联。

在利用搜索引擎进行疾病或者公共卫生事件发生趋势分析时，同样可以借鉴此方法，即将治疗方法作为建模数据基础。比如新冠肺炎的预测可以采用疾病治疗方式和疾病症状表现相结合的方式，将干扰素、利巴韦林、洛匹那韦、利托那韦、磷酸氯喹、阿比多尔，中成药连花清瘟胶囊、金花清感颗粒、抗病毒颗粒、双黄连口服液等，以及发病的症状如发热、头昏、干咳和困乏无力等关键词作为算法模型中的数据搜集检索词。

其次，对网络用户在公共卫生事件中或者流行病扩散中的情感反应数据的监测和处理，可以分析民众的心理状态。社交媒体形成了大量的用户产生的内容，包括发帖、评论、转发等行为以及文本内容，这些内容可以显示出民众相应的情感。

这一领域的较早研究起始于 2000 年前后的观点挖掘，在计算机科学中，情感和观点两个概念的差异很小，因此，情感分析也被称为观点挖掘，与之相似的概念包括观点分析、观点信息抽取、情感挖掘、主观性分析、倾向性分析、情绪分析以及评论挖掘。[1]进行情感分析的目的是面对一个包含观点信息的文档，找出其中所有的观点特征组合，即观点评价的目标实体、观点评价的实体属性、观点属性中包含的情感、观点的持有者、观点发布的时间。更高级的分析需求，还包含了每个观点中情感的原因和限定条件。[2]从情感分析的数据处理看，有两种分析模型，即

---

[1]　刘兵：《情感分析：挖掘观点、情感和情绪》，刘康、赵军译，机械工业出版社2018 年版，第 1 页。

[2]　刘兵：《情感分析：挖掘观点、情感和情绪》，刘康、赵军译，机械工业出版社2018 年版，第 20 页。

情感词典和机器学习。情感词典即将情感分析任务视为情感词典与文本进行匹配的过程，多采用大连理工情感词典、Word Net等词典实现。基于机器学习的情感识别方法将情感分析任务视为同类情感的分类问题，利用朴素贝叶斯（Naive Bayes）、支持向量机（SVM）、最大熵（ME）等算法建立分类模型，与基于词典的情感识别方法相比，此类方法降低了对特定情感词语料资源的依赖，情感识别效果较好，但分类结果很大程度依赖事先的训练效果。[1]在这两种方式中，机器学习的方法一般将情绪分为正面、中性和负面。而采用情感词典的方式则可以经过对比识别出不同的情感类型，如生气、害怕、快乐、爱、悲伤、惊奇等。一些研究已经对我国新冠疫情中的情绪变化进行了考察。研究发现在疫情期间，不同的时间段内，在疫情严重程度不同的地区，民众言论的话题以及话题中投射的情感不同。[2]疫情越严重地区的微博用户，其参与度越高且情绪状态与投射值越低。[3]

事实上，对于上述数据内容的分析往往是数据处理密不可分的前后步骤。研究信息搜索和观点表达的过程中，总是伴随着对于疫情变化和情感变化的双重考量。而且，这种疫情时空变化、网民信息需求和言论表达主题变化、情绪变化形成了一个纵横交错的互联关系，共同呈现在公共卫生事件中。研究发现，武汉市、湖北省、全国尺度下的每日舆情数据数量与每日新增病例数之间存在正相关关系；舆情数据数量的空间分布与疫情分布存在正相关关系，舆情数据数量多的地区多为疫情较为严重的地

---

[1][2] 周红磊等：《话题—情感图谱：突发公共卫生事件舆情引导的切入点》，《情报科学》2020年第7期。

[3] 张琛、马祥元、周扬、郭仁忠：《基于用户情感变化的新冠疫情舆情演变分析》，《地球信息科学学报》2021年第2期。

区；不同媒体平台的舆情中立情感最多，新闻平台与论坛、微信、微博相比，整体情绪更为正面；在疫情发展的不同阶段，微博热搜数据情感特征有较大差异，总体上呈现正面情绪多于负面。[1]有研究通过将文本进行话题和情绪的对比分析发现，围绕防控、捐资、英雄、临床四种主题，网民在疫情演化的三个阶段"美好"情绪均占比最高，特别是在控制恢复期的英雄主题、爆发高峰期的防控主题、全面蔓延期的临床主题以及控制恢复期的捐资主题达到峰值。在疫情演化的三个阶段"厌恶"情绪占比较高，并在全面蔓延期的英雄主题、爆发高峰期的防控主题、控制恢复期的临床主题以及爆发高峰期的捐资主题达到峰值。防控主题主要是"悲哀"情绪，并在爆发高峰期达到峰值；临床主题主要是"惊吓"情绪，并在控制恢复期达到峰值。[2]这些情绪相关的研究，对于在舆情应对和危机应对中的传播引导提供了方向。

（二）社交媒体数据的测度与考量及其在公共健康决策中的应用

　　根据艾森贝克的信息流行病框架图，在信息的流行病监测之外，已经存在着一套传统的流行病学处理机制。这个机制包含医学领域对于流行病的检测，结果流转到专家和健康决策者手中，形成对于流行病的处置方案和政策制定。研究也证实，利用及时的、与健康相关的电子数据和自动化工具来检测和表征异常活动，有助于进行进一步的公共健康调查。随着电子健康记录的逐

<hr />

[1]　杜毅贤等：《网络舆情态势及情感多维特征分析与可视化——以COVID-19疫情为例》，《地球信息科学学报》2021年第2期。

[2]　刘忠宝、秦权、赵文娟：《微博环境下新冠肺炎疫情事件对网民情绪的影响分析》，《情报杂志》2021年第2期。

步实施和基于互联网数据源的日益普及，综合征监测已被证明在发现大规模季节性流行病的发生和提供社区健康状况意识方面是有效的。[1]这些专业的数据监测主要运行于传统的医疗卫生领域，为公共卫生事件和流行病的出现和追踪构建最后的坚固防线。在 2003 年 SARS 流行之后，我国建立了遍布全国的案例直报制度，构建了流行病防范的基础网络。但是在 2020 年初的新冠肺炎疫情中，花费巨大的直报制度并没有发挥作用。

学者的研究早就指出，分析和解释任何监测数据，包括传染病监测数据，都面临六个基本挑战：第一个挑战是了解具体监测系统的目的和背景；第二个挑战是确定观测的基线速率，并识别与该基线的偏差，包括趋势、簇和无关紧要的变化或监视工件；第三和第四个挑战是解释这些观察所传达的含义，并认识到这些解释的意义；第五个挑战是正确辨别现有数据能够支持这一解释的确定程度；最后一个挑战是将观察结果（以及对其含义、重要性和确定性的解释）清晰地传达给时间表上的期望受众，以便能够针对解释的数据采取有意义的行动。[2]这些挑战决定了任何一种监测方式都不能保证对于流行病的及时有效的预警、预判、识别、处置。尤其在突发的公共卫生事件中，预警越早就越容易采取有效的应对和处置举措，因此，我们需要开通其他的替代性监测点和改进监测方法，来补充政府渠道容易受到行政力量干扰的漏洞。而社交媒体的公共卫生和流行病监测恰好可以弥补这

---

［1］ Pavlin A.J. Syndromic surveillance for Infectious Disease Surveillance[A]. M'ikanatha Nkuchia M. et al., *Infectious Disease Surveillance*, Second Edition, Oxford, UK: John Wiley & Sons Ltd, 2013.

［2］ Chapman L.E and Tyson J.N, *Analysis and Interpretation of Surveillance Data*, John Wiley & Sons, Ltd, 2014.

一不足。

艾森贝克提出的信息流行病学，是通过对于社交媒体信息及其传播模式进行测度和考量，了解在公共卫生事件或者流行病发生初期的分布区域、扩散路径、民众行为、民众情绪等。这些经过处理后的数据主要包含了两类。首先，流行病学特征数据。包括疫情的传播时空计算、传播速度、症状、防控困境等。以此类数据来考察当前流行病的特征、分布等情况，反馈给公共健康专家和政策制定者，形成参与性治理决策，包括呈报、治疗、支援、预防、信息发布等。其次，民众的风险感知、行为规律、情绪、健康状况等数据。网民所处的特定情境对其话题关注内容有所影响，不同地区的网民情感波动具有差异化趋势，未来可以通过拓展事件管控广度、优化信息发布环境、发挥各级主体效力并树立典范引导网民情感，以此更好地应对同类突发公共卫生事件。[1] 而这些数据连同上述公共卫生事件或者流行病的扩散情况数据，可以反馈给政府健康卫生部门和宣传部门，共同制定对于民众信息需求满足和情绪疏导的策略和方案。

三、媒体和传播在信息流行病模型中的作用发挥

艾森贝克提出的信息流行病学整体分析模型中，在新的流行病防控策略中加入了公关和媒体活动。其活动的依据来自社交媒体信息监控的数据，而策略指向了两点，一是信息及其传播

---

[1]　周红磊等：《话题—情感图谱：突发公共卫生事件舆情引导的切入点》，《情报科学》2020 年第 7 期。

模式，二是公众的行为、态度和健康状况。在 2020 年的新冠肺炎疫情暴发初期，国家卫健委办公厅"关于调整全国新型冠状病毒肺炎专家组成员的通知"公布的名单中，中国传媒大学政府与公共事务学院院长董关鹏和公共事务研究院院长杨宇军入选。在全部 59 位专家中，选择两位公关和传媒方面的专家加入，体现了公共卫生事件防控中对于新闻传播和危机公关重要作用的认识。

尽管艾森贝克提出了媒体和传播活动对于整个流行病和公共卫生事件中的作用，但是详细的操作机制仍需要不断地依据实践进行细化。具体而言就是要从信息监控的结论出发，构建传播活动的统一组织，并构建合理、有效的信息内容，以满足民众的信息需求，缓解民众的各种不良情绪。

（一）公共卫生事件中传播活动的组织

在公共卫生事件中，民众会有很强烈的健康危机感。在政府主导的应对中，应该将事件当作危机事件来处理，因此构建强大、高效的传播活动组织体系至关重要。早在 2001 年秋天，美国疾病预防控制中心就将危机及风险信息的传播当作危机公关来做。美国发生的炭疽热突发公共卫生事件中，美国疾控中心就专门总结了一套传播管理体系。美国疾控中心（CDC）传播办公室主任维奇·弗雷穆斯专门撰文介绍了整个体系的架构和运作模式（见表 2-1）。[1] 根据该组织架构，公共卫生事件中，疾控中心专门成立通信领导组。该小组由主要的通信顾问担任管理人，

---

[1] Vicki Freimuth, "Epilogue to the Special Issue on Anthrax," *Journal of Health Communication*, Vol. 8, No. sup1(2003), pp. 148–151.

表 2-1 美国疾控中心紧急传播中的传播小组和功能列表

卫生与公共服务部
公共事务助理秘书

疾病控制与预防中心通信领导组
- 担任疾控中心主要通信官
- 管理通信官
- 担任卫生与公共服务部通信联络人
- 同其他卫生与公共服务部以及联邦机构通信主任协作
- 与恐怖主义防范应急办公室联络

内容组
- 起草、编辑和记录恐怖主义相关信息材料
- 与主题专家一同撰写情况说明书、问答文件以及新起恐怖主义事件材料/日志
- 维护所有恐怖主义相关信息以及教育材料的数据库/日志
- 每日初始与新近信息以便提供及时的面供材料格式
- 区分已纳用与新近信息以将需要变发布的书面作品格式

沟通研究组
- 确保有团队能从他们的渠道收集反馈
- 分析来自团队的反馈，向疾控中心领导汇报调查结果，以供决策参考
- 在环境中寻找有助于或调和疾控中心恐怖主义内容的反应
- 收集并分析有关恐怖主义与当地民众的知识、态度和行为的数据

媒体组
- 组织每日新闻简报生产以及分发新闻稿
- 回应媒体的要求和询问
- 给予发言人支持
- 担任疾控中心与视听媒体顾问/媒体联络人

网络组
- 组织建立公共卫生应急响应计划网站
- 准备可作为有效沟通工具的网络材料
- 确保网络内容及时更新
- 协助准备通过网站分发的材料
- 协调疾控中心恐怖主义内容
- 建立维护与其他地区邦网站的联系

公众回应热线组
- 回应电话信息的需求
- 对最新材料提供热线
- 确保热线可调适应客需求
- 担任与访客相应的网络为州和地方实体提供用热线提供便利
- 收集反馈并向沟通研究组汇报

社区教育组
- 向公众和受影响人群传播信息，减少传播错误，增强公众信心，促进保护行为
- 了解公众教育需求
- 促进受影响社区的会议召开
- 开展公共信息宣传活动
- 同沟通研究组一起评估教育材料

公共卫生沟通组
- 确定关键群体和接触他们的渠道
- 协同健康警报网络以及流行病信息交换网络进行信息交换
- 安排定期简报并及时更新
- 回应咨询
- 同沟通研究组开展信息传播工作
- 收集信息反馈并向沟通研究组汇报

诊治者沟通组
- 确定关键群体和接触他们的渠道
- 协同发病率和死亡率周报和健康警报中心项目网络进行诊治者信息交换
- 安排定期简报并及时更新
- 回应诊治者及诊治者团体网络的信息
- 协同诊治者及诊治者团体评估
- 同沟通研究组信息收集并加强诊治者信息和沟通

决策者沟通组
- 确定关键群体和接触他们的渠道
- 给立法者以及特殊利益团体分发新闻材料并及时更新
- 协同利益团体的要求及安排例行简报并及时更新
- 协同沟通研究组促进团体评估
- 协同公共卫生沟通组沟通决策者的要求，以便存收集信息和加强开展沟通工作
- 收集反馈并向沟通研究组汇报

与卫生与公共服务部门、其他卫生与公共服务部以及联邦机构通信主任、恐怖主义防范应急办公室等部门进行密切协作。在管理层之下，设立内容组负责收集各个专项小组的情况，起草各种信息材料。通信领导组设立了八个专项小组，包括沟通研究组、媒体组、网络组、公众回应热线组、社区健康教育组、公共卫生沟通组、诊治者沟通组、决策者沟通组，具体负责各个领域中的传播和沟通事务。

同时，在炭疽危机期间成立了专门的信息监测团队，包括每天的媒体监测简报、现场工作的沟通专员、紧急反应主题专家、独立调查公司等，它们从亚特兰大总部通过电话向新闻媒体介绍信息；通过电话和网络进行公众问答。而且，美国疾病预防控制中心还对相关人员进行培训，使州长、市政府官员和受尊敬的社区领导人能够了解并遵循应急风险传播原则，通过各自的沟通增进友好关系和合作，最大限度地减少潜在的恐慌和混乱。[1]此外，美国疾病预防控制中心将危机及风险信息传播变成了框架性的制度。2002年10月，疾病控制和预防中心按照"危机和紧急风险传播"的整合模型为公共卫生官员开办了一个创新课程。该框架从理论、相关研究和实践出发，对危机和风险出现、传播、理念等进行了整体的分析和界定。[2]

在国内的健康战略中，对于传播和传媒活动管理的意识仍有

---

[1] Courtney, Judith, Cole, Galen, Reynolds, Barbara, "How the CDC is Meeting the Training Demands of Emergency Risk Communication," *Journal of Health Communication*, Vol. 8, No.sup1 (2003), pp. 128–129.

[2] Veil S, Reynolds B, Sellnow T. L, et al., "CERC as a theoretical framework for research and practice," *Health Promot Pract*, Vol. 9, No. 4 suppl(2008), pp. 26S–34S.

欠缺。在"健康中国"战略中缺少对于健康传播的专门条款,大量的信息传播工作散见在各个领域的具体指导中。即便在"健康中国"推进的管理中,传播和传媒在组织架构中仍相对边缘化。在 2020 年新冠肺炎疫情期间,包括钟南山在内的专家指出了当时中国 CDC 权力格局亟待变革的现实,充分说明提供新的行政管理职能包括传播管理有助于流行病的防控。这种呼吁指出了当时在公共卫生事件或者重大疫情中传播工作的重要以及管理工作的不足。

在具体的公共卫生事件中,也应该将整个传播工作和传媒活动在危机管理的框架下统一在一个多分支的部门中。在具体应对中建立专门的传播领导部门,可以由卫健委宣传部门牵头,构建主要由新闻传播机构领导参与,由专家组成顾问的领导组。之所以需要一定层级的领导参与,是基于各个部门协同和协作工作之需。在大的公共卫生事件面前,需要动用的社会组织和社会力量不仅层级多而且范围广,一定级别的领导参与可以保证决策的快速执行。同时,由于公共卫生事件涉及的范围广泛,也需要设立相对专业的分支部门,依据我国的情况,可以设立由传播、公关和危机管理专家组成的沟通研究组、主流媒体组、社交媒体组、社区教育组、公共卫生沟通组、医疗卫生沟通组、健康管理沟通组,分别指导沟通决策、媒体沟通、社交媒体平台沟通、社会的公共卫生信息传播、社区教育沟通、医疗单位沟通,以及公共卫生事件应对中管理部门的沟通工作。

在传播活动组织过程中,应该重视当前的信息传播生态系统的特点,灵活利用社交媒体对于民众的亲近性和便利性,以及信息传播的移动优先原则,既沟通信息,又推动社交媒体上公众的参与和协作。欧美公共行政部门越来越多地采用脸书、推特或油管等社交媒体与公众互动,社交网络现已成为疫情沟通的主渠道。在社交媒体上公众的参与可以在两个层面展开,即公众沟通和公众践行,前者带动认知,后者提升行为,两者互相促进。[1]

(二)公共卫生事件中的传播内容设计

2003 年被认为是中国健康危机及风险信息传播的分水岭[2]。在之前中国对于健康信息的发布以"内紧外松"为主要特点。但是在"非典"事件中,大量的谣言、流言以及国际社会的压力,让中国意识到危机及风险信息传播的重要性。2008 年 5 月,《政府信息公开条例》实施,确立了"以公开为原则,以不公开为例外"的原则。之后,信息的公开开始有法可依。然而,信息的公开与信息传播并不等同,信息的公开并不意味着公众能够很好获知和理解健康危机和紧急风险信息。

在美国,同样出现过类似的情形。在 2000 年公布的"健康人民 2010"计划中,美国政府并没有意识到健康危机与紧急风险信息是健康传播的重大问题。在对健康传播进行规划的具体六大项举措中,根本没有对健康危机及风险信息传播的专项描述。然而,1999 年发生的"911 事件"以及 2001 年发生的"炭疽病事件"让美国疾病控制中心认识到了危机和风险中信息传播的重要性,以及政府应该承担的责任和应该采取的传播策略。在 2010年发布的"健康人民 2020"计划中首次考虑该问题,在其健康传播专项的 13 大类中专门列出第 12 项,提出"要在媒体中提高

---

[1] 陈娟、郭雨丽:《社交媒体与疫情:对公共卫生事件的预测、沟通与干预》,《新闻记者》2020 年第 4 期。

[2] 刘刚:《非典十年调查:流言倒逼信息公开影响深远》2013 年 3 月 25 日,http://news.sina.com.cn/c/2013-03-25/023926627766.shtml。

危机和紧急风险信息的比重，呈现最佳措施的应用以保护公众健康"。

在传播研究中，"信息"是一个专门的术语，并不仅仅意味着"官方"交流。消息可以出自任何来源并通过不同的渠道传播。关于危机与紧急风险信息有效传播的特点，有大量的文献研究。专家们给这些信息内容的特征贴上"最佳做法"的标签供公众使用。"最佳做法"由一个专家小组确定，该小组审查和综合了一系列关于紧急情况和危机沟通的出版物，并达成了关于六种危机和紧急风险信息传递的最佳做法。这六种最佳做法是：解释已知的事物、解释未知的事物、解释事件发生的方式或原因、促进行动、表达同情、表达承诺。[1]基于这种研究，美国疾病控制中心搜集了2010—2011年在美国发行量最大的25家报纸和5家电视新闻网对于食源性突发事件和自然灾难的370篇新闻报道，计算出了6种"最佳做法"的践行现状（具体数据见表2-2中"HP2010"一行）。

表 2-2 美国应对危机或风险事件的健康传播指标的相关数值[2]

	HC/HIT-12.1	HC/HIT-12.2	HC/HIT-12.3	HC/HIT-12.4	HC/HIT-12.5	HC/HIT-12.6
"HP2010"	83.5%	21.4%	15.5%	25.4%	4.6%	16.4%
"HP2020"	88.9%	27.5%	20.9%	31.8%	7.7%	21.9%

注："HP2010"一栏表示美国在"健康人民2010"计划中已经达到的数值；"HP2020"一栏表示美国在"健康人民2020"计划中预计达到的数值。

---

[1] CDC. Crisis and Emergency Risk Communication Best Practices Study. https://www.healthypeople.gov/2020/data-source/cdc-crisis-and-emergency-risk-communication-best-practices-study.

[2] CDC. The State of the News Media 2013. http://www.pewresearch.org/topics/state-of-the-news-media/External Web Site Policy.

2013 年美国政府对于危机及紧急风险信息传播的研究从提出目标发展到了测量目标阶段。根据美国疾控中心提供的数据，美国政府提出了未来对于风险信息传播的六个实践目标：1）增加嵌入纸媒和广播新闻报道中的危机和紧急风险信息的比例，这些新闻报道解释了对人类健康的威胁；2）增加嵌入纸媒和广播新闻报道中的危机和紧急风险信息的比例，这些新闻报道解释了对人类健康的威胁的未知之处；3）增加嵌入纸媒和广播新闻报道中的危机和紧急风险信息的比例，这些新闻报道解释了危机或紧急事件是如何或为什么发生的；4）增加嵌入纸媒和广播新闻报道中的危机和紧急风险信息的比例，以促进读者或观众采取措施减少其个人健康威胁；5）增加嵌入纸媒和广播新闻报道中的危机和紧急风险信息的比例，这些新闻报道表达了对人类健康威胁的同情；6）增加嵌入纸媒和广播新闻报道中的危机和紧急风险信息的比例，这些新闻报道表达了负责实体或应对实体的承诺。[1]不仅如此，根据最小统计显著性方法，美国政府还制定了在"健康人民 2020"计划中要达到的具体量化指标（见表 2-2 中"HP2020"一行数据）。

前面列举了美国"健康人民 2020"计划中有关健康危机与风险信息传播最佳实践的六项议题，那么中国的情形如何？在公共卫生事件中，健康危机与风险信息的不同议题的报道数量分别是多少？与美国有什么异同？健康危机与风险事件中，国内的网民观点引用与媒体报道是否相关？为考察这些问题，本书选取

---

[1] American government. Health Communication and Health Information Technology. https://www.healthypeople.gov/node/3508/data-details%20Health%20Communication%20and%20Health%20Information%20Technology%20Data%20Details.

2018 年的"问题疫苗"事件作为案例对公共卫生事件中信息传播的内容进行考察。

1. 案例选择以及数据分析

2018 年 7 月 6 日至 8 日,吉林长春长生公司(下文简称"长春长生公司")在药品监管部门的飞行检查中被发现存在违法违规生产狂犬疫苗的行为。长春长生公司为掩盖事实,对相关证据进行更换、处理、销毁,7 月 15 日国家药监局检查组再次进驻长春长生公司进行调查,随后公安机关对此进行立案侦查。国务院调查组在对长春长生公司调查中进一步查明,该公司还生产了效价不合格的百白破疫苗,共计 49.98 万支。该事件即"2018 年问题疫苗"事件(下文中简称"问题疫苗"事件),在网络媒体中迅速扩散,并引起强烈的社会反响,激发出数波舆论热潮。

随着"问题疫苗"事件调查的深入,以及先后两次曝光出现严重违反药品生产质量管理规范和国家药品标准有关规定的疫苗,舆论热词"问题疫苗"的微指数在 2018 年 7 月 22 日前后迅速达到舆论峰值,此后在 8 月 15 日前后又激起一个舆论小高潮。根据大数据的舆论趋势图,本章研究对"问题疫苗"事件信息采集的时间范围锁定在舆论高峰期,即 7 月 21 日至 8 月 20 日。在慧科网数据库(WISER NEWS)中,以"问题疫苗"为关键词进行检索,发现 2018 年 7 月 21 日至 8 月 20 日间公开的新闻报道共计 561 篇,经人工筛选剔除重复稿件 88 篇、主题不符稿件 54 篇,最终有效样本量为 419 篇。

根据研究问题,我们对 419 篇新闻报道内容进行人工编码,设置的变量包括:发文日期、媒体区域、媒体类别、媒体名称,信源变量——群众信息来源、官方信息、网民留言(跟帖、引用),以及媒体报道议题变量——已知风险、未知威胁、为何及如何

发生、应对措施、情感关怀、官方责任与承诺。两名新闻专业的
硕士生在经过专业训练后开展编码工作，其内部信度检测结果
高于85%。

2. 公共卫生事件中传播内容偏差

围绕研究问题出发，运用 SPSS 软件对数据结果进行统计分
析，发现在健康风险过程中的信息内容存在巨大的偏差。首先，
"疫苗事件"中健康风险事实信息相关报道相对较少。

从获得的数据看，疫苗事件报道中健康风险的事实信息量指
标普遍较少，已知风险、未知威胁、为何发生、如何应对四项指
标的报道数量分别占到总报道量的 16.23%、10.26%、10.74% 和
17.90%。

本章基于单样本 T 检验，以"健康人民 2010"的各项标准
指数为"检验值"，比较中美两国媒体在危机事件报道中的差异
性。结果显示，在"问题疫苗"事件中，国内报道在六项健康危
机与风险信息报道指标上，均与美国"HP2010"显示的官方数
据有显著性差异（见表 2-3）。其中"已知风险"（t=-37.30），"未
知威胁"（t=-7.50），"为何及如何发生"（t=-3.14），"应对措施"
（t=-4.00）等 4 个指标均显著低于美国同期数据（p<.001），而
"情感关怀"（t=12.25），"官方责任与承诺"（t=14.38）等 2 个指
标都显著高于美国同期数据（p<.001）。可见，数据结果验证了
中美两国以完全不同的方式报道健康危机与风险事件，其差异
显著。

为更详细地比较中美的健康信息的报道现状，本章测算出
中美两国在不同指标中的比例差值（见表 2-3）。从数据结果看，
两国对"已知风险"条目的使用相差甚远，美国报道中此项内容
的比例远高于中国，相差 67.27%。而中国的媒体似乎更倾向于

在报道中强调"官方责任与承诺",其比例为 51.55%,高于美国 35.15%;此外,中国健康风险事件的报道更多地凸显"情感关怀"的内容(占 32.7%),与美国相差 28.10%。

表 2-3　中美健康传播指标的相关数值差异(单样本 T test)

	已知风险	未知风险	为何及如何发生	应对措施	情感关怀	官方责任与承诺
中国 China2018	16.23%	10.26%	10.74%	17.90%	32.70%	51.55%
美国 "HP2010"	83.5%	21.4%	15.5%	25.4%	4.6%	16.4%
差异(%a)	67.27%	11.14%	4.76%	7.50%	−28.10%	−35.15%
t 统计量	−37.30***	−7.50***	−3.14***	−4.00***	12.25***	14.38***

注:"China2018"一栏表示在"问题疫苗"事件中新闻媒体报道的相关数值;"HP2010"一栏表示美国在"健康人民 2010"计划中已经达到的数值;%a 为"美国"各项数值减去"中国"的百分比 *p<.05、**p<.01、***p<.001。

另外,备受美国受众关注的"帮助受众采取措施降低伤害"的内容在中国的报道中是否有所呈现?结果显示,美国告知公众应如何应对健康危机的新闻内容比例为 25.4%,中国则为 17.9%,但相比较于其他各项指标的比例差异,在实现"应对措施"的标准目标值上,两国的差异并不太大。

其次,"疫苗事件"媒体报道中官方信源的引用存在不足。 针对研究问题所关注的两区域报纸对官方信源的使用情况,数据结果显示(见表 2-4),港澳台和内地媒体均占据较高的比例,内地 70.3% 的报道都引用了官方的发言、申明或公文等信息,港澳台报纸的官方信息来源比例则比内地略低 5.8%,T 检验的结果表明其媒体行政区域在"官方信息引用"上具一般性的显著影

表 2-4　媒体行政区影响下的各因变量独立样本 T 检验（T-test）

报道内容 c		内地（%a）		港澳台（%b）		
		M	SD	M	SD	F value
健康传播指标	已知风险 d	0.18	0.39	0.14	0.35	7.11**
	未知威胁 e	0.11	0.31	0.10	0.30	0.62
	为何及如何发生 f	0.09	0.29	0.12	0.33	3.23
	应对措施 g	0.21	0.41	0.15	0.36	10.53**
	情感关怀 h	0.24	0.43	0.42	0.50	51.92***
	官方责任与承诺 i	0.55	0.50	0.48	0.50	1.00
官方信源测量	官方信息引用 j	0.70	0.46	0.65	0.49	5.73*
	官方信源重要程度 k	0.87	1.50	0.35	0.94	69.19***

注：%（a—b）= 各自媒体中所占的比例；Na=222，Nb=197；"c—j"为 2 刻度编码（0—1），"k"为 5 刻度编码（0—4）；M 为均值，SD 为偏差，F 检验为组内两方差比率 *p<.05，**p<.01，***p<.001。

响（P<.05）。从"官方信源重要程度"看，内地报纸（M=0.87，SD=1.5）中官方信源的重要程度显著高于港澳台地区（M=0.35，SD=0.94）。从前述数据看，媒体报道中官方信息源引用量均超过了 60%，这意味着在大部分的报道中，官方的话语得到了充分的呈现。然而仔细分析这些引用内容，发现绝大多数仅仅是对于问题疫苗停用的声明，对于具体的信息，比如打了问题疫苗会产生什么风险、相关疫苗问题的详细分析、采取何种措施的解释等"干货"依然匮乏。

最后，网络舆论信息与报道中受到网民言论误导，将"责任与承诺"当作回应重点。本章研究设定两个变量来反映网络舆论在风险报道中的呈现，即"群众信息来源"与"网民留言跟帖引用"。并通过皮尔森相关系数（Pearson correlation coefficient）看三者间的联系。

从网络舆论信息与"官方责任与承诺"这一指标的关联系数看（见表2-5），新闻报道中官方承诺与群众信息来源呈负相关，$r = (417) = -0.16$，$p < .01$；与网络话语引用呈正相关，$r = (417) = 0.21$，$p < .01$。这表明，群众信息来源与报道中的官方责任是此消彼长的关系，群众信源越多，官方责任的内容就呈现得越少，反之亦然。而报道中"责任与承诺"议题体现得越多，报道也会引用更多的网民话语。这说明，媒体在给予公众官方承诺的同时，也会考虑网民的意见。

表2-5　公共舆论与官方承诺的关联系数（bete值）

	官方责任与承诺	群众信息来源	网民留言跟帖引用
官方责任与承诺	1	$-.16^{**}$	$.21^{**}$

注：N=419，*p<.05，**p<.01，***p<.001。

3. 公共卫生事件中的信息内容设计优化

上述数据的比照与分析可以让我们对我国媒体在报道健康危机及风险信息层面的实践有所了解。从这些分析中，可以结合危机信息传播的一些研究发现以及我国的传播实践考察提出以下公共卫生事件中信息内容设计上的优化举措。

首先，根据民众在危机中的信息需求和情感分析，报道中加大已知风险、未知风险、风险源头和风险应对信息内容。危机及风险事件中，公众因为不确定产生的焦虑和恐惧只能通过信息来缓解或者消除。这些信息更多的是来自对于危机和风险本身的解释。在2001年美国发生"炭疽事件"中，美国疾病控制中心的工作人员和研究人员对公众咨询电话的内容做了统计。他们发现，尽管在突发风险发生的不同阶段人们的信息需求有所不同，但是暴发期以及事件后期的两次统计数据都显示，人们对于已知威胁、未知威胁、如何及为什么发生、预防举措等问题排在前列并占据了将近信息需求总量的70%。[1]

美国危机与风险信息传播中，已知风险信息、未知风险信息、风险如何和为什么产生、风险应对措施报道美国的数据分别为83.5%、21.4%、15.5%、25.4%；而我国对于"疫苗事件"的报道中，上述数据分别为16.23%、10.26%、10.74%、17.90%。在已知风险信息议题上差距巨大，后面三项也有明显差异。在健康风险与健康危机事件发生时，人们处于恐慌、焦虑的状况是人类共通的情感反应，中美民众对于信息的需求在情感反应上并无差异。美国民众在恐慌中急于获知风险信息以及为何发生、应对措施的调查结果同样适用于解释和预测我国民众在"疫苗事件"中的信息需求。而在我国媒体对于"疫苗事件"的报道中，恰恰是这四项内容远低于美国传播实践。"疫苗事件"中，涉及65万份疫苗，流通超过25个省份，对于广大公众的影响巨大，然而在权威和高信任度的纸质媒体中，对于已知风险、未知风险、风险应对等信息的传播却处于数量不足、质量不高的状态，这些值得传统媒体警戒。如果在前面四项议题的报道量高于美国媒体，同时在情感信息和相关部门的责任承诺议题上，中国的报道量同样高于美国媒体，则说明我国媒体在平复公众恐慌上优于美国媒体的报道实践。但是在回应公众核心关切不足的情形

---

[1] C.E Prue, Lackey C, Swenarski L, et al., "Communication monitoring: shaping CDC's emergency risk communication efforts," *Journal of Health Communication*, Vol. 8, No. sup1(2003), pp. 35–49.

下，情感信息和承诺信息两项数量上的优势在整个信息传播状态中显得明显失衡，相当于媒体的报道"失焦"，将"支流"当成了"主流"。

其次，政府相关部门应该在健康危机与风险信息传播中发挥核心作用。2001 年美国"炭疽事件"中，11 月 6 日当天在对印刷媒体的报道的分析报告中发现，美国疾病预防控制中心及其工作人员被提及 35 次，在包括《华尔街日报》《纽约时报》《华盛顿邮报》和《今日美国》在内的 10 家全国性新闻机构的文章中引用了 10 次。当天，新闻主任完成了 70 次记者咨询。[1]这些内容已经成为美国疾病预防控制中心衡量危机及风险信息应对成效的重要指标。通过不断完善的研究和实践，美国疾病预防控制中心将健康危机及风险信息传播问题纳入 2010 年制定的"健康人民 2020"规划中，让该问题上升到国家战略层面。

要想优化我们政府在公共卫生事件中的传播，其前提是要充分重视传播在危机和风险沟通中的重要作用。我国健康卫生部门可以借鉴美国的方式方法，将健康危机及风险信息传播问题专门纳入"健康中国"的行动规划中。当前，伴随着"健康中国"战略的实施，健康问题正成为社会的重点议题，而技术的发展、社会的变动也让健康风险随时可能爆发，以政府相关部门为主导，形成一套完整、完善的风险传播操作规程有助于提高整个社会的健康素养和疾病防控成效。

在重视传播的基础上，政府应该利用在公共卫生事件中的权

---

[1] C.E Prue, Lackey C, Swenarski L, et al., "Communication monitoring: shaping CDC's emergency risk communication efforts," *Journal of Health Communication*, Vol. 8, No. sup1(2003), pp. 35–49.

威信源身份、分阶段、分地域、分步骤来指导传播活动。前面我们已经论述了在健康危机的不同阶段、不同地域，通过社交媒体的监测，可以获知民众产生的不同情绪，比如焦虑、恐惧、愤怒等。结合这些具体的情况，政府应该连同健康专家提供不同的信息内容，让传播成为缓解社会紧张情绪的渠道。研究已经发现，当民众处在疾病中，会产生不确定感，会有焦虑等负性情绪，此时会需要了解身体健康信息、疾病和治疗信息[1]，此时就需要政府针对病患提供治疗信息来缓解他们的焦虑情绪。而在疾病暴发过程中，民众的恐惧情绪会蔓延，此时政府要重点进行客观的研究信息和疾病疗愈数据，正反两面信息平衡提供，让民众通过理性的判断来缓解恐惧情绪。在新冠肺炎疫情中，同样出现了几次愤怒情绪的高潮，其中的主要问题指向了政府的不当行为和不当作为。在这种情况下，提供情感上的理解和对于问题的责任承诺会消除民众的愤怒，建立和增强对于政府维护公平正义的信任。在这一过程中，及时的即时情绪监测应该贯穿公共卫生事件应对的整个过程中，只有充分、准确地了解民众的情绪，以及情绪背后的指向和原因，才能科学、合理地引导民众情绪的缓解和释放，保持社会的稳定。

研究显示，公众对风险沟通总体满意度较高，就会表现出很高的信息遵从行为。而公众的主观信息需求、情绪状态以及政府权威信息的公信力对满意度有重要影响。风险沟通应关注不同群体的需求特点，针对全媒体时代存在的信息竞争与阻滞并存现象，应充分发挥多元媒介渠道的各自优势，采取针对性的沟通策

---

[1] 刘卫萍:《主动脉夹层病人术前疾病不确定感与信息需求的相关性研究》,《全科护理》2021年第6期。

略，持续提升公众风险沟通满意度。[1]不管采用如何多元的渠道，政府应该牢牢控制公共卫生事件中传播的信源通道，因为具有医疗资源、监测资源的政府最了解民众需要和科学防治知识，不断输送具有针对性的、科学的信息才能提升民众的传播满意度，并带来更高的政策遵从，更好地配合公共卫生事件的处理和解决。

最后，政府健康危机与风险信息传播和媒体报道应该关注网络舆论但不能被其左右。当前对网络舆论与媒体报道之间的关系已经产生了许多共识，比如"两个舆论场""共振效应"等。而政府对于网络舆情的搜集，也会影响其信息披露的侧重点。因此，在问题疫苗事件中，网络舆论对于媒体报道和政府的信息披露是否有关联值得考察。对问题疫苗事件的导火索《疫苗之殇》帖文以及相关讨论的跟帖进行分析发现，广大网民并未对已知风险、未知风险、应对措施进行过多讨论，大部分言论表达的是对政府监管、企业无德、腐败的声讨。假如媒体的报道受到了网络舆论的影响，则刚好可以解释我国媒体报道中对于责任和承诺占比远高于美国媒体的原因，即媒体考虑到公众将事件归因于政府和相关组织的不负责任，那么媒体就通过加大责任和承诺报道来回应公众信息需求。

数据的分析也显示出，媒体报道中线下民众的言论采用量与媒体的责任和承诺报道呈现负相关，而媒体责任与承诺的报道量与网民言论的引用量同步增长。尽管我们在数据分析中未发现两者的因果关系，但是数据的相关性一定程度上支持了网络舆论与媒体报道相互影响的假设。

---

[1]　牛金玉等:《新冠肺炎疫情下的公众风险沟通满意度:信息需求、渠道偏好、媒介信任与情绪的影响》,《中国科学基金》2020年第6期。

同时，我们对国家卫生健康委员会网站的信息披露进行分析发现（参见表 2-6）[1]，在已知风险、未知风险、风险原因、如何应对四项议题上，前三项的指标低于媒体的报道，而第四项对于应对举措的披露高达 51%（但是这一议程并未凸显在媒体报道中），对于责任和承诺的信息披露与媒体报道基本一致。这些数据一定程度上说明，在问题疫苗事件中，政府相关部门的议程未能引导媒体的议程，但是网络议程则可能影响了政府的信息披露。

表 2-6　"问题疫苗"事件官方网站健康传播指标状况汇总

	已知风险	未知风险	如何及为何发生	应对举措	情感关怀	责任与承诺
频数	2	1	4	20	1	28
频率	4.88%	2.44%	9.76%	51.22%	2.44%	68.29%

网民结构与现实人口结构的偏差会影响网络舆论对于现实反映的客观性。在健康危机与风险信息传播中，这一偏差更应该受到重视。以问题疫苗事件为例，网络中最活跃、数量最多的人口恰恰不属于接种疫苗的利益相关群体。大多数活跃网民不用考虑接种疫苗会产生什么已知风险、未知风险、如何应对。因此，他们对于责任和承诺的关注、对于政府监管和腐败的质疑不应该影响政府信息披露和媒体报道的焦点。从健康危机与风险信息传播的角度看，风险信息本身才是公众关心的焦点议题，政

---

[1]　截至 2018 年 9 月，在国家卫生健康委员会的官方网站（http://www.moh.gov.cn）中以"问题疫苗"为关键词进行检索，再经由人工挑拣，得到相关报道 61 篇，去除重复、冗余的信息后，得到 41 篇具有差异性的报道。其中 33 篇来自"新闻中心"栏目，18 篇来自"政务公开"栏目，即 10 篇报道同时归属于这两个栏目。

府信息披露和媒体报道应该关注广大民众的信息需求。在这个过程中，可以参考网络舆论，但更应该从专业的角度出发考量传播议题，而不能为网络舆论所左右。

　　此外，尽管从量化的角度看，报道中情感信息明显高于美国的传播实践，但细读媒体报道发现，许多报道中的情感表达缺乏故事性的情节和情感性的细节。美国的研究也曾发现，在健康危机及风险信息传播中，量化层面的数据与质化的阐释分析会发生矛盾。[1] 因此，我们不能因为量化数据中较多呈现情感关怀而忽略了报道中情感表达的质量。近年来，在医患沟通领域出现了对叙事医学的重视，在传播和互动中加入情感已经成为化解医患认知冲突、提高医患信任水平的有效方法。健康危机和风险事件中，媒体的报道中更应该加入恰当而充分的情感表达，在满足受众信息需求的同时，满足公众的情感需求，毕竟在事件之中，整个社会都处于需要关怀的状态。

本章小结与下章提要

　　本章从宏观上考察政府对于健康问题的干预和管控问题，主要选取在发生公共卫生事件时，政府的干预策略。分析中借鉴了在国外研究和实践界较受重视的信息流行病学整合分析框架，此框架在此次新冠肺炎疫情中受到世界卫生组织的多次推荐。该框架主要的亮点在于将社交媒体大数据监测作为应对公共卫生

---

　　[1] Freimuth, Vicki, "Epilogue to the Special Issue on Anthrax," *Journal of Health Communication*, Vol. 8, No. sup1(2003), pp. 148–151.

事件的第一步，然后根据监测数据发现社会、民众的**信息需求**，以需求确定政府、医疗部门、媒体等的**信息供给**。框架结合了当前的信息传播生态和流行病防控的具体实践，创造性地将信息搜集和新闻传播活动纳入原有的流行病防控决策和应对框架中。这其实是提出了一种信息传播领域与流行病防治领域的协同和合作模式。

本章的全部研究试图分析这种协同的可能路径。其中包含了：1）理念协同，即两个领域如何利用健康大数据在应对理念上进行协同，重点论证"流行病既是身体健康问题也是精神健康问题，前者在于医疗，后者在于传播，两者需要密切配合"。2）决策协同，在理念协同的基础上研究两个领域进行流行病防控决策的协同机制，包括决策群体的构成、运作机制、输出决策的渠道和指向。在 2020 年新冠肺炎疫情期间传播和公关专家董关鹏、杨宇军入选国家新冠肺炎专家组是一种积极尝试。3）实践协同，主要考察传播领域与医疗领域合作共同做好公众应对疾病意识和防护能力的提升。只有在这三个层面上加强信息传播领域和医疗健康领域的跨部门合作，才能更好地利用信息传播技术和大数据处理技术，建立早期的预警体系，为防控和应对争取更多的时间。在整个应对过程中能够通过信息的传播引导民众采用正确、有效的措施，通过信息传播安慰和平复民众的焦虑和恐慌，达到最佳的应对成效。

下一章仍然延续政府层面的考察，与本章不同，接下来考察的是政府更加微观层面的健康介入。目前，政府希望对妇女、青少年、老年等群体进行健康促进和健康介入，社交媒体或者带有社交性质的应用是重要的介入渠道。下一章主要以大学生为调查群体，考察利用社交应用进行健康运动介入的路径与机制。

第三章　社交类手机应用健康介入的路径与机制

　　《健康中国行动（2019—2030 年）》设定的"重大行动"中第三项"全民健身运动"指出，生命在于运动，运动需要科学。我国城乡居民经常参加体育锻炼的比例为 33.9%，缺乏身体活动成为慢性病发生的主要原因之一。"本行动"主要对健康成年人、老年人、单纯性肥胖患者以及以体力劳动为主的人群，分别给出身体活动指导建议，并提出政府和社会应采取的主要举措。政府和社会采取措施推动全民健身运动，则意味着政府制定相应的政策，直接或者通过社会机构如学校、社区等进行健康干预，即政府干预下的健康介入，这是"健康中国"构建中进行健康促进的重要手段。

　　一项中国青年网对全国大学生的调查显示：平均一周有 5 次以上体育锻炼的学生仅占 6.8%，一周 3 至 5 次体育锻炼者也只有 13.82%，但一周体育锻炼低于 1 次的学生却占比高达 36.97%。[1]因此，年轻人的体育锻炼在全民健身运动中更为重要和急迫。政策的制定与执行仅仅是推进全民健康的基础，更重

---

　　[1]　中国青年网：《超 5 成大学生进入大学后体质下降运动减少是主因》，2018 年 11 月 23 日，http://edu.sina.com.cn/gaokao/2018-11-23/doc-ihpevhck2629425.shtml。

要的是寻找途径推进民众进行自主的、持续性的锻炼。进行适当的健康介入是健康卫生领域的共识，伴随着智能手机的普及，利用社交媒体或者手机应用程序进行民众的健康教育已经从观念进入实践。本章尝试通过实证研究来考察基于手机应用程序的健康介入效果、产生效果的影响要素，以及这些要素发挥影响的逻辑和机制。因为大学生的健康介入便于组织，而且介入效果容易监测，因此我们以大学生作为考察群体，以期为更大范围的全民健康介入探索规律。

一、健康介入的研究回顾

健康介入（Health Intervention），又名健康干预，是指通过运用一系列干预措施，逐步改变受众的不健康行为，并帮助其建立和保持健康行为。[1]对健康介入的研究，属于健康传播（Health Communication）研究范畴。而早期的健康传播大多带有健康介入的含义。1971年，美国斯坦福大学实施的以社区为基础的健康促进项目——斯坦福心脏病预防计划，被认为是健康传播研究的开端。后来传播学者罗杰斯提出了健康传播的定义：凡是人类传播的类型涉及健康的内容，就是健康传播。其还界定了健康传播学的主要任务：第一，设计并评估健康干预活动；第二，促进行之有效的干预活动扩散。[2]

---

[1] 张自力：《健康传播学：身与心的交融》，北京大学出版社2009年版，第100—102页。
[2] 刘双庆、涂光晋：《社会网络分析视野下的健康传播》，《现代传播》2016年第4期。

健康介入是高校实践健康教育的主要手段之一。[1]实施高校健康教育,有三个步骤:一是健康信息获取,通过学校每年一次的体质健康测试,从中获取大学生体质健康信息,发现大学生体质健康问题;二是健康评估,将获得的基础性数据进行汇总、分析;三是健康干预,根据健康评估,制定健康计划和健康措施,进行健康干预,这一过程是解决体质健康问题的核心和实质。[2]

高校对健康介入的推广利于健康行为在大学生群体的普及,而使用与满足理论指出,传播效果的好坏将直接影响该产品再推广的可能。现行高校健康介入的设计与推广采用"健康促进学校模式"[3],其中要求:对健康促进措施的评价工作应贯穿于健康教育的整个过程。[4]因此,进行健康介入效果评估将有利于高校健康介入推广模式的完善。而评估健康介入效果,受众心理的变化往往更为重要。研究表明,个体对体育锻炼的长期坚持是一种需要不同因素激励的复杂且动态的行为。[5]此外,心理学家班杜拉(Bandura)的观点概括了个体健康行为改变的原理:人类的行为改变,更多地取决于他们所相信的,而不是取决于客观事

[1] 张自力:《健康传播学:身与心的交融》,北京大学出版社2009年版,第100—102页。

[2] 徐健:《大学生体质健康测试视域下健康管理研究》,《无锡职业技术学院学报》2016年第1期。

[3] 张自力:《健康传播学:身与心的交融》,北京大学出版社2009年版,第126页。

[4] 张晓英:《阳光体育运动背景下高校健康体育模式的构建与实施》,《廊坊师范学院学报》(自然科学版)2011年第2期。

[5] Fanning J, Roberts S, Hillman C H, et al., "A smartphone 'app'-delivered randomized factorial trial targeting physical activity in adults," *Journal of Behavioral Medicine*, Vol. 40, No. 5(2017), pp. 712–729.

实，[1]人们经常为得到外部奖励而努力，但也会为了内部奖励而向着自己制定的目标努力。[2]

上述这些健康介入研究明晰了健康介入的意义，强调了健康介入的管理过程等。但对于具体健康介入操作则论述较为笼统。从"健康中国"对于全民健身的促进行动可知，当下最需要的是在操作层面的健康介入研究，即具体回答如何实施。

二、利用社交应用的健康介入研究及本章的研究问题

智能手机和平板电脑，包括在这些设备上运行的软件（应用程序），已经成为人们生活的一部分。移动技术的增长也刺激了健康和健身应用程序的增长，这些程序可以让研究者进行覆盖大量人口的行为干预。而且，智能手机对健康促进的吸引力与越来越多的人通过移动设备寻求健康信息的趋势相一致。在这种情况下，应用程序提供了将行为干预引入现实生活的良机。

基于传播环境发生的变化，学者们开始从 DVD、短信等信息介入工具转向社交媒体和移动应用程序信息介入，在测量数据上也开始在问卷调查、佩戴计步器之外，加入应用程序本身数据来评估介入效果。学者对健康介入类的手机应用程序进行考察发现，大多数手机应用程序包含以下行为改变技术，即提供如何执

---

[1] 中国健康促进与教育协会:《健康促进理论与实践》,上海交通大学出版社 2009 年版, 第 88—100 页。
[2] 肖军、万滋衡:《"班杜拉社会—认知理论"在大学体育教学中的应用》,《中国校外教育》(理论) 2007 年第 11 期。

行锻炼的指导、如何进行锻炼建模、提供绩效反馈、为体育活动制定目标并规划社交支持／改变。这些应用程序改变行为的技术配置主要包含了两种类型，即教育和激励。[1]多数手机应用兼具两种配置，有研究者进一步考察了在应用中设置监测、目标设定、积分反馈对于锻炼效果的影响，确认了移动应用程序设计要素在身体和社交层面的不同效用。[2]对于病人的介入研究也证实了采用手机应用程序的介入效果。[3]比如，基于应用程序的干预措施可以有效地改善饮食、体育活动和久坐行为。而且，多成分干预似乎比独立应用程序干预更有效。[4]这些研究确认了手机应用程序对于不同群体健康介入的正向效果，同时也提示手机应用的功能设置、行为改变的技术、接触者参与水平和参与心理对于健康介入效果的综合影响。

伴随着大学生体质问题的社会热议，2017 年之后，越来越多的高校开始利用手机安装应用对大学生锻炼进行干预，各种类型的校园跑步程序被引入到高校和大学生中。同时，对于其效果的

［1］ Conroy D.E, Yang C.H, Maher J.P, "Behavior Change Techniques in Top-Ranked Mobile Apps for Physical Activity," *American Journal of Preventive Medicine*, Vol. 46, No. 6(2014), pp. 649–652.

［2］ Fanning J, Roberts S, Hillman C H, et al., "A smartphone 'app'-delivered randomized factorial trial targeting physical activity in adults," *Journal of Behavioral Medicine*, Vol. 40, No. 5(2017), pp. 1–18.

［3］ Glynn L.G, Hayes P, Casey M, "Effectiveness of a smartphone application to promote physical activity in primary care: the SMART MOVE randomised controlled trial," *British Journal of General Practice the Journal of the Royal College of General Practitioners*, Vol. 64, No. 624(2014), pp. 384–391.

［4］ Schoeppe S, Alley S, Lippevelde W.V, et al., "Efficacy of interventions that use apps to improve diet, physical activity and sedentary behaviour: a systematic review," *International Journal of Behavioral Nutrition & Physical Activity*, Vol. 13, No. 1(2016), p. 127.

研究陆续出现。对于运动习惯和学生体质[1]、体育锻炼的坚持性、中长跑能力提升[2]的积极效果被确证。人们经常为得到外部奖励而努力，但也会为了内部奖励而向着自己制定的目标努力。[3]已有研究以校园跑 App 为例，证明了推行 2 个月后，高校健康介入程度越高，个体体质测试成绩（即体质健康水平）就越高。[4]

但是这些研究未能从国家推动和政策干预的角度来考察健康介入在被介入者中的接受情况，同时也较少考察被介入者对于介入方式的熟悉程度对介入结果的影响。此外，对于被介入者长期的心理和心态上的影响的研究也有待加强。因此，本章研究主要从这些方面来展开讨论。

（一）政府政策干预下的强制性健康介入在被干预者中的接受情况

鉴于大学生的健康状况，国家先前已经多次发文，要求高校采取相关措施帮助学生提升身体健康水平。2016 年，国务院办公厅发布了《关于强化学校体育促进学生身心健康全面发展的意见》，其中指出：高校要坚持衔接课堂教学与课外活动，确保学生

---

[1] 杨仁伟、郑拯、张超：《基于跑步 App 的大学生自主课外锻炼效果研究》，《中国学校体育》（高等教育）2018 年第 11 期。

[2] 孙广辉：《运动世界校园 App 对大学生体育锻炼坚持性及中长跑能力的影响》，《河南教育学院学报》（自然科学版）2020 年第 2 期。

[3] 肖军、万滋衡：《"班杜拉社会—认知理论"在大学体育教学中的应用》，《中国校外教育》（理论）2007 年第 11 期。

[4] 杨仁伟、郑拯、张超：《基于跑步 App 的大学生自主课外锻炼效果研究》，《中国学校体育》（高等教育）2018 年第 11 期。

每天锻炼一小时。[1]2019 年上海出台了《健康上海行动（2019—2030 年）》规划，也明确要求高校强化对学生体质健康水平的监测及评估干预，把学生的体质健康水平纳入高校的考核评价。[2]

在国家和地方政府出台相应的健康促进政策的过程中，具体的实施往往会通过高校或者社区来进行。对于这种方式，以往的研究发现，介入项目的使用量和参与度都很低。参与者更喜欢将自我监控的应用程序和网站资源整合到一个智能手机的应用程序中，并可以通过输入他们的个人数据进行个性化处理。[3]这也意味着，不同的应用程序设置会影响被介入者对于介入方式的接受程度，并进而影响介入效果。

一些研究采用质化的实证考察研究校园跑步应用更为复杂的心理过程和效果机制。文化视角的分析发现，"校园跑"软件形成了"被动式自我追踪"，方便教师对学生日常锻炼的"凝视"、规训了学生的跑步行为。[4]解释现象学的视角发现，校园跑App 的跑步行为均受外部动机驱使，跑步期间的身体体验影响学生对 App 的认知及态度，跑步 App 的强制性消除或弱化了学生的自我发现可能。该研究通过考查学生自我决定与自我效能和

---

［1］ 国务院办公厅：《国务院办公厅关于强化学校体育促进学生身心健康全面发展的意见》，2016 年 5 月 6 日，http://www.gov.cn/zhengce/content/2016-05/06/content_5070778.htm.2016-05-06/2016-05-06。

［2］ 上海市卫生健康委员会：《健康上海行动（2019—2030 年）》，2019 年 9 月 16 日，http://wsjkw.sh.gov.cn/agwsjkcj2/20190916/65223.html.2019-09-16/2019-09-16。

［3］ Partridge et al., "Process evaluation of TXT2BFiT: a multi-component mHealth randomised controlled trial to prevent weight gain in young adults," *International Journal of Behavioral Nutrition and Physical Activity*, Vol. 13, No. 1(2016), p. 7.

［4］ 许同文：《"媒介特性"与"数据实践"：基于位置媒体的"校园跑"》，《国际新闻界》2019 年第 11 期。

新媒体的技术特质,建议校园跑 App 技术开发遵循"说服"干预思路,通过技术本身"说服"而非"强制"学生接受干预。[1]值得反思的是,这两项研究访谈或者自述数据都由体育老师负责,因此,学生有可能将研究数据搜集也当作提出建议改变强制的一种方法,在提交的数据中夸大了对于"强制"和干预的反感。那么,如果采用匿名的调查,大学生对于校园跑 App 的接受度会怎样? 这种接受度会对锻炼效果产生怎样的影响?

研究问题 1:政府政策干预下的强制性健康介入会不会影响用户使用的满意度和认可度?

(二)介入应用的使用与被介入者运动量的关系

社交媒体进行健康介入能有效提高被介入者的运动量。对平均年龄 35.6 岁的成年人进行 50 天在线社交网络身体活动干预,干预内容包括自我监测、社交元素和计步器。评估在基线、8 周和 20 周进行,主要考察每周自我报告的中等强度体力活动。次要结果为每周散步步数、体力活动时间长短、体力活动强度大小、总体生活质量和心理健康生活质量。在为期 8 周的随访中,干预组每周中等强度活动总量较对照组显著增加 135 分钟,主要原因是步行时间增加。[2]

使用手机应用程序对轻症病人进行体育活动的健康介入,结果发现干预组和对照组的基线平均每日步数分别为每天 4365 步

---

[1] 王玮、潘霁:《"强制"与"说服":关于校园跑 App 技术干预体育锻炼的解释现象学分析》,《新闻大学》2020 年第 10 期。

[2] Maher C, Ferguson M, Vandelanotte C, Plotnikoff R, De Bourdeaudhuij I, Thomas S, et al., "A web-based, social networking physical activity intervention for insufficiently active adults delivered via facebook app:randomised controlled trial," *JMIR*, Vol. 17, No. 7(2015), pp. e174.

和 5138 步。介入后，有证据表明有显著的治疗效果。从第 1 周到第 8 周，每日步数的平均改善差异为每天 1029 步，支持了干预效果。干预组身体活动的改善一直持续到试验结束。与对照组的数据相比，使用智能手机应用程序可以在 8 周的时间内增加身体活动。变化的幅度（每天超过 1000 步或大约半英里）有临床意义，如果继续下去，预计将带来长期的健康益处，如降低心血管和糖尿病风险。[1]有研究采用更加复杂的介入手段，让参与者每周收到 8 条短信，每周收到 1 封电子邮件，5 个个性化教练电话，1 本饮食小册子，并在网站上获取资源和手机应用。对照组参与者只收到 4 条短信，并印制饮食和体力活动指南。经过 12 周的介入，与对照组相比，介入组的总身体活动有所增加，总体力活动增加了 1.3 天。[2]

那么带有社交媒体性质的手机应用作为健康介入能否产生正向的介入效果？

研究问题 2：健康介入应用的使用能否提高被介入者的运动量？

（三）应用程序更高的使用熟练程度和满意度对自我效能的影响

评估健康介入效果，受众心理变化是一个重要的中介因素。

---

[1] Liam G Glynn, Patrick S Hayes et al., "Effectiveness of a smartphone application to promote physical activity in primary care:the SMART MOVE randomised controlled trial," *British Journal of General Practice*, Vol. 64, No. 624(July 2014), pp. e384–391.

[2] Partridge S.R, McGeechan K, Hebden L, Balestracci K, Wong A.T.Y, Denney-Wilson E, et al., "Effectiveness of a mHealth lifestyle program with telephone support (TXT2BFiT) to prevent unhealthy weight gain in young adults: randomized controlled trial," *JMIR Mhealth Uhealth*, Vol. 3, No. 2(2015), pp. e66.

研究表明, 个体对体育锻炼的长期坚持是一种需要不同因素激励的复杂且动态的行为。[1]此外, 心理学家班杜拉(Bandura)的观点概括了个体健康行为改变的原理: 人类的行为改变, 更多地取决于他们所相信的, 而不是取决于客观事实。[2]研究发现个人的意志力与介入后运动量的增加有关。在三周内, 平均每日总步数增加了约800或15%。较低的BMI、不使用抗抑郁药物和较低的自我报告的健康状况与基线时较高的步数相关。自我报告的意志力的改善与步数的增加有关。[3]

此外, 前述研究也发现, 20周随访时, 各组间每周运动总量和步行时间的统计学差异均消失。无论在哪个时间点, 旺盛的体力活动, 总体生活质量或心理健康生活质量均无明显变化。干预后观察到高水平的参与, 尤其是自我监控特征。[4]这意味着, 较高水平的参与, 有可能在短期的身体运动量上有提升, 但是对于长期的活动量的影响却不明显了。那么, 从长期的效果而言, 干预能不能提升参与者的心理认知? 比如提高参与者的健康自我效能感。

―――――――

[1] Fanning J, Roberts S, Hillman C.H, et al., "A smartphone 'app'-delivered randomized factorial trial targeting physical activity in adults," *Journal of Behavioral Medicine*, Vol. 40, No. 5(2017), pp. 1–18.

[2] 中国健康促进与教育协会:《健康促进理论与实践》, 上海交通大学出版社2009年版, 第88―100页。

[3] Fukuoka Y, Vittinghoff E, Jong S.S, Haskell W, "Innovation to motivation: Pilot study of a mobile phone intervention to increase physical activity among sedentary women," *Prev Med*, Vol. 51, No. 3(2010), pp. 287–289.

[4] Maher C, Ferguson M, Vandelanotte C, Plotnikoff R, De Bourdeaudhuij I, Thomas S, et al., "A web-based, social networking physical activityintervention for insufficiently active adults delivered via facebook app:randomised controlled trial," *JMIR*, Vol. 17, No. 7(2015), pp. e174.

有研究也专门考察了应用程序的可接受性和满意度问题,在应用能够显著改善有规律的中等到高强度的身体活动,并减少休闲时间的结果之外,对样本的干预后调查证实了这些应用的可接受性。[1]此外,参与者的参与水平,也会影响到干预的效果。[2]研究结果已经发现,运动自我效能是预测成年人参与并坚持身体活动的最有力要素[3],运动自我效能愈高者,其身体活动量和规律的运动行为愈高。[4]因此,我们把自我效能的提高作为影响参与者心理并从长远上产生介入效果的指标参考。

研究问题3:更高的介入应用参与度和满意度能否影响被介入者的自我效能感?

三、研究方法与研究过程

目前带有社交性质的手机应用程序被广泛应用到高校大学生的健康介入中,本章研究选取较为热门的应用程序来考察上述研究问题。

---

[1] King A.C, Hekler E.B, Grieco L.A, Winter S.J, Sheats J.L, Buman M.P, et al., "Harnessing different motivational frames via mobile phones to promote daily physical activity and reduce sedentary behavior in aging adults," *Plos One*, Vol. 8, No. 4(2013), pp. e62613.

[2] Wang J.B, Cadmus-Bertram L.A, Natarajan L, White M.M, Madanat H, Nichols J.F, et al., "Wearable sensor/device (Fitbit One) and SMS text-messaging prompts to increase physical activity in overweight and obese adults: a randomized controlled trial," *Telemed J E Health*, Vol. 21, No. 10(2015), pp. 782–792.

[3] 王坤:《大学生体育锻炼习惯概念模型、测评方法和教育干预的研究》,华东师范大学博士学位论文,2011年。

[4] 于春艳:《青少年运动自我效能量表之初步编制与应用》,《首都体育学院学报》2014年第3期。

（一）研究案例选择

尽管"使校园跑 App 发挥提升大学生身体健康水平的最佳效果，还需大学生们都养成积极主动使用该 App 体育锻炼的习惯"[1]，但其已经成为当前高校提升大学生体育锻炼水平的新兴干预措施。目前高校使用的校园跑 App 主要有如下"创高体育""运动世界（校园版）""乐动力""高校体育"等品牌，它们的功能设计大同小异。上海、江苏、重庆等地一些高校推广"高校体育"App，目前，"高校体育"App 已有 6 位数的用户量。本章研究即选用"高校体育 App"作为研究案例。

"高校体育"App 可基于手机定位技术对每位学生显示其自身的实时运动数据：运动起始时间、总时长、平均速度、总里程数、卡路里消耗、跑步路线等，还能将这些数据反馈给校方。并且，根据校方要求，校园跑 App 还为每位学生设定了每次运动的平均速度、时长及线路等最低标准。其运动模式有"定点打卡"和"自由跑"二种，前者要求大学生需在学校的指定场地（如操场、体育馆等），进行至少 30 分钟的自由锻炼；后者要求大学生进行途经 App 上每次随机生成的必经点位、满足一定配速与公里数范围的定向跑步。大学生在上述两种锻炼过程中，都需持手机对自己的运动进行跟踪。并且，高校规定，这两种模式的完成需在特定时间段（如，东华大学的标准为每学期第 3—14 周的周一至周日 7:00—22:00 可进行"自由跑"，16:30—21:00 可进行"定点签到"）。

---

[1] 共青团中央：《这些 App 让大学生很是无奈！》，2018 年 11 月 12 日，https://mp.weixin.qq.com/s/vBcdsr3vwjNbGpzvaJB_6A。

（二）自变量"校园跑 App 的接受度""校园跑 App 的使用"的测量

国内外学者主要是基于"柯克帕里克模型"对健康介入推广模式进行评估。"柯克帕里克模型"是由美国威斯康星大学教授柯克帕里克（Kirkatrick）于 1959 年提出用于评估培训效果的模型。[1]其将培训效果分为反应、知识、行为、效果四个递进的层次。在应用于健康介入项目的推广中，其具体的评估内容包括：1）受众对该项目的满意度（Satisfaction），如询问受众：你感觉这个项目怎么样？你会向其他人推荐这个介入项目吗？2）受众对该项目的学习度（Learning），即考察受众对该项目的掌握程度。3）受众对该项目的应用度（Adoption），即评价受众将所学知识和技术付诸实践的程度，如：在校园跑 App 的推广中，受众对校园跑 App 的使用水平。4）受众的绩效改善度（Performance），即评估受众经健康介入后的行为改变情况。其中，第一项能显示受众对健康介入项目的接受度，第二、三项能反映受众对健康介入项目的接触情况，最后一项评估的是受众接触健康介入项目后的效果。

国内外已有许多研究将该评价模型应用于评估体育锻炼干预的推广模式。Marci Kramish Campbell 等在评估健康传单和录像带干预措施时，测量了受众对录像带和传单的"内容回忆""是否愿意分享给他人""获取来源"等信息。[2] Carmina G.Valle 等

---

[1] 曹辉、张依洁：《基于柯式模型的企业高管培训评估体系及其应用》，《山西财经大学学报》2019 年第 S2 期。

[2] Kramish Campbell M, James A, Hudson M.A, et al., "Improving Multiple Behaviors for Colorectal Cancer Prevention Among African American Church Members," *Health Psychology*, Vol. 23, No. 5(2004), pp. 492–502.

在测量社交媒体干预的接受度与满意度方面，评估了受众对社交媒体干预的接触量、内容回忆程度、干预内容的满意度，以及是否愿意将该干预措施推荐给他人。[1]

而由于健康类 App 对受众的介入主要是通过用户使用 App 实现，故对健康类 App 推广模式评估的具体内容还应围绕用户对该类 App 的使用而设计。在对健康类 App 使用的界定上，王深等以运动类 App 的使用时长及对运动类 App 不同功能模块的使用与接受度作为自变量，研究其对运动坚持性的影响。[2] Jason Fanning 等也以运动类 App 的功能模块的不同使用行为与态度及使用时长为受众对 App 的使用程度指标。[3] 杨仁伟等通过调用大学生 5—14 周的 App 后台数据，从四个方面描述了校园跑 App 的使用行为：App 功能的掌握程度、每周 App 的使用次数、使用 App 的跑步步频（即：跑步速度）、使用 App 的跑步距离。[4]

参考已有研究方案以及我们研究的目的，我们重点考察"高校体育"App 在大学生中的接受度以及具体的使用情况。在接受度层面，研究调查：1）高校体育 App 的用户学习使用渠道。这部分设置的问卷问题为："您是通过什么方式知道、使用高校体

---

［1］ Valle C.G, Tate D.F, Deborah K. Mayer … , "A randomized trial of a Facebook-based physical activity intervention for young adult cancer survivors," *Journal of Cancer Survivorship*, Vol. 7, No. 3(2013), pp. 355–368.

［2］ 王深、张俊梅、刘一平：《运动类 App 促进大众锻炼坚持性的有效因素研究》，《福建师范大学学报》（哲学社会科学版）2018 年第 6 期。

［3］ Fanning J, Roberts S, Hillman C.H, et al., "A smartphone 'app'-delivered randomized factorial trial targeting physical activity in adults," *Journal of Behavioral Medicine*, Vol. 40, No. 5(2017), pp. 1–18.

［4］ 杨仁伟、郑拯、张超：《基于跑步 App 的大学生自主课外锻炼效果研究》，《中国学校体育》（高等教育）2018 年第 11 期。

育 App 的?"2)用户对高校体育 App 功能设置的满意度。这部分根据高校体育 App 用户的实际使用情况,总结出了其 14 个功能设置(如:"需在指定时间段进行锻炼打卡""功能按键的灵敏度"等),实验对象需根据里克特 5 点量表评价其对如上功能设置的满意程度(-2 表示很不满意,2 表示非常满意)。3)用户对高校体育 App 推广的支持度。这部分设置的问卷问题为:"您对高校使用 App 促进大学生跑步的形式是否感兴趣?""您是否认可高校推广高校体育 App?""您是否认可高校将高校体育 App 锻炼次数算入体育成绩?""在使用高校体育 App 后,您是否和同学谈论过该 App"以及"您是否愿意将高校体育 App 推荐给同学"。

在使用层面,本章设置的问卷问题是:1)是否掌握了高校体育 App 的如下 6 种使用方法(如软件下载安装、软件开启等)。2)平均学期使用高校体育 App 的次数。其中,"定点签到""自由跑"分别占多少次。3)平均每次使用高校体育 App 跑步的公里数。

(三)因变量"体育锻炼改变量""锻炼自我效能"测量

根据研究设想,我们将使用手机应用程序的效果分为两部分,一是大学生实际体育锻炼数量的变化,二是在心理上,即锻炼的自我效能感上的变化。

1. 体育锻炼改变量

国内外针对体育锻炼健康介入的研究,一般首先测量该干预措施对个体锻炼行为的改变程度。这部分问题的测量方法,最先由戈丁(Godin)等人提出,其编制了"闲暇时间运动调查问卷(the Godin Leisure Time Exercise Questionnaire, GLTEQ)",调查个体在一周内其从事剧烈、中等或轻度体力活动的次数,并由此计算出其一周内闲暇时间的总运动量(LTPA)= 9 × 剧烈运动

次数 +5× 中等强度运动次数 +3× 轻度运动次数。[1]

该问卷中"剧烈、中等和轻度体力活动",源自美国运动医学学会(The American College of Sports Medicine, ACSM)对运动强度的定义。并且,该定义现也被纳入了我国国家标准——国务院在《健康中国行动(2019—2030年)》中提出利于个体健康的运动量为:"每周进行3次以上、每次30分钟以上中等强度运动,或者累计150分钟中等强度或75分钟高强度身体活动。达到每天6000—10000步的身体活动量。"[2]

在研究领域,《休闲运动调查问卷》也已被国内外广泛用于评估青少年、大学生等课外运动量及其改变情况,且均获得很好的信度。有学者等直接采用该问卷,研究了一项以脸书作为干预措施的大学生运动锻炼减肥项目,在此研究中该问卷获得了0.82的信度值。[3]我国学者杜建军等,将该问卷用于测量青少年的体育锻炼行为,且该问卷适用性良好。[4]本章研究根据Godin、杜建军等人的量表,在问卷中设置了测量研究样本使用高校体育App前后锻炼量情况的问题。具体内容是:要求每位填答者分别填写其使用高校体育App前后:"①剧烈运动(心跳快速,运动时心率呼吸明显加快,身体大量出汗,如跑步、慢跑)②适度运

[1] Godin G.S and Shephard R.J, "A Simple Method to Assess Exercise Behavior in the Community," *Canadian Journal of applied sport sciences, Journal canadien des sciences appliquées au sport*, Vol. 10, No. 3(1985), pp. 141–146.

[2] 新华社:《"健康中国2030"规划纲要》,2016年10月25日,http://www.gov.cn/zhengce/2016-10/25/content_5124174.htm。

[3] Napolitano M.A, Hayes S, Bennett G.G, et al., "Using Facebook and Text Messaging to Deliver a Weight Loss Program to College Students," *Obesity*, Vol. 21, No. 1(2013), pp. 25–31.

[4] 杜建军、罗琳:《青少年锻炼行为促进模型建构与干预策略研究》,《武汉体育学院学报》2017年第3期。

动(并不令人筋疲力尽,运动时心率呼吸加快,身体出汗,如竞走)③轻度运动(最省力气)"这三种强度运动的每周平均次数与每次平均时长。

2. 锻炼自我效能测量

由班杜拉提出的社会认知理论(Social Cognitive Theory),已被广泛应用于理解、描述和改变运动行为。[1]在体育锻炼方面,该理论提示:个人若想长期坚持运动行为,需要培养其运动自主性。该理论认为:人类行为改变的原因主要是其动机驱使的结果,而不是被动受外部环境影响或受隐藏的内在刺激驱动造成的。

为描述个人行为改变的具体过程,社会认知理论引入了"自我效能"(Self-Efficacy)作为核心概念。自我效能是指:个体关于自己有能力顺利完成系列动作的自信心。当个体在决定某一行为时,首先会通过认知结构预估行为的结果是否有价值,并衡量自己的能力是否足以胜任,最后再决定是否进行此行为。

在体育锻炼中,影响个体行为改变的自我效能主要有三种:"障碍克服自我效能""任务完成自我效能"和"结果预期与价值评估"。[2]

同时,自我效能也被普遍用于评估体育锻炼干预对受众心理的改变效果。孙拥军等考虑了跨文化因素,通过改编国外量表制成了大学生《身体自我效能量表》,测量了大学生对完成体育锻

---

[1] 美国运动医学学会:《ACSM运动测试与运动处方指南》,王正珍译,北京体育大学出版社2014年版,第346页。

[2] Rogers L.Q, Shah P, Dunnington G, et al., "Social Cognitive Theory and Physical Activity During Breast Cancer Treatment," *Oncology Nursing Forum*, Vol. 32, No. 4(2005), pp. 807–815.

炼干预的自信心水平。[1]贝丝（Bess H. Marcus）等较早编制出了《锻炼自我效能问卷》，测量了干预对大学生克服困难参与体育锻炼自信程度的改变情况。[2]托马斯（Thomas R. Wójcicki）等编制了《锻炼多维结果预期问卷》，测量了锻炼干预给受众带来的作用与价值大小。[3]

以孙拥军、贝丝（Bess H. Marcus）以及托马斯（Thomas R. Wójcicki）等的研究为基础，本章研究在问卷部分测量了被试大学生锻炼自我效能的"障碍克服自我效能""任务完成自我效能"和"结果预期与价值评估（依据 Thomas R. Wójcicki 等的研究，分为"提供社交、调节自我状态、强身健体"三方面）"三个维度，形成了包含 20 个题项的测量问卷：被试大学生需根据李克特 5 点量表（-2 表示"很不同意"；2 表示"非常同意"），评估他们对如下表述的赞同程度：1)"我觉得我运动起来动作难看"；2)"我觉得我运动能力很差"；3)"我认为该品牌了解我的想法"；4)"我是一个能坚持体育锻炼的人"；5)"即使我感到疲劳我也会体育锻炼"；6)"即使我心情不好我也会体育锻炼"……统计结果显示：该 20 个题项的问卷部分信度系数 Cronbach α 为 0.966，表明该部分问卷问题设置具有相当高的内部相容性。

---

[1] 孙拥军、刘岩、吴秀峰：《大学生〈身体自我效能量表〉的初步修订——自我效能实践测量操作中的分歧》，《体育科学》2005 年第 3 期。

[2] Marcus B.H, Selby V.C, Niaura R.S, et al., "Self-Efficacy and the Stages of Exercise Behavior Change," *Research Quarterly for Exercise and Sport*, Vol. 63, No. 1(1992), pp. 60–66.

[3] Wojcicki T.R, White S.M, Mcauley E, "Assessing Outcome Expectations in Older Adults: The Multidimensional Outcome Expectations for Exercise Scale," *The Journals of Gerontology Series B: Psychological Sciences and Social Sciences*, Vol. 64B, No. 1(2009), pp. 33–40.

（四）获取研究样本

通过网络链接，本书将问卷（参见本书附录1）通过朋友圈随机投放给了推广高校体育App学校的在校大学生。并于一周左右的时间完成了数据收集。总计发放问卷619份，回收619份。

四、研究结果

经逐步筛选，最终获得了407个有效样本（见图3-1）。这些样本中，使用高校体育App的有147人，未使用高校体育App的有260人。在使用高校体育App的样本中，女生占50.3%（n=74），男生占49.7%（n=73）；大一至大四年级学生分别占比

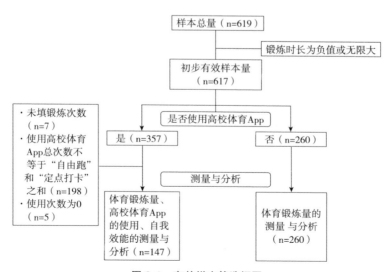

图3-1 有效样本筛选框图

21.1%（n=31）、46.9%（n=69）、23.1%（n=34）和 8.8%（n=13）。
在未使用高校体育 App 的样本中，女生占 64.6%（n=168），男生
占 35.4%（n=64）；大一至大四年级学生分别占比 11.5%（n=30）、
18.8%（n=49）、24.6%（n=34）和 45%（n=117）。

（一）校园跑 App 的接受度

在接受度层面我们分别考察了大学生了解应用程序的渠道、
对于项目推广的认可度和功能设置上的满意度。

1. 大学生了解学习校园跑 App 的渠道

大多数大学生知晓高校体育 App 是通过老师推荐（n=116）
的方式，占比 78.9%。其余"渠道"按占比排序分别是：同学推
荐（12.2%）和其他（6.1%）。极少学生（2.8%）通过"微信公众
号"和"官网"了解高校体育 App。在"其他"部分，绝大多数学
生填写了"学校强制""学校要求"或"学校规定"（83.3%），还有
个别学生填写的是"体育课要求"（16.7%）（见图 3-2）。

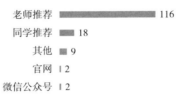

图 3-2　大学生了解高校体育 App 渠道及人数

在学习使用高校体育 App 方面，采取"与同学交流"方式
的学生几乎占比一半（49.7%，n=73）。其次是通过"询问老
师（23.1%）""观看微信公众号的推文（15%）"和"其他方式
（7.5%）"。极少学生查询相关网站（4.8%）学习使用高校体育
App。此外，在"其他方式"的回答中，绝大多数学生填写的是

"自学"或"自己琢磨"（63.6%）（见图 3-3）。

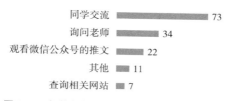

图 3-3 大学生学习使用高校体育 App 的渠道

2. 大学生对推广校园跑 App 的认可度

在态度层面，对高校使用 App 促进大学生跑步形式感兴趣的同学占比 38.8%（n=57）；认可高校推广高校体育 App 的学生占比 44.2%（n=65）；支持高校将"高校体育 App 锻炼次数"算入体育总成绩的学生占比 61.9%（n=91）。

但在行为层面，虽然几乎所有学生会与同学交流高校体育 App 的使用（比例高达 91.8%），但过半学生（53.1%）表示，不愿意向同学推荐高校体育 App。

3. 大学生对校园跑 App 功能设置的满意度

在针对高校体育 App 功能设置的 14 项得分中，均分为正的项数占比 71.4%。这些项目里，高校体育 App 的与记录个人运动数据相关的功能（"记录自己各学期的锻炼信息"；"实时反馈自己每次锻炼的时长、消耗卡路里数、配速、步频、公里数等信息"；"显示自己锻炼签到的目标次数、目标时长、目标公里数、还差达到锻炼目标数"）和"防作弊设置"均获得了大学生们的较高认可度。

但是，大学生对高校体育 App 的"后台与客服服务"设置表现出了最为不满的态度（M=-0.23，SD=1.09）。并且，高校体育 App 的与手机定位系统相关功能也得分较低，这些功能设置有：

"规定定点打卡的最低时长为 30 分钟""自由跑的路线规划与目标途径点定位""定点签到需在固定场地"（见表 3-1 ）。

表 3-1　大学生对高校体育 App 各功能设置的满意度评分

项　　目	Mo	M	SD
语音提示功能	0	0.22	1.07
后台与客服服务	0	−0.23	1.09
防跑步作弊设置	0	0.52	1.03
运动类型的丰富度	0	0.05	1.09
定点签到需在固定场地	0	−0.03	1.19
限制每天的锻炼打卡次数	0	0.02	1.08
锻炼打卡需在指定时间段	1	0.14	1.13
规定定点打卡的最低时长为 30 分钟	0	−0.17	1.10
自由跑的路线规划与目标途径点定位	0	−0.08	1.14
规定自由跑的步频、时长、公里数范围	0	0.18	1.10
功能按键的灵敏度（如定点打卡或自由跑的起始按钮）	0	0.06	1.20
记录自己各学期的锻炼信息：锻炼地点、公里数、日期、时段、总次数等	1	0.76	0.98
实时反馈自己每次锻炼的时长、消耗卡路里数、配速、步频、公里数等信息	1	0.77	1.00
显示自己锻炼签到的目标次数、目标时长、目标公里数、还差达到锻炼目标数	1	0.74	1.00

（二）大学生对校园跑 App 的使用情况

对大学生使用 App 情况的测量主要考察两个层面，一是对于应用程序的掌握程度，二是使用程序进行锻炼的次数以及每次使用的跑步数。

1. 大学生对校园跑 App 的掌握程度

本书研究针对"大学生校园跑 App 掌握度"共设置了 6 项问题，每项选择"否"记 0 分，选择"是"记 1 分，满分为 6 分。

统计结果显示，大部分大学生能掌握高校体育 App 的使用功能。本研究样本（n=147）整体掌握程度的平均得分为 5.4 分（SD=1.168，Skewness=-2.240，Kurtosis=4.981）。完全掌握（得分为 6 分）的学生占比 72.1%，大部分能掌握（得分 4—5 分）的学生占比 20.4%，仅少部分学生（4.8%）未能掌握（得分 0—2 分）。

对于具体项目，大学生掌握最好的是高校体育 App 的软件开启方法，单项平均得分 0.98（SD=0.142），掌握最不好的是高校体育 App 成绩查看及上传方法，分别得分 0.81（SD=0.394）和 0.80（SD=0.404）（见表 3-2）。

表 3-2　大学生对高校体育 App 各功能的掌握度得分

项　　目	M	SD
高校体育 App 的软件开启方法	0.98	0.14
高校体育 App 的下载安装方法	0.95	0.21
高校体育 App 的选择跑步类型方法	0.93	0.25
高校体育 App 的跑步终止及结束方法	0.93	0.25
高校体育 App 的成绩查看方法	0.81	0.39
高校体育 App 的成绩上传方法	0.80	0.40

2. 大学生使用校园跑 App 的次数及每次使用跑步数

本实验样本（n=147）平均每人每学期使用高校体育 App 的总次数为 25.48 次（SD=14.08），其中，一学期使用 40 次的学生占比最高，为 21.1%（n=31）；并且过半学生使用次数在 20 次以上。

具体而言，大学生更偏向于使用高校体育 App 的"定点签到"功能。每名大学生平均每学期使用"定点签到"13.93 次

（SD=12.18），使用"自由跑"11.56次（SD=13.97），使用"定点签到"多于"自由跑"的大学生占比52.4%。

在跑步公里数方面，绝大多数大学生每次使用高校体育App跑步的里程数不达个体一天的"健康运动量"标准。数据显示，平均每名大学生每次（系统有规定，每天每名大学生只可使用高校体育App跑步一次）使用高校体育App的跑步为2.70公里（SD=5.26）。而本书根据沈迪军对大学生"健步走"平均一步约0.79米的测算结果[1]，对"健康中国（2016—2030）"中推荐的成年人每天益于健康的步数（6000—10000步）进行了换算，得出：大学生每天"健步走"的公里数约4.7—7.9公里。以此标准，本书便再分组了大学生每次使用高校体育App跑步的公里数：每次使用该App跑步（1）等于0公里的为"无运动"组；（2）大于0小于4.7公里的为"少量运动"组；（3）介于4.7至7.9间的为"健康运动"组；（4）大于7.9公里的为"大量运动"组。分组后，本书得出："无运动"组和"少量运动"组人数占比高达93.2%（n=137），而"健康运动"组人数占比却仅为2.7%（n=4）。

（三）大学生使用校园跑App后的体育活动量

通过SPSS25"独立样本t检验"功能，对是否使用高校体育App的学生日常锻炼量进行分析得出：是否使用高校体育App的学生群体在适度及轻度运动时长上存在显著差异（$p_{适度运动时长}$=0.025，$p_{剧烈运动时长}$=0.047）。并且，使用高校体育App的学生每次适度及轻度运动时长的均值高于未使用者（$t_{适度运动时长未使用–使用}$=−2.23，$t_{轻度运动时长未使用–使用}$=−2.65）（见表3-3）。

---

[1] 沈迪君：《健步走对大学生体质健康的影响研究》，《青少年体育》2016年第4期。

表 3-3 使用与未使用高校体育 App 大学生的体育锻炼量

变　　量	未使用高校体育 App M±SD	使用高校体育 App M±SD	t	p
轻度运动				
次数（次／周）	5.10±9.24	4.14±3.68	1.30	0.195
时长（min/次）	22.88±20.59	21.29±17.42	−2.65	0.008
适度运动				
次数（次／周）	3.00±2.44	3.10±2.35	0.92	0.360
时长（min/次）	27.38±25.81	23.56±21.16	−2.23	0.027
剧烈运动				
次数（次／周）	2.59±8.34	1.99±2.33	0.24	0.814
时长（min/次）	27.01±30.91	24.01±27.67	−0.62	0.770

通过 SPSS25 "配对样本 t 检验" 功能，对每个样本使用高校体育 App 前后一学期的日常锻炼量进行分析得出：高校体育 App 的使用对学生适度及剧烈运动的时长有显著影响（$p_{适度运动时长}$ ＝ 0.025，$p_{剧烈运动时长}$ ＝0.047）。但在使用该 App 后，学生每次适度及剧烈运动时长的均值反而有所减少（$t_{适度运动时长前后}$＝2.27，$t_{剧烈运动时长前后}$＝2.01）（见表 3-4）。

表 3-4 使用高校体育 App 的大学生前后一学期体育锻炼量

变　　量	前测 M±SD	后测 M±SD	t（df=146）	p
轻度运动				
次数（次／周）	5.10±9.237	4.14±3.68	1.45	0.148
时长（min/次）	22.88±20.59	21.29±17.42	1.37	0.171
适度运动				
次数（次／周）	3.00±2.44	3.10±2.35	−0.62	0.539
时长（min/次）	27.38±25.81	23.56±21.16	2.27	0.025
剧烈运动				
次数（次／周）	2.59±8.34	1.99±2.33	0.86	0.393
时长（min/次）	27.01±30.91	24.01±27.67	2.01	0.047

（四）大学生使用校园跑 App 后的锻炼自我效能

为便于统计，本书将每位调查对象的每个维度锻炼自我效能得分均进行了求平均值处理，得出的结果如下：

1. 不同性别大学生使用校园跑 App 后的锻炼自我效能

通过 SPSS25"独立样本 t 检验"功能，分别对男女大学生使用高校体育 App 后锻炼自我效能得分进行分析得出：性别对大学生使用高校体育 App 后障碍克服自我效能、结果预期与价值评估以及锻炼自我效能总均分有显著影响（p 值均为 0.000），并且，男生的锻炼自我效能的平均得分要高于女生（t 值均大于 0），这些"平均值"中，女生的锻炼自我效能得分普遍偏低（M 值均为负数），男生的锻炼自我效能除"障碍克服自我效能"外，其余为正数（见表 3-5）。

表 3-5　不同性别大学生使用高校体育 App 后的锻炼自我效能得分

变　　量	男 M±SD	女 M±SD	t	p
任务完成自我效能	0.16±0.57	0.00±0.74	1.38	0.168
障碍克服自我效能	−0.31±0.92	−0.88±0.90	3.86	0.000
结果预期与价值评估	0.08±0.93	−0.51±0.98	3.78	0.000
锻炼自我效能总均分	0.00±0.75	−0.53±0.82	4.04	0.000

2. 不同校园跑 App 掌握程度和使用公里数大学生的锻炼自我效能

在这部分的分析因子中，"大学生校园跑 App 的掌握程度"为问卷中关于校园跑 App 掌握程度的 6 个题项得分加总。此外，为便于分析，这部分使用的"大学生每次使用校园跑 App 跑步的公里数"变量为之前分组为"无运动""少量运动""健康量运动"

和"大量运动"的变量。

通过 SPSS25"单因素 ANOVA 检验"功能,分别分析大学生高校体育 App 掌握程度及每次使用该 App 的跑步公里数对使用高校体育 App 后锻炼自我效能的影响效果得出:大学生对高校体育 App 的掌握程度能影响大学生使用该 App 后的任务完成自我效能、结果预期与价值评估以及锻炼自我效能总均分(p 均小于 0.05);而每次使用 App 进行不同程度公里数跑步的大学生其使用高校体育 App 的任务完成自我效能也不同(p=0.042)(见表 3-6)。对于障碍克服自我效能则无影响,说明大学生使用过程中心理惰性指向的是锻炼本身,而与使用什么方式锻炼不相关。

表 3-6 不同高校体育 App 掌握程度及每次使用 App 跑步公里数
大学生的锻炼自我效能得分

变　　量	App 使用掌握程度		每次使用 App 跑步公里数	
	F	p	F	p
任务完成自我效能	2.258	0.041	2.804	0.042
障碍克服自我效能	2.010	0.068	0.578	0.631
结果预期与价值评估	4.861	0.000	1.231	0.301
锻炼自我效能总均分	4.386	0.000	0.756	0.520

3. 大学生校园跑 App 掌握程度、使用公里数与锻炼自我效能的交互作用

通过 SPSS25"一般线性模型单变量分析"功能,将大学生的"性别""高校体育 App 使用掌握程度"及经过分组的"每次使用 App 跑步公里数"作为因子,分析出"高校体育 App 整体使用掌握程度"和"每次使用 App 跑步公里数"对大学生使用高校体育 App 的障碍克服自我效能存在交互作用(见表 3-7)。进一步,经 SPSS25 的"简单效应分析"语句得出:在健康的 App 使用公里

数水平上，App 掌握为 6 分的比掌握为 2 分的"障碍克服自我效能"的得分平均多 2.8 分。

表 3-7 大学生性别与高校体育 App 的使用对锻炼自我效能的交互作用

变 量	性别	App 掌握	公里	性别 × App 掌握	性别 × 公里	App 掌握 × 公里	App 掌握 × 公里 × 性别
任务完成 自我效能	2.209	0.697	0.733	1.622	0.206	0.370	0.165
障碍克服 自我效能	1.183	3.442**	0.282	0.535	0.682	2.228*	0.282
结果预期 与价值 评估	1.273	4.478***	0.528	0.190	0.541	0.899	1.172
锻炼自我 效能 总均分	1.765	4.698***	0.462	0.241	0.345	1.357	0.863

注：$*p<0.05$，$**p<0.01$，$***p<0.001$。

五、对于研究结果的讨论以及其对未来实施健康介入的启示

"健康中国"行动在诸多环节上需要进行健康促进，在不同情境中针对不同的人群进行健康介入是完成健康目标的重要措施和手段。本章研究对于高校跑步手机应用的考察为其他情境和人群的健康介入提供了诸多启发。

（一）强制性健康介入也会得到认可，后续服务可提高认可度

从统计数据看，受访者因为"学校要求""学校强制规定"而

接受介入的比例为83.3%，这说明就高校体育App对大学生进行健康介入而言，高校行政力量和体育成绩诱惑是其能够得到大学生回应的重要原因。至少在大学生层面，这两种因素的影响可以作为推动其他类型的健康行为和健康生活方式介入的重要引导方式。

与前述质性研究中提到的大学生具有较高的抵触情绪相比，调查数据显示，即便是强制性的要求，大学生认可高校推广的回复占到44.2%，将近一半，支持高校将运动成绩计入体育成绩的占到61.9%。同时对于功能设置选项中71.4%的模块满意，说明高校大学生对于采用新的技术手段作为健康介入手段具有较高的满意度。

但是数据也显示53.1%的大学生不会向同学推荐高校校园跑App，说明大学生虽然**认可**学校的强制性做法，但是对于这种方式却并不**认同**。从需求满足理论的角度看，不产生认同意味着这种介入渠道并没有挖掘和发现大学生的物质需求、精神需求或者情感需求，因此，他们可以认可、同意使用，但内心并没有使用的强大驱动力。

同时，对于满意度的具体细节考察发现，大学生最不满意的一项是"后台与客服服务"。该款应用程序使用过程中，有49.7%的人是通过"与同学交流"方式学习如何使用，"自学或自己琢磨"的人占到了63.6%。通过访谈体育部老师得知，技术上的问题会由软件提供商负责。这说明在政策推动、学校强制实施、社会公司提供技术支持的健康介入模式中，三方并没有做好沟通和协调。从政府职能理论和政府干预理论看，政府引导性政策的出台也需要重点考虑后续的具体实施细节，尤其涉及多方协调时，政府应该推动健康介入实施中的协调。只有通过协调提供良好的持续服务，才能不断提升被介入者的使用认可度，逐渐获得使用者的认同。

（二）参与"介入"未必提高运动量，仍需提高介入方式的吸引力

对于运动量的测量发现，使用校园跑 App 之后，大学生的轻度运动次数和时长略有下降，适度运动次数有所增加但时长有所减少，剧烈运动次数和时长都大幅降低。总体而言，大学生在使用校园跑进行运动介入之后，整体的运动量并没有出现与不采用之前的明显差异。这意味着从学校的介入实施而言，已经执行并完成了政府的政策要求。但对于国家健康促进政策的效果而言，被介入者的运动量并没有得到改善，即健康介入的执行层面存在一定的偏差，预期人群并没有达到健康介入的真实效果。

造成这种结果的原因可能在于，大学生使用校园跑 App 进行体育锻炼的目的中，获得或提升个人期末体育成绩占了主导，人们更可能为了获得短期益处，而不是获得长期益处从事体育锻炼[1]。很可能当前大学生对校园跑 App 价值的认知仅停留于该 App 能提高他们的期末体育分数，除此之外，校园跑 App 的"提供社交、调节自我状态、强身健体"等价值则并未引起大学生们的注意。

对于健康锻炼认知决定因素的研究证明，包括目标设定、计划安排、问题解决和自我监测在内的自我管理（self-regulation）

---

[1] 中国健康促进与教育协会：《健康促进理论与实践》，上海交通大学出版社 2009 年版，第 88—100 页。

的技能与个体的自我效能感和健康锻炼的介入效果密切相关。[1]
我们研究中的问题如"显示目标次数、目标时长""实时反馈"等
问题体现了自我管理的指标,对于这些指标的认可说明大学生在
健康介入的心理体验上感受到了自我管理和自我掌控的效应,这
不仅会增加健康介入活动的认可,也会推动践行健康锻炼。

研究已经发现,有效的健康干预措施中存在几个共同特征,
包括目标设定、自我监测、绩效反馈、动机信息以及奖励和回馈
等类似游戏的特征。[2]也就是说,自我监测和绩效反馈可以带
来自我行动的动机。在健康介入中,相关的实验在程序中加入了
一个动态的积分反馈系统,给那些熟练使用的人以回报,这些回
报包括了积分、等级提升和徽章。这种设置获得了非常重要的积
极影响。[3]类似校园跑之类的应用程序中也应该更多地加入这
些模块,从内部挖掘学生的使用动机,让跑步行为从学校的外部
推动转变为学生内心的渴望,以"拉"动学生的积极参与。因为
在社交媒体时代,"拉"的形式更符合用户在网络使用的心理状
态和心理诉求。

同时,类似等级和徽章这种奖励,同样指向社交层面。因为
等级和徽章只有在与周围人的比较中才有意义。在社群中划分

［1］ Rovniak L.S, Anderson E.S, Winett R.A, et al., "Social cognitive determinants of physical activity in young adults: A prospective structural equation analysis," *Annals of Behavioral Medicine*, Vol. 24, no. 2(2002), pp. 149–156.

［2］ Schoeppe S, Alley S, Lippevelde W.V, et al., "Efficacy of interventions that use apps to improve diet, physical activity and sedentary behaviour: a systematic review," *International Journal of Behavioral Nutrition & Physical Activity*, Vol. 13, no. 1(2016), p. 127.

［3］ Fanning J, Roberts S, Hillman C.H, et al., "A smartphone 'app'-delivered randomized factorial trial targeting physical activity in adults," *Journal of Behavioral Medicine*, Vol. 40, no. 5(2017), pp. 1–18.

为不同的等级或者带有不同的徽章，一定程度上满足了自己的成就感和在社群中的优越感。同时，与同侪共在和互动所建构的社交关联，同样提供了运动的社会支持系统。研究发现，社会支持对运动自我效能有适度的总体影响，支持性的社会网络可以促进定期参与体育活动，定期安排与支持性朋友的锻炼可以帮助维持积极的生活方式。[1]另外，社交支持也能够提高运动的质和量。每天较高的平均步数与锻炼榜样密切相关，更高的日能量消耗与有锻炼伙伴、有锻炼榜样密切相关。[2]研究也发现，那些具有较高运动量的人，其障碍克服的自我效能更高。如果身边的锻炼伙伴或者锻炼榜样具有更高的运动量，也可能会带动身边的人克服不愿进行体育锻炼的障碍。

因此，在应用程序的设计中，高校可结合其目标介入人群的特点，借鉴当前市面上运动类 App（如 KEEP）的成功经验，设计出"提供社交、报告减肥公斤数、介绍一些科学运动常识"等功能，让学生感觉使用校园跑 App 不只是为了获得体育成绩。

（三）提高软件掌握程度可提高参与度并提高自我效能和介入效果

对于运动自我效能感的测量发现，对于软件的掌握程度可以影响"任务完成的自我效能感""结果预期与价值评估自我效能

---

[1] Rovniak L.S, Anderson E.S, Winett R.A, et al., "Social cognitive determinants of physical activity in young adults: A prospective structural equation analysis," *Annals of Behavioral Medicine*, Vol. 24, no. 2(2002), pp. 149–156.

[2] Rogers L.Q, Shah P, Dunnington G, et al., "Social cognitive theory and physical activity during breast cancer treatment," *Oncology Nursing Forum*, Vol. 32, no. 4(2005), pp. 807–815.

感"和"锻炼自我效能感"的总分。掌握程度不能影响障碍克服自我效能。可见,阻碍运动的不是对于技术手段的不熟悉,而是个体的主观认知,是一种心理状态,因此,依靠熟悉使用技术的方式无法解决心理问题。而且,提高公里数,仅能影响"任务完成的自我效能感",对于其他运动自我效能感没有影响。但是,在能够进行一定运动量的基础上,软件的掌握熟练度会影响"障碍克服的自我效能感",即对于经常锻炼的人而言,他们的障碍在于技术而不是心理。

研究发现,是否按规则使用校园跑 App 会影响用户每次通过校园跑 App 进行有效体育锻炼的成功率。[1]而由社会认知理论可知,成功体验通常被认为是影响自我效能最显著的因素。并且,在锻炼行为影响自我效能的方面,诸多研究结果表明锻炼行为通过成功体验的作用有助于自我效能的提高。[2]交流功能的使用,特别是接触顾问请求建议,也往往是有效的,通过电子邮件、在线或短信进行个人联系有助于产生积极的结果,特别是与没有获得个人联系的群体相比。[3]

完善高校校园跑 App 的用前培训体系,可同时从"渠道"和"内容"两方面入手。一方面,高校应丰富校园跑 App 的推广渠道,可重点关注大学生的人际渠道,因为个体在进行如"校园跑 App"的学习、推荐等行为时,往往会受到意见领袖、群体压力甚

---

[1]　上外贸学生会体育部:《高校体育 App 常见问题解答》,2017 年 9 月 21 日,https://www.sohu.com/a/193573861_505496。

[2]　杨剑、郭正茂、季浏:《锻炼行为理论模型发展述评》,《沈阳体育学院学报》2016 年第 1 期。

[3]　Fry J.P and Neff R.A, "Periodic Prompts and Reminders in Health Promotion and Health Behavior Interventions: Systematic Review," *Journal of Medical Internet Research*, Vol. 11, no. 2(2009), pp. e16.

至一些群体规范的约束。另一方面，高校要在推广内容的丰富性上下功夫，原来高校对校园跑 App 的说明书式教学，内容难免枯燥，可出台一份专门针对本校学生的具体使用说明，可定期搜集大学生使用校园跑 App 遇到的问题进行统一解答，还可进行本校学生使用经验的分享。如联合一些学生组织进行大学生校园跑 App 的使用分享、经验交流等内容发布等。

除了对程序的功能和使用进行培训外，在与体育老师的交谈中发现，大学生使用应用程序时与教师的沟通大多是因为网络问题或者使用问题带来的学分确认，而不是对于运动和健康的指导和建议。因此，在程序使用过程中，通过信息传递运动指导，或者构建与教师或者顾问的定期联系，同样有助于锻炼效果的提升。

本章小结与下章提要

本章以大学生的跑步运动介入为个案考察通过社交媒体应用程序进行健康介入的方式、方法、效果以及未来的优化路径。大学生的健康介入目前是由政府政策引导，各高校负责实施的路径来进行。各高校在实施的过程中采用了不同的推动方式和维持方式。就目前来看，大规模的应用在 2019 年较为火爆，一度成为校园热点话题。但是因为新冠肺炎疫情，近两年有所懈怠。以此为案例考察，可以发现利用社交媒体对特定群体进行健康介入的优势和不足，从而为政府推动更多的健康促进和健康介入活动提供经验和借鉴。

下一章的研究将进入医疗领域。如第一章所述，政府、医疗领域和个体是"健康中国"建设的主体，也是受到政策影响的客体。社交媒体作为影响社会的外部因素促进医疗领域发生变革并进一步影响其所服务的患者个体。医疗领域对于社交媒体的采用遵循创新扩散的解释框架，也体现了医务人员的使用满足。接下来的考察首先从社交媒体使用对医生职业角色认知的影响开始，尤其是对于"家长制"作风的影响。

第四章　社交媒体传播赋权与
医生家长制作风转变

在医生职业体系建立的漫长过程中，家长制作风有着历史性传统和制度性根源。而当前新型传播平台的出现加速改变了"医生知道一切"的情境。"南航急救门事件"中记者对于医生言行的披露之所以引发舆情关注，关键在于医生的霸道言行极大触动公众的敏感神经。本章将回溯医生的职业传统，考察社交媒体对于医生家长制作风的冲击，以及医生、医疗行业该如何适应新的传播语境。

一、社交媒体传播赋权与医生家长制作风冲突的表现及其后果

社交媒体的发展，让许多具有书写能力和一定写作水平的患者将自己的就医过程和感受发布出来，这些带有个人情感的叙事，常常引发读者的共鸣。在发布的文本中，医生的家长制作风常常隐含在字里行间，成为引发舆情事件的刺激点。社交媒体和诸多自媒体账号"赋能"了患者群体，让他们有渠道去呈现、质疑、监督医生的家长制行为。对于医生群体而言，此类文字在一

定程度上放大了医生群体的家长制行为，影响了医生的整体形象。从长远看，这些文字的传播也让医患双方不断从交往中进行理性博弈的学习，并引发基于不信任的博弈行为，最终激化双方之间的矛盾，加重了互相防范的程度。

（一）医生家长制作风的现实表现

2015 年 11 月 22 日，辽宁电视台新闻中心记者张洋在微博发布自己的就医经历的微博长文《南航 CZ6101——生死间，一个记者有话想对你们说》。里面详细叙述了乘坐飞机生病就医的过程，其中对于南航以及 999 急救中心和相关医院医生的做派进行了具体的描绘。2015 年 11 月 26 日，记者再次发微博《一个记者向北京市卫计委投诉及向 999 急救索赔的声明》，向北京医疗管理部门投诉，其中有三条涉及具体医院和医生行为。第一，向北京市卫计委投诉 999 急救车欺骗患者，以朝阳医院和协和医院挂不上号为名（急诊重症不存在不能挂号问题），不顾患者病情，将重急病的本人强行送往 999 急救中心，全名北京市红十字会紧急救援中心。涉嫌利益输送。第二，在患者救治过程中，该急救中心先后给记者做了 CT 片、B 超、腹平片、验血、验尿、血压等一系列检查后，最终却判断患者吸毒骗杜冷丁的可能最大。此举涉嫌医疗水平低下，并对重病濒临死亡的患者造成了巨大的精神伤害。第三，在患者病情危急，并且 999 急救中心束手无策无法确诊之时，仍不安排主动转诊，直至患者自行求助朋友才转至北京大学人民医院治疗。此举漠视患者病情，涉嫌渎职犯罪。

据给张洋提供帮助的外科医生告知记者，"腹腔有积液的话，已经表示肠子穿孔或者有坏死的倾向。这是一个危险的信号"。他建议转诊到大医院。但是，999 急救车骗这位记者，说朝阳和协和挂不上号，强行把他送到远在清河的 999 急救中心。到了以后，把在机场医院已经做过的检查又重新做一遍，然后来了个主任，判断他是吸毒。记者在腹内疝的剧烈疼痛之下大叫"医生救救我，救救我"，而那个主任态度生硬地说"你是不是想吸毒！告诉你，我这里骗吸毒的多的是……"[1]微博发表后引发媒体争相报道和社会关注，形成全国性的舆情事件。

在 2019 年李可发表的、引发社会广泛关注的帖文《流感下的北京中年》中提到：到达一家三甲医院，"取出 CT 片，说情况严重，希望他能帮忙安排个床位"。但医生连连摆手说："我不看片子。不看、不看、我不看！你们今天都输过液了，我也不能给你再输液。明天早上来化验，是否有必要住院等化验结果。"在写到转院时，作者专门提到："丁医院呼吸科主任很尽责，亲自帮忙问了朝阳医院等多个机构，但 ICU 全满。最后联系上全国知名的戊医院，正好下午能空出 2 个 ICU 床位。主任在联系时特别强调了'家属配合'，看来我们在医院的表现还可以。"在问是否上人工肺的时候，作者写道："但给我的信息太少、决策时间太紧，作为家属确实是难以接受。"[2]

在上述两个案例中，所描述的医生群体处在中国医疗最为发达的北京。在前一个案例中，发帖人本身是患者，面对经历的家长制作风，提出了质疑和投诉，得到了社会的支持。其中社会关注的焦点是当事人想去好一点的医院，诉求第一次被漠视，而且被送到了距离机场较远的急救中心。当事人已经觉得身体支撑

[1] 一个有点理想的记者：《南航机场急救门：真正恶劣的是后来的事……》，2015年 11 月 30 日，http://www.cannews.com.cn/2015/1130/141211.shtml。

[2] 李可：《流感下的北京中年》，2018 年 2 月 12 日，https://www.sohu.com/a/222370210_359980。

不住，但仍然被认为想吸毒而骗毒品，诉求第二次被漠视。在医生无法诊治时，不安排转诊，等到当事人自行找朋友解决时才安排，诉求第三次被漠视。三次漠视中，医生家长制作风的执念与行为清晰可见。

与前一个案例不同，后一个案例中发帖人讲述自己亲属的就诊故事，其中表达的不是对于医生群体的质疑和投诉，但从所表达的医生行为，也可以管窥医生家长制作风。比如，到达三甲医院，接诊医生不看病人带来的片子，而且不安排治疗，要求第二天再来。在是否接受转诊患者的评估因素中，"家属配合"是一个重要的考量指标。这也从侧面表明了医生家长制作风的存在。在问是否上人工肺治疗时，不提供足够的信息和足够的考虑时间，也是医生家长制作风的表现。两个案例发生在不同等级、不同系统的医院之中，可见家长制作风在当前的医生群体中并非罕见。在后一个案例中，患者家属将"家属配合"当作自己在治疗中表现良好的佐证，可见并未意识到自己在整个诊疗过程中的"自主性"问题。

2011年的一份问卷调查显示，在当时的中国医院中，医患关系的模式是传统家长制同西方消费主义模式的结合，虽然患者为自己负责任的思潮已经开始影响中国的医疗实践，但是为传统文化所推崇的家长制模式仍然居于主流地位。对医生来说，虽然医生对患者的自主性表示尊重和接受，但很多时候仍将患者的自主性作为医生履行职责的障碍；对患者来说，患者也没有将自主视为理想医患关系的要素，反而认为自主在很多情况下会损害自身的利益。研究总结到，在西方医疗实践的影响下，医患关系的模式处于传统的家长制和西方的消费主义两种极端模式相重叠的阶段，自主性原则在两种模式中被赋予了截然不同的价值，因而导致了自主性原则在当前中国医疗实践中的两难处境。[1]上述两个案例分别发生在 2015 年和 2019 年，其中表现出来的情形与 2011 年的调查形成了印证。

（二）医生家长制作风的社交传播加重了医患之间的不信任

社交媒体传播的特点在于，少量粉丝就可以产生大的影响力。在社交媒体的环境中，人们通过网状的圈层传播让许多信息"跨群破圈"进行指数级触达。类似于前面两则案例这样的文本在民众中具有广泛的传播力和影响力。

在这种基于人际传播圈子的传播中，信息进行无中心的平等链式扩散，在信息扩散中容易产生群体极化现象，并受到人际传播中认知强调和归因错误的影响。[2]其中的群体极化让医患两者群体之间的彼此不信任加强，认知强调则在患者群体中强化了对于医生群体以自我为中心不顾患者安危苦痛的形象。

除了社交媒体传播的这种特点之外，受众所具有的"后真相"特征，即更注重情感，而不是理性的分析，更能够让医患之间关系和行为的帖子成为圈层传播的舆情重点。在《微粒社会》一书中，作者分析了当前社会网民的特征是离散的、非理性的、容易移情的和游戏的。[3]这样的网民在面对医患这种社会焦点问题时，总是更趋向于发展非理性和移情效果，感同身受产生强

---

[1]　Li Y and Wang X, "Dilemma of Consumerism in China: An analysis based on survey on five 'Third Level 1st Class Hospitals' in Beijing," *Journal of Cambridge Studies*, Vol. 7, no. 3(2012), pp. 11–24.

[2]　赵高辉、王梅芳：《人际扩散："织里抗税"事件的微博传播模式分析——基于新浪微博的考察》，《新闻记者》2012 年第 3 期。

[3]　（德）克里斯多夫·库克里克：《微粒社会》，黄昆、夏柯译，中信出版集团股份有限公司 2018 年版，第 177 页。

烈的共鸣。在这种强刺激之下，依托分散的朋友圈层，以一种游戏的心态扩散相似的信息。基于情感的、移情的评价加注，增加了信息本身的影响力和游戏性，因此，更容易进行二次、三次传播。巨大的传播影响力，让文本中显性和隐性的医生家长制作风凸显在人们的认知强调中，放大家长制作风的不良影响，形成更为严重的偏见和成见，影响医患之间的信任和医患关系的和谐。

此外，许多的医疗影视剧、纪录片也注重从情感上打动观众，加之社交媒体的传播与解读，进一步强化了普通民众对医生的情感认知，而忽略了医患交流中更为理性的一面。但是，当观众作为患者或者患者家属与现实中的医生交往时，遇到的选择往往是非常理性的，一旦出现偏差，整个医疗体系就变得非常冷酷、无情，尤其在医疗纠纷中，所有的认定、调解都带有谈判、审查的性质，这种理性与受众平时所理解的情感层面的医生和医疗体系形成强烈的心理偏差和认知不协调。

（三）医生家长制作风的社交传播消解了"医生知道一切"的传统观念

上面提到的非理性的传播参与和理性的信息解读并不矛盾。我们在第二个案例中看到，患者家属认为在选择是否使用人工肺设备时候，医生既没有给予患者家属足够的信息，也没有给予家属足够的协商时间。而且，医生和患者家属在这个过程中，根本就没有考虑过患者本人的意愿和诉求。医学专家进行的研究认为，医生如果没有告知患者在作出决定时需要知道的实质性信息，就违反了告知义务。这种标准通过寻求患者需要何种信息来限制医疗上的家长制作风，由患者而不是由医生来决定什么是

"实质性告知"。[1]在诊疗的过程中,患者和患者家属没有权力来限制家长制作风,在类似文本传播的过程中,这种感觉会被网民,尤其是移情的网民感受或者分析到,成为医生家长制作风负面认知的佐证。而实际上,医生家长制作风具有更为复杂的内涵和使用语境,并不是应该全面否定的。

在上述的两个案例中,患者和患者家属的表现都已经明确提出了对于疾病和诊疗、治疗方案的制定具有参与的能力和参与的意愿。尤其在第一个案例中,记者已经明确提出具体诉求,并且是可以实现的,但是被医生漠视了。这也说明,在案例中,医生并不是什么都知道的。第一个案例中,医生进行了各种检查,最终的结果是怀疑吸毒和"束手无策"。这就更加重了对"医生知道一切"的消解。

市场经济与科技的发展带来了信息的高速流通。社会的某些层面正在发生着过去从未有过的巨大变化。医疗信息逐渐地失去了过去只能由医务人员"专家式"占有的特殊状态,人们可以通过书籍与网络等途径比过去更快捷地获得有效的医学知识。医者与民众之间的专业优势距离在缩小。同时,医疗行为比过去更容易暴露在公众的视野之中。[2]这种暴露也让患者能够在更多的场景中观察、体会家长制作风。

在第二个案例中,发帖者多次强调如果自己未来出现问题,坚决反对使用插管、人工肺等设备。但是他并未意识到,即使这种预先的指示,在家长制作风的环境中也会被忽视。研究已经发现,家长制作风会限制预先指示的使用及执行,尽管多数医生对

---

[1] 张妍妍:《医疗责任中的"告知同意"理论》,《国际商法论丛》2005年第00期。
[2] 黄宇、秦国宾:《变迁与整合:医患关系的社会学视角分析》,《中国医学伦理学》2006年第5期。

预先指示呈积极态度，但如果患者的选择不符合其意见就可能被无视。[1]

由于"医生知道一切"的消解，当前的患者会更需要医生给予心理上的需求满足。研究发现，当医生询问患者心理性需求时，将促进其整个诊疗过程顺利进行，促进医患关系的良好发展。如临终前对患者的精神支持将会提高其生活质量，并减少对患者的高强度治疗。患者希望医生能够更多关注心理需求，但在现实中却很少发生。研究发现，326 名住院患者中仅有 6 名与医生有精神交流，其中有 64% 的医生认为他们应该与患者有更多精神交流。[2]医生所做与患者所需的不对称，也是一种医生基于"知道一切"所产生的家长制作风，因为他们会认为治疗知识的告知远比情感的交流重要。

二、医生家长制作风的历史根源与当下发展

医务人员是受过高度专业化训练的人员，也因此而备受尊敬，这是所谓家长式医患关系长期占主导地位的缘由。家长式医患关系的优势在于其有利于作出专业、高效的判断，但在建立医患关系上却容易导致信息的不对称，并由此加剧患者本有的焦虑感以及对于医务人员的不信任感。[3]也正是这些因由，让有关

---

［1］　张汛滔、郭燕、徐晓霞：《医护人员对预先指示的态度及其影响因素分析》，《中国护理管理》2014 年第 8 期。

［2］　贺雯、陈昕、徐璐璐：《医患关系道德发展模型及启示》，《医学与哲学》2018 年第 2 期。

［3］　尹洁：《如何解构医患信任危机？》，《东南大学学报》(哲学社会科学版)2017 年第 2 期。

医生家长制作风的正当性问题成为医学界讨论的焦点。但是,时代的变化让过去的社会结构、认知结构发生了巨大的变革,医生家长制的合理性需要重新审视。

(一)医生家长制作风的历史根源

医生家长制被建构并维系,最早可以回溯到古希腊医师希波克拉底。他被后人称为"医学之父",他提出疾病并不是超自然力导致的,而是由于自然环境。他创造"癌症"一词,在医疗方面功勋卓著。[1]希波克拉底的医学思想彻底摆脱神学与宗教的束缚,形成了自然哲学医学模式。他从人与自然关系的角度诠释了生命的意义,从机体体液平衡的角度解释了健康与疾病的发生,让人类诞生以来的古老医学思想有了历史性进步。一直以来,希波克拉底内心赋予了病人与医生同等的角色,将医生视为与疾病作斗争的合作者,也希望自己的门徒切身为病人着想,不能伤害病人或做错事,并将他遵从的医学道德准则汇集成了《希波克拉底誓言》。[2]

然而,希波克拉底也是"家长式的医学之父",对医患关系,他认为,医生应向病人隐瞒大多数事情,包括病人未来或当前的病况。他坚信不应该让病人知道诊疗处方,只有医生群体才能掌握医疗知识。在《希波克拉底誓言》中写道:我要和我的子弟们和受过他们指导的子弟们依照医学律法宣誓并签约的学生们分享观点、口授指令、交流学问,而不是和其他人分享。绝口不提

---

[1] (美)埃里克·托普:《未来医疗:智能时代的个体医疗革命》,郑杰译,浙江人民出版社2016年版,第19页。

[2] 吴俊、叶冬青:《环境与疾病理论奠基人——希波克拉底》,《中华疾病控制杂志》2020年第2期。

医患之间与疾病治疗相关的沟通。之后，专业的希波克拉底学派医师伦理会都要求医生评估告知患者病情是有益还是可能会伤害到病人。如果披露病情并无益处，那么医生的责任是要保密，即可采用委婉的说法，或使用专业术语，甚至是编个简单的谎言。在之后的几个世纪中，希波克拉底建立的模式得到了巩固，构成了中世纪的医患关系，即患者必须尊敬医生，因为医生的权威来自上帝，患者必须对他们的医生有信心，患者必须承诺服从医生。[1]

　　不仅仅如此，早期的医疗协会同样是家长制作风的推动者。在美国医学会成立的 1847 年编纂了最初的《医学专业规范法典》，其中许多条款都强化了医生家长制作风。在第 11 条中写道：患者应该准时且绝对地服从医师的处方，任何有关健康的不成熟的想法都不应当影响到这点。第 13 条中提出，患者应避免在医生吃饭或睡觉的时候对医生进行不必要的拜访。患者应做好充足的准备等待医生来查房，因为几分钟的耽搁常常会给医生带来极大的不便。第 14 条中指出，患者身体恢复后应当对医生提供的医疗服务抱有恰当和恒久的感激之情，因为医疗服务具有单靠金钱无法补偿或抵消它们的特性。在最后的第 17 条总结道，这个行业积极而孜孜不倦的善行给公众带来的间接福利如此之多、如此之重要，医生应有权得到社会最大的报偿和尊重。[2]在这些条款中，作为专业规范的指南，患者不仅没有受到关爱，也没有得到尊重。即便强调对患者的善也是基于职业的荣耀与责任，与患者的权利无关。

---

　　[1][2]（美）埃里克·托普：《未来医疗：智能时代的个体医疗革命》，郑杰译，浙江人民出版社 2016 年版，第 19—22 页。

在 1985 年的一篇文章中，医学专家依然认为，作为一个医生，必须对病人采取家长式的态度，也就是说，做一些违背他们眼前意愿的事情，或者不征求他们的意见，事实上，也许是有一定程度的欺骗，去做符合他们最大利益的事情。正如父母有时可能不得不违背孩子的意愿或通过欺骗或不告诉孩子，为孩子的最大利益作出重要决定一样，所以医生有时不得不代表他们的病人行事。如果你同意医生的主要功能是让病人感觉更好，那么一定程度的威权主义、家长式作风和统治是医生有效性的本质。[1]并且作者对家长制作风的合理性做了进一步的分析：第一，一些患者真的想让医生隐瞒一些悲伤的信息，并且在关于他们疾病的方方面面替他们作决定。做患者想要做的事情绝对不是家长制。探究患者到底想要什么，需要技巧、时间和努力，因此，在实践上，人们常常仅仅假定"患者不想知道"。第二，病人不能对医疗问题作出决定：他们在医学上太无知，他们所拥有的知识在认识医疗和问题上都太片面。因此，即使对之作出解释，他们也不太可能理解状况，所以很可能作出比医生更糟糕的决定。即使人们承认"最佳决定"是主要的道德决定因素，也值得区分医生可能会比病人作出更好的决定和那些几乎没有或根本没有理由期望这样做的决定。在他们接受过专门和广泛培训的技术领域，毫无疑问，医生可能比他们在医学上无知的病人作出更多的技术或医学上正确的决定。

有意思的是，在 1957 年美国医疗协会修订过的《医学专业规范法典》中提及了"知情同意权"，认为医生在为病人做手术

---

[1] Gillon, R, "Paternalism and medical ethics," *British Medical Journal*, Vol. 290, no. 6486(1985), pp. 1971–1972.

时，有义务告知所有与手术需要及手术结果相关的事实，并且对新的药品和治疗方法进行研究的实验者有义务获得受试者的自愿同意。[1]但是，长期的固定和僵化思维让一些医生忽略了这些要求。

（二）社会环境变迁与医生家长制作风的困境

1959年，美国学者托马斯（Thomas Szasz）和霍伦德（Hollender）认为，根据医生和患者的地位不同、主动性的不同，医患关系管理模式划分为三种类型：主动—被动型、指导—合作型、共同参与型。主动—被动型的特点是医生占据完全主动的地位，病人则是完全被动的，病人听从医生的安排和处置，不提出任何异议。指导—合作型的特点是医生与患者均有一定的主动性，但医生仍有一定的权威性，其意见受到病人的尊重，同时病人也可以提出疑问，寻求解释，主动配合医生治疗。共同参与型的特点是医生和病人具有相同的主动性和权力，相互依存，共同参与治疗过程。[2]到20世纪60年代之后，由于对患者自主权的理念转变，疾病告知的政策和实践才经历了变革。由此，第二种模式"患者自主模式"，即医生直接向患者告知病情并由患者进行自主选择，开始被西方社会普遍采用。[3]

这种看似简单变化的背后是一系列复杂机制的影响。首先

---

[1]（美）埃里克·托普：《未来医疗：智能时代的个体医疗革命》，郑杰译，浙江人民出版社2016年版，第26页。

[2] Szasz T.S and Hollender M.H, "A Contribution to the Philosophy of medicine: The Basic Models of the Doctor-Patient Relationship," *A.m.a.archives of Internal Medicine*, Vol. 97, no. 5(1956), p. 585.

[3] 涂炯、梅笑：《患者"自主权"再思考——基于G市Z医院癌症患者的疾病告知实践研究》，《东南大学学报》（哲学社会科学版）2019年第5期。

是疾病本身产生的影响，人类在百年内的"疾病谱"与"死亡谱"发生了明显的变化。传染病和营养不良等疾病逐渐被有效控制，代之以与人类生活方式密切相关的各种慢性疾病。这些变化都潜在地影响着医患格局，病患的主体性在凸显，医者开始比过去更多地尊重病患的要求，双方都在日渐注意对自己权利义务的预设与保护。[1]1977 年，美国精神医学教授恩格尔在《科学》杂志发表《呼唤新的医学模式：对生物医学的挑战》一文，呼吁当代医学应从生物医学模式向生物—心理—社会医学模式转变。随着医学的发展和疾病谱的转变，尤其是传染病、营养缺乏性疾病得到较好控制之后，心理、行为、社会、环境因素对健康与疾病的影响已成为医学的共识。新的医学模式旨在重构医学观，涉及对生命、死亡、健康、疾病概念的再定义。[2]

其次，社会运动不断以医疗民主冲击家长制观念。20 世纪 60 年代"病人权利"运动兴起，这是对第二次世界大战期间纳粹医生藉科学实验之名行非人道的人体实验之实的深刻反省，也是在消费者权利、妇女权利、黑人权利等人权运动推动下，病人对医生家长制作风发起的挑战，病人开始质疑医生的权威、医院的中心地位以及卫生保健制度和医疗服务体系的价值与功能。病人对医疗保健的批评形成一股强大的势力，美国成立了国家病人安全基金会，与医学界就临床诊断治疗过程中的病人安全展开协商，创建关于病人安全的知识体系，并教育医务界人员。在互联网时代，医学知识获取的便捷导致了医疗保健民主化的趋势，普

---

[1] 黄宇、秦国宾：《变迁与整合：医患关系的社会学视角分析》，《中国医学伦理学》2006 年第 5 期。

[2] 张大庆：《理解当下医学的悖论：思想史的路径》，《历史研究》2015 年第 2 期。

通公众通过网络便可获取百科全书式的信息以及医学期刊上的最新医学进展，医学知识不再为医务人员所独占。[1]

再次，无限扩大的保健需求与有限的医疗资源之间的矛盾。现代医学已经陷于一个难以自拔的泥潭：社会经济的发展提高了人类保健需求，从而不断推动医学的发展，医学技术的发展导致人类期望寿命普遍延长和老年化社会的到来，随之而来的是巨大的人口压力以及慢性退行性疾病的激增，这又进一步刺激了人们的医疗保健需求，越来越多的社会资源将投入医疗保健服务，甚至最终可能达到难以承受的境地而导致社会崩溃。为了控制医疗费用的急剧上涨，各国制定了一系列的卫生政策，设立管理机构来控制费用。然而，这些官僚化的机构与各类政策不仅没有很好地控制费用，反而增加了费用，并使得医生和病人对当代日益增加的市场导向化医疗感到不满。[2]现代医学越来越进步了，不过它也变得越来越不可爱了，看病难、看病贵，医德滑坡，职业声誉下降都是明证，有人将其归咎于公益性危机，政府投入严重不足，公立医院不再是依靠公共财政支撑的社会福利部门，而成为锱铢必较、提供等价服务，或盈利自肥并贡献税赋的产业部门，医改的探索中，增加投入的呼声很高，但公平与效率，公益性与市场运作，保健的均衡与失衡，自由主义与集体主义，个人主义与社群主义，重商主义与人道主义的边界一直无法厘清。[3]

甚至20世纪70年代以后医学史书写的基本纲领已经从过

---

[1][2]　张大庆：《理解当下医学的悖论：思想史的路径》，《历史研究》2015年第2期。

[3]　王一方：《不可爱的现代医学及其根源》，《医学与哲学》（人文社会医学版）2010年第7期。

去以研究伟大的医生转向研究医生和病人语境，从记录医学的成就转向批评医学的霸权，从考核疾病认识过程转向探讨疾病复杂的社会影响。[1]

基于此，有学者提出了构建医患之间合作伙伴关系的倡议。伙伴关系是基于相互尊重对方的技能和能力，并承认将这些资源结合起来以取得有益结果的优势。成功的伙伴关系是无等级的，伙伴分担决策和责任。因此，成功的医患伙伴关系的关键是认识到病人也是专家。医生了解或应该了解诊断技术、疾病原因、预后、治疗选择和预防策略，但只有病人知道他或她的疾病经验、社会环境、习惯和行为、对风险的态度、价值观和偏好。伙伴关系的重点是共享信息、共享评估、共享决策和分担责任。英国在实践中，修订病人宪章、重新启动病人伙伴关系战略、建立NHS直接在线（电话信息和分类系统的在线版本）。政府希望公众更好地了解风险、了解治疗方案、结果和医疗护理的局限性，鼓励自助和知情的选择，希望它能降低成本，确保适当处理保健需求。[2]

（三）中国医生家长制作风的特殊语境及其与患者自治间的张力

与西方不同，儒家伦理的第一原则是行善，而不是自主。中国的医学院学生誓言以"健康所系，性命相托"开头，暗示了医疗过程中患者并不需要自主。[3]但是，伴随时代的发展以及国

---

［1］ 张大庆：《理解当下医学的悖论：思想史的路径》，《历史研究》2015年第2期。

［2］ Coulter A, "Paternalism or partnership? Patients have grown up-and there's no going back," *Bmj*, Vol. 319, no. 7212(1999), pp. 719-720.

［3］ 李亚明：《"生前预嘱"与死亡的尊严》，《哲学动态》2014年第4期。

外医疗观念和制度的引介，医生家长制作风也遇到了前所未有的挑战。

首先，医疗体制的变化动摇患者的感恩心态和顺从心态。医疗体制也从计划转向了市场。在计划经济体制下，国家承担了大部分的医疗费用的支出，所以患者在就医中体现出接受医疗机构及人员的"福利照顾"与"感恩"心态是常见的。但现在大多数的医疗机构都为营利性机构，政府给医疗机构的拨款往往只占其实际支出的极少部分，医院靠收费维持正常运转，患者靠支付医疗费用换取医疗诊治。在这种格局中，患者会下意识地判断对价是否公平。这种判断往往从考察所获得医疗服务的流程、最终结果、费用以及医者的态度、方式等方面进行。[1]

其次，患者消费主义思想与医生家长制作风加深彼此不信任。"消费主义"假设医生以自我为中心，医生提供服务的目的仅仅在于获得利益，因此，患者不信任医生，患者为治疗作出最终决定，医生只不过为患者提供所有必要的信息。就各种理论的假设和推论而言，特别是就患者的自主而言，中国传统的家长制文化所隐喻的医患关系则与消费主义完全相反。家长制认为医生与患者的关系可以同家长与孩子之间的关系相类比。医生是慈爱的，患者可以也应该绝对信任医生，相应地，医生为治疗过程作出决定，患者只能服从。当中国传统的儒家生命伦理学背景下的医生和患者必须接纳西方的"自主性"概念的时候，医患关系成为一种家长主义和消费主义的混合体。中国医生和患者对这一混合模式都感到不满，产生了忧伤的"家长"和茫然的

---

[1]　黄宇、秦国宾:《变迁与整合：医患关系的社会学视角分析》,《中国医学伦理学》2006 年第 5 期。

消费者。一方面，患者试图获得更多的自主权，但因为不具备专业知识，他们又时常期待医生代其行使权力；另一方面，在"知情同意"得到如此强调的当代中国医疗行业中，医生不愿以自身的安全为代价代替患者行使权力，特别是当他们感受到患者的不信任，他们更加倾向于不去承担"额外的"责任。但是同时，这一切令医生感到失望，他们期待信任并服从他们的患者，并且乐意为这样的患者决定和安排一切。事实上，消费主义模式与家长制模式恰恰是医患关系中的两种极端模式，消费主义在反对家长制的霸权中产生，假设了与家长制完全不同的医患人际关系。[1]

第三，医患矛盾和医患冲突助长了医生信息屏蔽、过度医疗和排斥疑难杂症等行为。当前医患间信任程度低，医患关系紧张，医疗纠纷频发，导致医生处于比较保守的状态，认为除了强制性转移行为可以降低风险外，过多知识的转移没有必要，甚至可能导致更多纠纷。医生知识转移行为显著低于其转移意愿，医生知识转移意愿与其可选择转移知识的行为与强制性转移知识的行为均存在相关性，也就是说医生知识转移意愿一定程度上影响了其转移行为。医生的知识转移意愿明显高于其转移行为，也就是说医生存在知识转移的意愿，付出的行动程度却远低于其意愿。[2]很多医务人员认为现在从医风险太大，法律责任比过去增大，这种心理也在无形之中影响着医患关系。为了避免在医患纠纷中出现诊疗的依据，医生高度追求"客观性"标准。其结果

[1] 李亚明：《从医患关系模式的角度分析中国医疗领域中的"自主性原则"》，《中国医学伦理学》2014年第4期。

[2] 张大亮、孙飞超、贺铭珠：《基于医生视角的医患知识转移行为模式研究》，《中国卫生政策研究》2011年第8期。

是"不顾实际情况，消耗有限的诊疗资源，甚至造成病人财务破产，继而牺牲其未来和家庭的生存与生活质量。在知识爆炸、信息过剩语境下不计成本，充分揭示、重复展览疾病真相的冗繁细节"。[1]采用排除法来诊疗疾病，尽管其结果是诊疗的准确度较高，但在一定程度上也加重了患者的费用支出。一旦一些疾病没有得到良好治疗，就会产生矛盾和冲突。为避免难以预期的医疗纠纷，医务人员会"潜意识地排斥某些患者或拒绝涉入某些疑难杂症"。[2]

第四，优质医疗资源短缺导致医患无法充分沟通助长家长制作风。医患沟通不具备应有的条件。研究发现，在被调查的公立三甲综合医院医务人员中，79.2%的人称"医患沟通不到位"，45.3%的人称"人员缺、工作量大"，这两个选项均高出其他类型医疗机构的水平。医患沟通主要是信息沟通和情感交流的过程，需要一定的条件作保证，即时间、医务人员的知识及对知识的认知、经验、交流技能、交流环境和互动等。[3]出于医疗体系和制度的原因，医务人员没有时间精力来进行解释，导致家长制作风下的诊疗过程是最为高效和最为经济的方式。

第五，医生单打独斗维系道德圣像难以为继。医生在处理与病人关系时容易表现出家长制作风，把自己置于"家长"的角色，持着一种优越的心态。所谓"医者父母心"要求为医者必须怀着

---

[1]　王一方:《不可爱的现代医学及其根源》,《医学与哲学》(人文社会医学版)2010 年第 7 期。

[2]　黄宇、秦国宾:《变迁与整合：医患关系的社会学视角分析》,《中国医学伦理学》2006 年第 5 期。

[3]　温春峰等:《当前我国医患关系紧张医源性因素分析及伦理探讨》,《中国医学伦理学》2015 年第 1 期。

父母疼爱孩子般的心去关心病人的同时，也赋予了医者父母般的权力即家长主义。医生很容易把一个治病者的角色同"家长"的角色相混淆，服务观念变为了"恩赐"观念，医患之间相互配合的方式变为命令的方式，平等人格关系变为不平等人格关系。这导致医生作为一个治病者的角色道德的缺失。[1]另外一种颇为不合理的倾向认为，医务人员应当具有类似"道德圣徒"般的人格与道德品质，这导致患者以及整体社会对于医务人员的期望值超出了这一职业群体能够负担的阈值。在对于医患冲突事件的报道当中，不少新闻媒体将叙事线索的主轴定位在医务人员未能真正做到舍己为人救死扶伤。不可否认，少数医务人员的确具有职业操守问题，但作为舆论导向的媒体首先要清楚医务人员的职业界限何在以及相应的道德界限何在。[2]而中国社会历来对于医生群体有着极高的期望，因此很少先去界定所谓"道德正确"的范围，而把几乎所有的道德品质都当作一种"应然"赋予了这一令人尊敬的行业从事者。由于这样的道德要求较为模糊，作为道德品质承载者的医务人员单凭自身力量很难维系这一道德要求，倘若整个社会并不能在制度架构和细节设计上体现和照顾到对于这些道德品质适当的赞许、鼓励和支持，那么作为单个道德主体的医务人员仅凭一己之力恐怕很难达到近乎道德圣人般的标准。[3]

---

[1] 鲁英：《当代中国医生角色道德病症及其原因探析》，《医学与哲学》（人文社会医学版）2008年第6期。

[2][3] 尹洁：《如何解构医患信任危机？》，《东南大学学报》（哲学社会科学版）2017年第2期。

三、社交媒体传播环境下医生家长制作风改进

对于医生家长制作风的归因分析让我们了解了为什么要反对传统意义上的、不分具体语境的医生家长制作风。一些研究者认为，改变医患不平等的境况，应在全社会层面的公共卫生宣传中注重医学科学思维的适当普及化，让非医学专业人士能够适当理解并体认医疗临床决策和卫生保健资源分配政策制定与实施的诸难题与困境。一言以蔽之，不仅有必要保障一个稳定安全的医疗环境，也要保障患者能在充分知晓信息的情况下作出自主的、合理化的决定。医务人员不能扮演上帝，其临床决策究竟如何作出，需要的不仅仅是医务人员专业团队和其他专业人士的意见，更需要患者自身的主动选择、积极参与和理性决策。[1]同时，有关卫生保健系统的细致、专业的规划与协调所需的信息应来自切实参与健康事业的多组人群，尤其是医务人员、患者群体和实际从事卫生政策法规的制定、实施和评价的专业人士，其中每一方都应被看作是责任的承载者。[2]

实际上，面对社会发展带来的变革，医疗体系和医学界已经发生了一些改变。1982年卫生部公布的《医院工作制度》强调实施手术前"必须由病员家属或单位签字同意"。1994年，国务院制定了《医疗机构管理条例》，第33条规定"医疗机构实施手术、特色检查或患者特殊治疗时，必须征得患者同意，并应当取得其家属或关系人同意并签字"。同年，卫生部制定的《医疗机构管

---

[1][2] 尹洁:《如何解构医患信任危机？》，《东南大学学报》（哲学社会科学版）2017年第2期。

理条例实施细则》第 62 条进一步规定："医疗机构应当尊重患者对自己的病情诊断、治疗的知情权利。在实施手术、特殊检查、特殊治疗时，应当向患者作必要的解释。因实施保护性医疗措施不宜向患者说明情况的，应当将有关情况通知患者家属。"1998年的《执业医师法》也规定医师应当如实向患者或者其家属介绍病情，但应注意避免对患者产生不利后果。2002 年的《医疗事故处理条例》规定"在医疗活动中，医疗机构及其医务人员应当将患者病情、医疗措施、医疗风险等如实告知患者，及时解答其咨询"。2009 年的《侵权责任法》更进一步指出，医务人员应当向患者说明病情、医疗措施、医疗风险等情况，并取得书面同意，明确把知情同意作为一项权利写入法律文件。[1]

2011 年 6 月，中国第一个"生前预嘱"协会在北京成立。其目标是凭借网站平台及学术研究、制作媒体内容等方式推广"生前预嘱"的使用，普及"尊严死"的概念。该协会是中国第一个推广"尊严死"的民间组织，目前由北京市卫生局主管。他们希望更多人了解，在生命末期放弃抢救也是一种权利，而对于这种权利的行使可以令一个临终患者拥有更多尊严。该协会拥有的"选择与尊严"公益网站提供了一种帮助人们实现这一权利的途径，人们可以在该网站填写"生前预嘱"，表明自己在临终时是否使用生命支持设备。"生前预嘱"协会创办者的理想是，最终在中国建立一个"生前预嘱"注册中心。该协会的成立再次引发了人们对于死亡的权利和人的尊严等问题的探讨，其所倡导的"尊严死"概念为当代人的尊严的伦理研究提供了一个思考的

---

[1] 涂炯、梅笑：《患者"自主权"再思考——基于 G 市 Z 医院癌症患者的疾病告知实践研究》,《东南大学学报》(哲学社会科学版) 2019 年第 5 期。

角度。[1]

但是做到这些还远远不够。有学者提出，从医患信任危机这一社会现象出发，我们需要关注的不仅仅是所谓医务人员群体与患者群体的冲突本身，也不是将其还原为简单的医疗服务提供者与消费者关系继而再来审视市场机制条件下不可避免的利益冲突或伦理冲突，而是应该退回一步去考虑，究竟医患间不信任的这一社会现象源于我们作为公民本身怀有怎样特定的诉求，以及，当这一诉求难以满足的时候，其中有哪些社会性因素诱发了冲突的激化与升级。只有将医患信任危机这一现象置于更为宏大的政治哲学背景之中，即对于如何实现现代中国的健康正义这一理想之中，思路才可能更为明晰。解决方案何在？其认为一种基于医疗公正为目标的健康政策研究和健康服务研究既能够从实证的维度提供健康资源分配、使用与评估的证据，也能够保持合理资源配置的经济学层面决定与伦理学目标相互协调。[2]与聚焦于医生家长制问题的医生层面不同，我们更应该考察整个医疗环境和整个医疗体系，正所谓"工夫在诗外"。

尽管医生家长制作风带来的诸多问题需要从制度和医疗体系入手进行改进和优化，但是，在社交媒体传播已经成为人们的生活方式的当下，我们也可以充分发挥社交媒体或者类社交媒体平台的使用来改变医生家长制的观念，优化医生行为，改善医患关系。具体可以从以下几个方面入手：

---

[1]　李亚明：《"生前预嘱"与死亡的尊严》，《哲学动态》2014 年第 4 期。

[2]　尹洁：《如何解构医患信任危机？》，《东南大学学报》（哲学社会科学版）2017年第 2 期。

（一）以社交媒体提升患者自治能力减轻医生"道德负担"

健康中国行动推进委员会 2019 年 7 月发布的《健康中国行动（2019—2030 年）》中提出，要运用"两微一端"（指微信、微博、移动客户端）以及短视频等新媒体，推动"互联网＋精准健康科普"，并要求由中央宣传部、中央网信办、卫生健康委、广电总局、中央广电总台、中医药局按职责分工负责。[1]该条款从传播渠道和传播主体上规定了精准科普的路径，在传播社交化的当下，社交媒体在这一过程中将发挥重要的作用。通过社交媒体进行健康介入和健康传播既方便实施，也方便进行反馈和评估。通过这些便捷渠道，可以重点从提高民众自我健康管理能力和改变医生形象入手，不管是提高民众的自主性和自治能力，还是促进医患互相尊重、平等交往，都是对医生家长制作风的消解。

通过社交媒体的健康介入，唤起民众对于自身健康管理的重视，并理解自己才是健康的第一责任人。只有这样才能够充分调动对于疾病和健康管理的自治理念，改变对于医生的依赖心理，消解医生家长制作风的社会环境。民众的健康素养中包含了对于医生的认识和对于医疗机构的认识，以及对于健康生活水平的认识，其中有一条非常重要，即个人是个人健康的第一责任人。不能动不动就将自己消极地交给医生，而是要积极地参与自己的健康决策和疾病诊疗决策甚至是生命决策。只有拥有更多的自主和自治，才能更好地理解医生的形象，也能够推进与医生进行

---

[1] 卫健委：《健康中国行动（2019—2030 年）》，2019 年 7 月 15 日，http://www.nhc.gov.cn/wjw/index.shtml。

理性的建设性的沟通，而不是走向极端的（极端的信任或者极端的不信任）沟通。

《健康中国行动（2019—2030年）》也提出，要建立鼓励医疗卫生机构和医务人员开展健康促进与教育的激励约束机制，调动医务人员参与健康促进与教育工作的积极性。将健康促进与教育工作纳入各级各类医疗机构绩效考核，纳入医务人员职称评定和绩效考核。完善医保支付政策，鼓励基层医疗机构和家庭签约医生团队开展健康管理服务。鼓励和引导个人践行健康生活方式，加强个人健康管理。本质上是要让公众知道这种对于生命的选择和决策的权利，在给予选择尊严感的同时，也获得自我掌控感。在这一转变的过程中，医生和医院仍旧是主导性的。正如北京大学人民医院何权瀛所说的，只有医生改变观念，认识到患者可以分担诊疗决策和长期自我管理的责任，只有医生给予患者充分的信息资源，使他变成"聪明的患者"，21世纪的医疗卫生服务才可能变得更好。医生必须向患者提供必要的技能和资源，并对人群中不能适应新模式的人们给予帮助。北京大学人民医院呼吸科，从1993年开始对哮喘患者进行系统教育和长期管理，经过20年的努力形成"三位一体"的哮喘患者教育管理模式。这种教育模式，可以显著提高哮喘患者防控哮喘的认知水平，提高哮喘患者病情控制水平和生命质量，同时可以有效降低医疗资源的消耗，减少患者本人及家属因病误工率。显著改善医患关系，有助于构建伙伴或朋友式医患关系。[1]立足于构建长期的关系，对于一些患者，尤其是慢性病患者，医院和医生可以发挥主导作用，建立教育和指导渠道，加强互动，以互动建立互信，

[1]　何权瀛：《我眼中的"伙伴医学"》，《中国医院院长》2015年第5期。

在具体的诊疗时既可以降低沟通成本，也可以提高诊疗质量和患者满意度。

作为健康素养的一部分，患者应该了解，医生是掌握了专业知识和专业技能的职业人士，其职责是救死扶伤，但并不是无所不能的"神"和真正的"天使"。在全社会构建一种相互理解相互支持的氛围，消除医生职业承载的道德重负，让医生在轻松的环境中执业，还原医疗的专业性，去掉其神圣性。

有研究发现，尽管临床医生试图去尊重患者的自主性，使用规范的临床语言与患者交流，但却出乎意料地导致患者和家属在医患关系中"失语"的局面。[1]这种尴尬局面的形成本质上在于医生所使用的"规范语言"。在医院环境中，医患之间的规范沟通意味着程式化的诊疗语言，缺少情感的交流。而互联网及社交媒体已经为当前医生、患者、公众和社会意见领袖搭建起了参与医患互动与博弈的核心平台。因此，"医患互动，在医疗场所互动流程化，在虚拟空间互动情感化"是当前医患互动的典型模式。[2]通过社交媒体沟通，医生情感的注入，让医患交流变得接地气，有"烟火气"，才能让患者体会到专业知识的同时，感受到人性的温暖。

在传统媒体上的宣传往往会沿袭传统的固化模式。相关的研究倡议，在意识形态的宣传上避免单一宣传所谓"道德圣徒"式的医务人员形象，把医务人员既当作高度职业化人群也当作有合理正常自身需求的公民来看待，同时塑造患者群体以及更大范

---

[1] 张肖阳、孔舒、肖巍：《临床医患关系中患者的"失语"》，《医学与哲学》2020年第23期。

[2] 涂光晋、刘双庆：《社交媒体环境下医患暴力冲突事件的媒介呈现研究》，《国际新闻界》2015年第11期。

围的潜在患者群体在健康资源消耗和消费中的理性思维。[1]而社交媒体的互动式沟通，会自动消除单向宣传居高临下的态度，形成平等互动。

（二）以社交媒体推动医疗从业者辨识并纠正家长制作风

当前社交媒体使用人数几乎等同于成年人口，拥有上网终端和能力的人都在使用社交媒体进行传播和生活。医务工作者作为高知识阶层，社交媒体的使用率超过总体使用率。同时，许多医院和地方医疗管理部门都采用社交媒体进行组织形象宣传或者作为党的建设的线上平台建立自己的网络社群。最后，医疗系统和医院的宣传部门已经能够熟练通过社交媒体进行信息沟通和形象建构。这些事实让通过社交媒体进行系统化的宣传、培训、指导成为可能。因此，各类医疗协会、管理部门、医院、医生可以借助社交媒体进行宣传、指导、探讨、学习究竟什么样的表现是家长制作风，以及应该如何去规避家长制作风。具体而言，应该重点宣传以下几个方面：

首先，通过社交媒体宣传或者讨论，提出具体、详细、明确的规定来确认，哪些是家长制的，哪些不是。有学者根据医疗情境从行使家长制的人、理由、行为与动机以及机构等维度考虑对医生家长制进行了界定：基于自由主义和个人主义道德价值观认为做或者不做可能构成对于患者自由和自主性的干预，尤其是在未经患者允许的情况下，认为家长制有良好的动机和意愿，如医生出于患者利益的考量、医生出于善意的家长制体现出医者的职

---

[1] 尹洁:《如何解构医患信任危机?》,《东南大学学报》(哲学社会科学版)2017年第 2 期。

业美德，然而当把这些善意和美德置于临床语言游戏中时会在客观上导致对于患者自由和自主性的干预，形成患者的"失语"。[1]这一界定可以让医生从自己的实践环境和具体行为去分析自己的医患沟通，审查是否存在家长制作风。

界定家长制作风，也应该区分患者群体。一些医生认为，只有家长式的沟通方式和被动的病人行为才能培养信任。对于一些（老年）患者来说，这可能是正确的，但不适合年轻和消息灵通的患者。[2]同时也应该区分疾病类型：昏迷的病人完全无助，医生必须接管并对他做些什么；有急性感染过程的病人寻求帮助，并准备和愿意合作，他转向医生寻求指导；慢性病患者得到帮助，医生自己的内在需要（和满足）与患者的需要形成一系列的互补。[3]对于那些老年患者、昏迷的患者，医生应该给予帮助，在指导和帮助过程中代替患者作出的决定，不应该被当作家长制作风。

其次，明确告知应该与患者沟通哪些内容。第一，对于医生和患者群体的调查发现，医生目前的知识转移行为与患者的偏好存在严重不一致。同时，根据具体情形，提出了具体的医患沟通内容指南。医生行为与患者偏好最匹配的仅有疾病所处阶段、治

---

[1] 张肖阳、孔舒、肖巍:《临床医患关系中患者的"失语"》,《医学与哲学》2020年第 23 期。

[2] Ommen O, Janssen C, Neugebauer E, et al., "Trust, social support and patient type—associations between patients perceived trust, supportive communication and patients preferences in regard to paternalism, clarification and participation of severely injured patients," *Patient Education & Counseling*, Vol. 73, No. 2(2008), pp. 196–204.

[3] Szasz T.S and Hollender M.H, "A Contribution to the Philosophy of medicine: The Basic Models of the Doctor-Patient Relationship," *A.m.a.archives of Internal Medicine*, Vol. 97, No. 5(1956), p. 585.

疗方案风险与好处这两项。在治愈可能性、疾病复原时间等内容上，医生并没有很好满足患者的需求。因此，这些内容是医生在今后的知识转移行为中应该重点考虑的。第二，关于疾病生理反应、疾病起因、药物知识这几项内容，医生目前的行为与患者需求是匹配的，因此，这些内容，医生仍可以保持比较低程度的告知行为。第三，关于恢复期间的相关知识，以及检查治疗的目的等几项知识，在患者需求中处于中等程度，在医生转移行为中处于可选择转移行为，医生应在加强治疗效果相关知识告知的状态下，增强对这些内容的告知程度，从而提高医患满意度。[1]这些研究成果可以作为讨论的基础，发动医生从实际出发，改变信息告知行为，让患者在感受到医生专业知识的同时，也感受到医生依据患者独特个体所给予的人性关怀。

最后，行业应该进行定期的患者满意度调查，以此来提升和改进医患之间的交流和沟通质量、诊疗质量、护理质量等，并通过及时反馈和研讨，提高互信，构建互利共赢的医患关系。马萨诸塞州医疗、商业和政府领导人的合作伙伴认识到需要可靠的、公开的关于该州医院护理质量的数据，并发起了一项努力，利用Picker调查从马萨诸塞州50多家医院出院的24200名患者中收集信息。这些数据被用来编制一份报告，分发给各医院，并在最初的内部报告周期后公布项目质量和重点。[2]利用这些数据反馈，并不是去判断"赢家和输家"，而是教育和告知医院和消费者，并促进质量改进工作。国内相应的评估和调查也很多，尤其

---

[1]　张大亮、孙飞超、贺铭珠：《基于医生视角的医患知识转移行为模式研究》，《中国卫生政策研究》2011 年第 8 期。

[2]　Cleary, P.D., "The increasing importance of patient surveys," *Bmj*, Vol. 319, No. 7212(1999), pp. 720–721.

在当前"健康中国"战略推进过程中，国家的人力、物力投入很大，完全可以进行相应的调查。不断进行考核和评估，可以获得真实的数据和反馈，从结果倒推前段的行为，及时发现和改进家长制作风，迅速改进医患交往的质量。

（三）以技术赋能纾困医疗资源提高医患互信

社交媒体和依托社交平台构建的社群，让整个社会可以开发出更为有效的线上和线下合作。同时，面对医疗科技和医疗大数据、人工智能的发展，我们可以构建范围广阔、功能强大的社会化医疗。

前面的归因分析中我们提到，对于国内的医疗体系而言，很大程度上因为高质量的医院和医务人员短缺造成人们不得不聚集到优质医院看病，在医院不堪重负的情况下，只能严重压榨医务人员的时间、精力。结果医院和医生都超负荷运转，其医患沟通的质量和诊疗过程出现不规范、漠视患者自主权利、漠视患者信息需求和情感需求成为常态。媒体也常常报道一些医生每天要看 200 名患者，以至于没有时间上厕所只能穿着尿不湿诊病。社会化医疗可以在一些场景下替代医院和医生的工作，缓解这种医疗资源短缺带来的医生家长制作风。

首先，我们可以利用社交媒体平台构建线上医生咨询、就诊挂号、预约等基于医院的智慧系统，缓解医院人力、物力资源紧张问题。整个医疗系统是一个复杂的体系，在盈利创收的压力下，医院的咨询、就医和问诊都会出现挤兑。基于技术平台，许多前段的问题可以得到解决。比如当前的医院信息系统（HIS）、临床辅助决策系统（CDSS）已经进入医院试验阶段，未来可能发挥更大的作用。2019 年 7 月 4 日，在 Create 2019 百度 AI 开发者大会百度大脑开放生态论坛上，百度大脑与北京市平谷区卫健委举行了签约合作仪式。基于百度大脑技术，百度智慧医疗团队已将智能化医疗服务带到平谷区 18 个社区卫生服务中心，推动基层诊疗水平的全面提升，此后双方会继续开展深入合作，全面优化医患双端医疗服务体验，促进医疗服务普惠平等。[1]百度智慧医疗团队打造了 AI 医疗综合技术方案，包括五大类解决方案：临床辅助决策系统（CDSS）、眼底影像分析系统、医疗大数据解决方案、智能诊前助手、慢病管理。百度 AI 医疗综合技术方案致力于为医疗体系提供全流程的 AI 产品阵列，打破不同地区医疗资源供需失衡的问题。而此次与北京平谷区卫健委的合作是百度大脑将"AI+ 医疗"技术落地的一次重要成果。

其次，利用社交媒体数据以及诊疗数据开发进行跨医院、跨地区的在线医疗合作，解放线下资源。在 2020 年前半年，受新冠肺炎疫情影响，17.9% 的网民使用过网上挂号、问诊等在线医疗服务，网民对在线医疗的接受度不断提升。同时，传统的医疗机构优质资源不断向线上延伸，带动了用户的增长，到 2020 年6 月底，我国经卫健委批准的互联网医院近 600 家。此外，以平安好医生、阿里健康、好大夫为代表的互联网平台访问量大幅增长。[2]到 2020 年末，在线医疗用户渗透率进一步提升，用户群体向全年龄段扩展、问诊地域向三四线城市扩展、问诊病种呈现

---

[1]　洞悉世界：《基层医疗迎来"智变"，百度大脑把 AI 带到北京平谷社区医院》，2019 年 7 月 5 日，https://www.echang.cn/news/china/2019/0705/2287.html。

[2]　中国互联网络信息中心：《第 46 次中国互联网络发展状况统计报告》，2020 年 9 月 29 日，http://www.cnnic.net.cn/hlwfzyj/hlwxzbg/hlwtjbg/202009/P020210205509651950014.pdf。

多样化趋势。[1]在线医疗的发展，可以解放线下的医疗资源，同时可以让医疗资源匮乏的地方分享优质的医疗资源，解决优质医院人满为患，医务人员不足所产生的家长制作风问题。不仅如此，线上问诊也可以提高患者就医的满意度，缓解医患之间的紧张关系。在美国的一项调查中，70%的被访问者表示更喜欢虚拟医生。因为，在美国去看医生的平均回访时间持续7分钟，首次咨询约为12分钟，但是患者平均需要等待62分钟才能进入诊室就诊。[2]这种情况在中国更为严重，就医体验和满意度不高与此有密切关系，医患矛盾常常由此而产生。

最后，医疗机构和社会组织可使用微信群、贴吧、线上医生等社交媒体开拓通道，增加医患之间互信。在后面关于在线支持群体的论述中，我们会具体分析医生和医疗机构利用论坛和微信群的实践，在此不再赘述。

《"健康中国2030"规划纲要》中提出，加强健康医疗大数据应用体系建设，推进基于区域人口健康信息平台的医疗健康大数据开放共享、深度挖掘和广泛应用。消除数据壁垒，建立跨部门跨领域密切配合、统一归口的健康医疗数据共享机制，实现公共卫生、计划生育、医疗服务、医疗保障、药品供应、综合管理等应用信息系统数据采集、集成共享和业务协同。[3]相信在不久的将来，通过技术赋能和社交赋能，医疗资源的紧张状况能够得

---

[1]　中国互联网络信息中心：《第47次中国互联网络发展状况统计报告》，2021年2月3日，http://www.cnnic.net.cn/hlwfzyj/hlwxzbg/hlwtjbg/202102/P020210203334633480104.pdf。

[2]　（美）埃里克·托普：《未来医疗：智能时代的个体医疗革命》，郑杰译，浙江人民出版社2016年版，第178页。

[3]　卫健委：《"健康中国2030"规划纲要》，2016年10月25日，http://www.nhc.gov.cn/wjw/index.shtml。

到有效缓解,到那时,医生不再为看不完的病人焦虑,医院不再为不够用的医生担忧,得到解放的医生可以有更多的时间沟通,更多的精力关怀患者的心理,家长制作风的问题也可从根本上缓解。

本章小结与下章提要

本章对家长制作风的历史根源和现实表现作了深度的剖析,并强调其对医患互信的不良影响。医患关系的矛盾和冲突已经成为当前我国医疗领域的焦点、难点和痛点问题。伤害医生的案例每年都会有多起发生,这是医患之间隔阂、误解、偏见、敌意在具体刺激下的集中爆发。笔者在访学美国期间,曾经与当地一位美国居民谈起个别案例,她表现出来的惊诧到现在仍让人记忆犹新。我们在此研究医生的家长制问题,正是推进医患关系走向正常化的一种努力。当然,正如前面分析的那样,医生家长制并不是一个应该彻底否定的行为,因为在一些场合下,患者需要医生以学识和经验代替患者作出决策。但是,必须在一种伦理理论中充分说明家长制以及同意和尊重个人在医疗和其他实践中可以发挥的作用,这种理论不会强加一种无限自治的理想化的图景,而是允许实际人类自治的可变性和部分性。[1]从这种意义上讲,我们需要警惕的是那些不合理的医生家长制作风。

下一章主要考察医务人员在使用社交媒体进行传播时应遵

---

[1] O, O'Neill, "Paternalism and partial autonomy," *Journal of Medical Ethics*, Vol. 10, No. 4(1984), pp. 173–178.

循的传播伦理问题。社交媒体的使用带来了医务人员的使用满足，同时作为新的传播手段和互动通道，社交媒体也介入医务人员的工作语境中，并出现许多引发社会关注的传播事件。一些事件中，医生不当传播与个人的"家长制"思维有关，但更多是缺少传播伦理的考量，下一章研究将由"家长制"作风转向医生伦理和传播伦理的考察。

第五章　医务人员社交媒体使用中的
传播伦理

　　2022年1月21日，日照市中心医院涉事医生厉某某在B站直播妇科手术，遭举报后被刑事拘留、提请批捕，依法依规注销执业医师资格证书、予以开除。同时，该事件涉及的11人被追责问责。根据美国联邦医学委员会（Federation of State Medical Boards，FSMB）一项调查显示，92%的调查对象至少有过一项在线违反职业操守的行为，并造成严重后果。[1]梅奥媒体中心研究发现，超过40%的消费者称社交媒体上的信息会影响他们对待自己健康的方式，另外41%称社交媒体影响他们选择医生、医院等。因此，梅奥诊所社交媒体中心与世界领先的社交媒体管理平台Hootsuite（互随）宣布合作，为医疗卫生专业人士开设课程，讲授社交媒体应用。[2]医生的言行会影响患者对于整个医生群体的印象和想象，并在长远上影响医患关系和医疗改革效果。医生作为社会人也不可避免会使用社交媒体，但这种使用涉

---

　　[1]　张文燕:《医生直面社交媒体隐忧》,《中国医院院长》2013年第12期。
　　[2]　徐青:《梅奥与Hootsuite联手　手把手教医生使用社交媒体》,2015年9月8日，https://www.cn-healthcare.com/article/20150908/content-477659.html。

及传播伦理和职业伦理，更具复杂性。

中外有不少医生使用社交媒体不当引发社会争议的案例，从这些案例中，我们可以发现大众关注的焦点所在。同时，因为医生使用社交媒体的行为，既受到医生身份和职业伦理的规约，也受到传播和社交媒体传播伦理的规约，因此，需要从这两类规范的交叉点入手方可准确理解其中的伦理失范，并发现改进的路径和举措。

一、医生和医疗机构社交媒体使用中的伦理问题

在 Web2.0 时代，人人都是传播者，个个都是自媒体，传播伦理已然成为一项待普及的公民素养。[1]但是，在现实社会中，并不是人人都具备这种素养，尤其是当具有较高社会期望的群体出现伦理偏差时，就会引发强大的社会舆论。对于医生而言，承载人们的生命重托，其不当言行更会引发社会关注。近几年，伴随着社交媒体的普及，医生社交媒体使用中的不当行为引发的舆情事件主要有未经患者同意擅自发布隐私信息、虽经患者同意仍受到舆论指责、社交媒体发表不当言论等。

（一）与患者达成"知情同意"公开直播患者隆胸手术过程

2017 年 7 月 5 日，澳洲一名整容医生一时兴起，把手术过程透过 Snapchat 作直播。病人的身体及血淋淋的画面被呈现眼前。一位悉尼医生巴尔蒂（Laith Barnouti）直斥这个行为有欠道德，

---

[1]（美）克利福德·G.克里斯琴斯、马克·法克勒:《媒介伦理:案例与道德推理》，孙有中、郭石磊等译，中国人民大学出版社 2014 年版，(序言)第 3 页。

手术过程中分神拍影留言也会为病人带来风险。巴尔蒂指出，医生要为病人的健康和福祉着想，而不是在手术过中用手机作直播，"医生在手术过程中用 Snapchat，这说明当病人躺在手术床上时，他们（医生）放下工具，停止工作，拿起手机在手术过程中拍摄。这不但不道德，亦是干扰手术过程"。另外，巴尔蒂还担心手机没有经过消毒，对病人造成潜在风险。

悉尼医院禁止医生在手术过程中用社交网作直播，但直播的医生多纳（Eddy Dona）指此举只是"教育"民众。多纳表示，"人们通常看到手术前和手术后的相片，很多时候他们以为做手术很美好"。他希望用直播作示范，让病人不要轻视中间的过程。对于被指不道德，多纳反驳称是"废话"。他强调拍摄前已取得病人同意，而且有四成病人欣然同意他这样做。[1]

（二）未经同意擅自传播患者隐私照片

2016 年 9 月 22 日，一篇题为《南江妇幼保健院护士竟然到处公布患者隐私》的投诉网帖发布在微博平台 @ 问政四川，帖子内容引发网友热议（见图 5-1）。一名妇科患者检查的私密照片被护士拍下并传到微信群（该护士所在微商群）中，并与群中数位网友对患者进行调侃和嘲讽。甚至在聊天过程中，患者的隐私成为了营销推广的工具，"幸好我有女神""他用女神可以（治病）"，该护士以此推销私人代理的"女神"卫生巾。根据知微传播数据分析，转发量较高的相关微博曝光量达 400 多万，关注人数较多。网友谴责该名护士侵犯了患者隐私，毫无职业道德，不仅让自身

---

[1]　北京时间：《澳洲医生直播隆胸手术　遭同行斥责：有欠道德》，2017 年 7 月 7 日，https://world.huanqiu.com/article/9CaKrnK3W0G。

成为公众讨伐的对象,也让所在医院形象受到极大伤害。

多数公众认为,护士应该做本职的工作,而不是侵犯他人隐私,并表示之后不敢来该院妇检。网友评论中的关键词与高频词多为"职业道德""隐私""侵犯""尊重""保密"等,所得出的情感倾向判断为负能量。

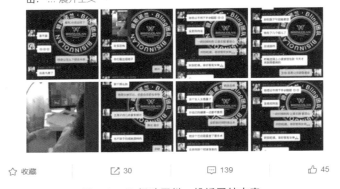

图 5-1 @ 问政四川 投诉网帖内容

(三) 不当聊天记录网络传播

2016 年 12 月 22 日,和平里医院两名护士发布在自己微信朋友圈的聊天记录快速在网络上流传,两人在聊天过程中炫耀戏弄重症患者的行为,"我总鼓弄她,我还以为你晚上弄她,我白天弄她""气得她有两次都出骂人的嘴型了",并贴出该位重症老人的视频(见图 5-2)。两名护士的"上了俩夜班,死俩⋯⋯我估计再让我上夜班，护士长这 14 个病人，给他剩 4 个就不错了"等言辞间充满了对患者生命的漠视，引起公愤（见图 5-3）。

@ 澎湃新闻、@ 人民网、@ 环球时报等媒体相继关注并报道该事件，相关微博下的评论倾向负面，多是指责护士无医德，认为该行为加剧医患之间的矛盾，应严惩当事人。据百度指数的搜索指数趋势显示，该关键词在 12 月 24 日的搜索次数已达 30 万。

相似的事件发生在 2011 年，广东某医生在微博上发布"下班再死"等言论在当时也引起了一片哗然。医务人员面临生活与工作、生与死的多重压力，而社交媒体为他们提供的自由、虚拟的交流空间放大了负面情绪，越来越多的人选择将现实中不能宣泄的情绪发泄到虚拟世界里。微博、微信、论坛等社交媒体平台上充斥着越来越多的攻击性、漠视生命等性质的语言暴力行为，这种肆意的情感宣泄违背了医学的仁爱精神与人道主义，激化现实社会的医患矛盾，破坏医务人员的正面形象。

这三类使用社交媒体的不当行为，核心本质在于将患者的隐私公布于众，给患者带来某种程度的、直接的或者间接的身体和心理伤害。但是因为动机的复杂性，三个案例又具有不同的内涵。在第一个案例中，医生从职业道德的角度讲获得了患者的知情同意，在他看来已经尽到了医生的伦理责任，但是仍受到医生群体和社会的指责，其知情同意的辩护并未得到社会和医生群体的承认。在第二个案例中，擅自披露患者隐私图片不仅有悖医生职业的伦理规范，也违反了作为公民的使用社交媒体的传播伦理。第三个案例中，医务人员从本意上并未故意传播，但是他们的言论曝光之后，其职业道德受到质疑。也就是说，在不当社交媒体传播行为中，医生的社交媒体使用，既要考察医生的职业伦理，也要考虑社交媒体传播中的传播伦理，两者既有交叉，也有区别。

人民网 V

【医院护士戏弄危重老人☺院方回应已暂停其实习工作】网曝北京和平里医院两名护士在朋友圈发聊天记录称，两人倒着班戏弄一位老年病人，"上了俩夜班，死俩，我估计再让我上夜班，护士长这14个病人给他剩4个就不错了。"医院通报当事人系北京市卫生职业学院2013届实习护士，已被暂停实习。@北京青年报

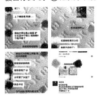

2016-12-24 11:40 来自 人民网微博

收藏   转发 402   评论 1873   👍605

图 5-2   @ 人民网 12 月 24 日相关报道

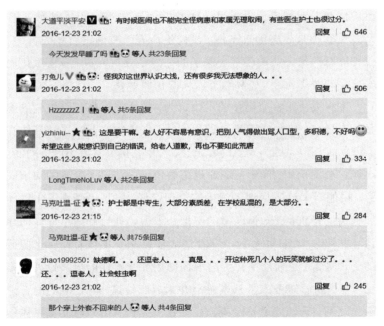

图 5-3   相关报道下的网友评论

二、"双重"伦理审视下的医务人员社交媒体使用

伦理（ethics）一词来自希腊文，本意是"本质""人格"。很多西方的思想家认为伦理学研究的是"善"与"恶"、"是"与"非"。[1]将这种善恶和是非运用到对于医生行为和传播行为的评判上产生了不同领域的伦理规范。医生的传播行为应该受到两种伦理规范的共同规约。

克里斯琴斯从经典的理论家那里总结出了五种伦理原则，分别是：1）亚里士多德和儒家的中间或者中庸的美德；2）康德的义务论伦理和伊斯兰教的正义、人类尊严和真理法则；3）密尔追求整个群体的最大幸福的效用原则；4）罗尔斯没有社会差别的公平原则；5）犹太—基督教的爱人和诺丁思的关怀伦理原则。[2]具体而言，康德的绝对律令认为，对一人是对的，则对所有人都是对的。用这一原则来考察人的行为，如果你愿意你的行为成为大家的普遍行为，则行为具有道德性。康德绝对律令背后的支持是人天生具有的良心。通过良心，人有了道德义务，清楚如何择善弃恶，违背良心，无论多么轻微或无知，都会带来罪恶感，道德律令深植于人性之中。在伊斯兰教的伦理原则出自真主的命令。其中耐心、克制、信任和爱都是美德。同时，伊斯兰教重视正义，认为人们应该维护公道，秉公作证。另外，伊斯兰教还重视尊重人类尊严，为保护个人尊严，警告诽谤、中伤、嘲笑等行

---

[1]　陈洪波：《新媒体背景下传播伦理的困境与重构探究》，《新闻知识》2014年第7期。

[2]　（美）克利福德·G.克里斯琴斯、马克·法克勒：《媒介伦理：案例与道德推理》，孙有中、郭石磊等译，中国人民大学出版社2014年版，第8—15页。

为。犹太—基督教的博爱原则提出，爱的准则是不加思考地、自发地给予和宽恕，是牺牲自己以成全邻居的幸福。由于长期关注对人性的理解，博爱原则在处理社会不公、侵犯隐私、暴力和色情方面尤其强大。诺丁思的关怀伦理学强调关注、动机移位和回报。关怀者关注他人的需求。在此过程中，关怀者完全被动员，并关心被关怀者，想让他幸福，支持他、接纳他。通过动机移位，关怀本身超越了他们的个人利益，达到移情或者从被关怀者的经验和视角感同身受。被关怀者必须进行回报以完成关怀关系。

这些原则的解释，充满了对人与人关系的考察，较好地解释了在传播行为和医疗行为中人们对彼此行为的期望。因此，有一些原则被用在了传播的伦理和医生的伦理中，并有了各自更为具体的内涵和行动上的意义。

（一）传播伦理的内在要求

学者陈汝东认为，"所谓传播伦理指的是在传播过程中或传播行为中所涉及的道德关系"。它区别于其他学科的伦理的独特性在于具备传播性。[1]钟瑛认为网络社会是现实社会的延续，现实社会的道德规范是构建网络社会道德规范的参照，提倡用伦理去规范网络传播。[2]张明海在《社会化媒体时代网络传播伦理创新研究》中提出网络传播伦理是以人为纽带，把现实传播伦理放到社会化媒体传播所形成的新型网络空间中去思考，有效地植入网络传播的各个环节、各个要素。[3]社交媒体给予普通民

---

[1] 陈汝东：《论传播伦理学的理论建设》，《伦理学研究》2004年第3期。

[2] 钟瑛：《论网络传播的伦理建设》，《现代传播》2001年第6期。

[3] 张明海：《社会化媒体时代网络传播伦理创新研究》，《当代传播》2017年第3期。

众自由发布信息的权利，他们拥有不同的职业身份、教育素养，其传播的信息根据自身喜好、利益等因素筛选，这些信息数量庞大、内容复杂。因此，造成伦理问题的可能性要比传统媒体大。

就具体的传播伦理原则而言，最早的考察主要针对传播机构中的传播者。1922年美国报纸主编协会的《新闻规约》在其"庄重"的条款下首次提出了新闻道德与普遍善的关系问题，它认为，"凡会激起低级行动，如着意描写犯罪或其他恶行细节"的新闻，都确证无疑地无益于普遍善。而普遍善作为新闻德性的价值诉求，其实同样出现在前一款，即有关公平的规定之中。"公平"条款反对刊登影响他人声誉、置疑他人道德品质、侵犯他人隐私或情感的新闻，除非给予他人申诉辩驳的机会，或者出于公共权利的需要，这一条款将新闻作为公共领域、公共权利的善的要求与私人领域的个人声誉、隐私、私人感情等善的要求纳入总体思考框架，在公共善和个体善的权衡中谋求善的普遍性，"毋伤害"的德性意义也体现在这一权衡过程中。[1]

在具体的伦理践行中，往往会遇到更为复杂的传播情境，比如当传播对一个群体有利但对另外群体有害时，应该如何权衡。有学者采用功利主义的伦理观来考察矛盾的解决路径，他认为，功利主义代表人物密尔在《论自由》一书中提出，坚守"社会效用最大化"功利原则的前提是对他人权利的"伤害最小化"。一个行为的道德正当性并不直接与功利相联系，处于实际的行为选择和功利目的之间的准则对于实现整个社会的功利是极其重要的，这一准则的底线就是不伤害他人的正当权利。伤害最小化原

[1]　王金礼：《公共善、个体善与新闻伦理——新闻传播与人类普遍善之关系论略》，《中国地质大学学报》(社会科学版)2013年第5期。

则否定出于某一个体或群体 A 的利益最大化而强迫 B 做伤害自己的事情；同时如果伤害不可避免，当伤害发生时要尽可能减少个体对自身或他人造成的伤害，使伤害最小化。[1]

因为社交媒体的出现延续了"人人都有麦克风"的现实，而且更加便利，因此，从伦理的主体来看，仅仅将目光盯住传播机构是不够的。公民也是传播伦理的主体，这已然不仅仅是传统的新闻传播伦理问题。当今的传播伦理学，不仅需要"讨论职业媒体工作者在数字化背景下应该负有哪些道德责任和秉持怎样的伦理信念及原则"，而且也要探讨现已成为社会信息传播主体的公众怎样利用手中的"传播权"。[2]

世界著名传播伦理学者克里斯蒂安教授认为，规范伦理学的范畴已获得媒体伦理学中最大的学术关注，现已至少相当清晰地确立了 5 大议题，即社会公平正义、真相、人的尊严、隐私和利益冲突。[3]克里斯蒂安发表这一观点时，并没有区分传播主体。这就是说，在对于伦理原则的讨论中，传播的伦理应该从这几个领域中进行考察，不管是对于个人还是机构。有学者从基于公共道德基本规则背后的一般价值和责任伦理学的核心理念而提取出公民网络影像传播伦理原则：不伤害原则、公正原则和前瞻性责任原则。不伤害原则和公正原则都从理论上回应了公民道德在传播伦理研究中的缺位，而前瞻性责任原则考虑到传播技术变

---

［1］ 张秀：《智能传播视阈下伤害最小化伦理原则探讨——以智能人脸识别技术为例》，《当代传播》2020 年第 2 期。

［2］ 张咏华、贾楠：《传播伦理概念研究的中西方视野与数字化背景》，《新闻与传播研究》2016 年第 2 期。

［3］ 张咏华：《使伦理共性与文化特殊性相得益彰——访世界著名传播伦理学者克里斯蒂安教授》，《新闻大学》2016 年第 3 期。

革所带来的传播风险和全球影响。[1]从责任伦理的视角提出前瞻性的原则对于当前新传播语境而言十分必要，因为前瞻性的原则伴随着科技发展日益受到人们的重视，其核心在于为未来负责。当我们解决新传播技术带来的问题时，这一观点意义重大。

从这些讨论中，我们可以看到一条传播伦理考察的路线，从社会层面的公平正义、社会善行，到个体的人的层面的不伤害或者最小伤害、真相知情权、人的尊严、隐私和前瞻性等，宏观和微观层面的关注构成了较为全面的传播伦理规范。

（二）医生伦理的内在要求

与考察社交媒体层面的传播伦理出现在 2010 年前后，考察机构传播者的传播伦理也仅仅追溯到 20 世纪不同，医生的伦理讨论有着更为久远的历史。尽管时代发生了变化，但是医务人员的职业伦理并没有发生太多改变。比方说重视与尊重生命、对待病人一视同仁等等，这些在相应的当代西方语境中被细化为所谓经典的四原则说，即有利、不伤害、尊重和公正。[2]后来的医疗民主化让这些侧重有些改变，在现代生命伦理学中，病人自主、无伤、行善以及公正四大原则构成开展临床研究及评价临床研究的核心原则。[3]尊重的内涵延伸出来对于病人隐私的重视，于是"病人信息保密和尊重自主权的重要伦理要求"成为现代伦理

---

［1］　周建青、邓惠玲：《公民网络影像传播伦理原则分析框架的建构》，《现代传播》（中国传媒大学学报）2018 年第 7 期。

［2］　尹洁：《如何解构医患信任危机？》，《东南大学学报》（哲学社会科学版）2017年第 2 期。

［3］　（德）H.M. 萨思，戴庆康译：《生物医学研究中的伦理与犯罪问题》，《江海学刊》2003 年第 5 期。

的核心。同时，病人自治产生了知情同意的要求。[1]

从共识到制度化需要组织的倡导和遵守，在长期的医疗实践中，这些共识的原则不断修正，成为构建职业认同内核的职业精神。职业精神（medical professionalism）最早是在《医师宣言》中提出，《医师宣言》是由美国内科学基金会、美国医师联盟基金会和欧洲内科医学联盟共同发起和倡议的，宣言提出了"21世纪医师的职业道德规范和行为准则"。至2022年，已有36个国家和地区的120个国际医学组织认可并签署该宣言，中国医师协会于2005年正式宣布加入推行此宣言的活动。《医师宣言》倡导三项基本原则和十条职业责任，完全符合中国医师职业道德要求。三项基本原则是：将患者利益放在首位；患者自主；社会公平。十项职业责任是：提高业务能力；对患者诚实；为患者保密；与患者保持适当关系；提高医疗质量；促进享有医疗；对有限的资源进行公平分配；对科学知识负责；通过解决利益冲突而维护信任；对职责负责。[2]

伴随着消费主义医疗的兴起和医疗科技的发展，传统的医学伦理遇到诸多挑战。在21世纪开始，基于未来的责任伦理受到了激烈的讨论。其核心是其所倡导的前瞻性原则。在时间上，人们不仅要对已发生的事负责，还要对未来发生的事负责，考虑自己的行为对未来人类和其他生物乃至整个地球的影响；在空间上，人们不仅要对自身负责，还要对所有生命体负责，对赖以生

---

［1］ Tamin Jacques, "GMC guidance on confidentiality: is it ethical?," *Occupational medicine (Oxford, England)*, Vol. 60, No. 1(2010), pp. 6–7.

［2］ 陆红霞等：《新时期医学职业精神影响因素及重建路径探索》，《南京医科大学学报》（社会科学版）2013年第3期。

存的整个自然环境负责。[1]责任伦理的宏大视野，是其受到关注的重要原因。

　　同时，医患关系物化现象突出，医生责任意识不强，重视技术带来的利益，轻视技术产生的负面效应；无限制的技术干预导致人类机体内部生态环境遭受破坏，如基因干预、人造器官、混合胚胎，以及滥用抗生素、抗癌药物等。现代很多技术结果是不确定的，而将人工具化的技术行为常常因缺乏前瞻性、预防性评估而使其结果善恶难分。技术的无限探索也让人体生命碎片化，医生只见病而忽略了人，医学人性淡化，道德责任心不足。同时，单纯依赖技术的生物医学也是一种对人类健康不负责任的医疗行为。传统伦理责任的基本形式是事后责任追究，即一种追溯性责任。传统伦理将行为目的与结果之间视为简单的因果关系，即通过行为动机评估可以预测行为结果的善恶，不良医疗后果就是由不良医疗行为所引发的。如出现医疗纠纷时，常常是通过医疗事故鉴定来确定事故原因，从而给予相应处理。责任伦理的兴起是传统伦理的发展，以行动主体的最终结果为导向，要求人们开发和应用不确定性技术时要特别慎重，其所承担的是一种预防性责任或前瞻性责任，在不良结果出现之前就要充分预测到其对未来的影响，并承担由此带来的伦理与道德责任。[2]

　　总体看来，围绕病人在医疗上的权利，医生伦理在其核心内涵的基础上不断扩展，尊重、平等、有利、不伤害、善行、病人自主、社会公平和前瞻性构成了当前考察医生行为的主要规范。

---

　　[1]　方秋明：《汉斯·约纳斯的责任伦理学研究》，复旦大学博士学位论文，2004年。
　　[2]　刘海文、张锦英：《心灵的挑战：医生责任伦理问题与诉求》，《医学与哲学》2020年第6期。

（三）医生社交媒体使用中的伦理失范及其影响

对照我们关于传播伦理和医生伦理的双重视域，回看我们前面所举的三个不同类型案例，第一个案例中的伦理失范行为最为隐蔽，但是其危害也最大。首先，其直播行为违反了医生伦理。医生伦理要求不伤害原则，但是在手术过程中的直播行为使得手术过程中医生处于一种一心二用的状态，既要考虑手术的效果还要考虑直播的效果，这是对医生职业道德和职业精神的亵渎。因为一心二用是对患者的不负责，不利于患者的治疗效果。这也是其行为受到医疗领域同侪批评的原因。

其次，医生的传播行为还违反了医生伦理和传播伦理中的不伤害原则。因为传播本身侵犯了病人的隐私，对于许多文化而言，裸露胸部的画面严重伤害病人的隐私权利，是一种明显的伤害。但是对于这一点，医生自己的辩解也最具迷惑性。因为，他具有患者的同意授权，也意味着大家普遍关注的患者自治原则他没有违反，因此，其行为受到"知情同意"的背书，在他看来是无害的。果真如此吗？实际上，患者自治能否出于真实全面的认知之后进行判断，仍有许多争议。研究认为，在许多情况下，人类自治是有限的和不稳定的，对他人行为和项目的同意是标准化的选择性和不完整的。所有的同意都是在某些描述下同意一些拟议的行动或项目。当同意一个行动或项目时，我们往往不同意它的逻辑含义或它可能的结果（更不用说它的实际结果），也不同意它不可避免的推论和前提。更确切地说，同意（和其他命题态度一样）是不透明的。当我们同意时，我们不一定会"看穿"我们同意和同意这些的含义。当病人同意手术时，他或她往往不知道同意手术的进一步影响或结果。风险可能不被理解，术后预期可能是模糊的。但患者同意的不透明度与所有人类同意的不透明度没有根本的区别。即使在最"透明"、高度监管的合同安排中，同意也会有一定的距离。当合同因认知或意志残疾而无效时，或由于"理性人"对某些活动的进一步影响的期望不成立时，就会认识到这一点。医学病例可能包含诸多异常，同意理论无法充分处理，因而只是揭示了突出人类自主和同意的典型限制的病例。[1]因此，很难说患者的知情同意完全出于自身完整的认知判断。其他的医疗研究也发现，一些参与研究项目的患者认为，知情同意文件缺少他们事先需要知道的信息。[2]那么，签署知情同意能否消除医生的道德伦理责任，值得怀疑。

最后，从传播的角度看，社交媒体传播是跨国界、跨文化的传播，在一个国家是合理的、符合伦理的，在另外的国家或文化中可能就是不被认可的。因而其传播风险是未知的，这种风险可能是网络上的指责、谩骂，甚至是网络暴力等，作为患者未必能够预判传播的影响力有多大，传播范围有多广，后果和风险是什么。况且，个人隐私的视频和图片放在网上会成为永久的存在，其后代或亲属仍有机会看到视频和照片，患者是否预判了这种可能？是否能够承受这种后果？因此，医生的传播行为，其实也违反了前瞻性的伦理原则。

在第二个案例中，医务人员未经患者同意就将图片发布到社交媒体，其对于患者隐私权的伤害，既违反了医生伦理，也违反

---

[1]　O'Neill O, "Paternalism and partial autonomy," *Journal of Medical Ethics*, Vol. 10, No. 4(1984), pp. 173–8.

[2]　Chiu C.J, Menacho L, Fisher C, et al., "Ethics Issues in Social Media—Based HIV Prevention in Low- and Middle-Income Countries," *Cambridge Quarterly of Healthcare Ethics*, Vol. 24, No. 3(2015), pp. 303–310.

了传播伦理。其过错无需分析也无可辩驳。而在第三个案例中，医务人员的言论体现了其态度，其缺少对于患者的爱，从医生伦理意义上说，行为严重失当。

这些案例在社交媒体传播，从个体而言，涉及的是医务人员和医疗机构受到公众的质疑，个人声望和医院声誉受到影响；从长远和更大范围看，使得原本我国当前业已紧张的医患关系变得更加脆弱。

联合国教科文组织（UNESCO）国际生命伦理学委员会（IBC）生命伦理学普遍规范宣言的讨论会议上，代表儒家发言的香港学者范瑞平指出，"人的尊严"，应该加入"人的美德"，成为"人的尊严、美德、权利与公正原则"，使得权利与公正建立在"尊严"（以个人为基础，权利取向）与"美德"（以关系为基础，义务取向）的双重基础之上。[1]缺乏美德来谈对于人的尊严的尊重，尊重也成了无源之水。

（四）医生使用社交媒体的基本伦理原则

医生作为一个职业体系，应该从这一集体来探究社交媒体使用的伦理原则。毕竟，道德体系通常是群体的事务，只有在群体通过权威对其加以保护的情况下方可运转。道德是由规范构成的，规范既能够支配个体，迫使他们按照诸如此类的方式行动，也能够为个体的取向加以限制，禁止他们超出界限。所以，只有唯一的一种道德权利，对所有人来说都是共同的道德权力，凌驾于个体之上，通过合法的方式为个体设定法律，这就是集体权

---

[1] 范瑞平：《如何建立生命伦理学普适规范？——联合国教科文组织国际生命伦理学委员会第十一次会议述评》，《医学与哲学》2004年第10期。

力。[1]尽管伦理失范个体应该承担责任，但是对于集体的伤害则需要医务人员来集体补偿。因此，集体更应该运用集体的权力，从体系上避免这种失范。

事实上，一些医疗协会已经在探索具体的医生社交媒体使用规范。有研究者考察了世界上的医学学会，在全部考察的 28 个协会中，有 5 个协会的材料介绍了通过博客或社交媒体进行交流的内容，描述了这种交流对临床医生个人表达、建立市场上的在线存在、建立网络、传播健康教育或参与政策问题的价值。与通过传统媒体进行沟通一样，确保准确性和保护患者隐私和 / 或保密是至关重要的，但文件还提到了对破坏临床医生—病人关系的专业或个人界限、社交媒体滥用对个人职业造成的问题后果或公众对该行业的信任丧失的道德关切。美国医学协会和美国护士协会分别于 2010 年和 2011 年制定了社交媒体指南。这些准则向医疗人员提出了具体建议，例如将个人和专业的社交媒体账户分开，并定期审查他们的线上状态。总结这些账户，研究者概括了与沟通相关的伦理共识，包括准确性、避免欺骗、及时性、保护隐私和客观性。[2]

英国医学总会（GMC）管理全英国的医生和医疗机构，制定医学教育和医疗行业的执行标准，保障医生和患者双方正当权益，是英国医学界的权威机构。其在 2013 年 3 月发布了《医师使用社交媒体伦理指南》。该文件首先重申了在《优质医疗实践》

---

[1]（法）爱弥儿·涂尔干：《职业伦理与公民道德》，渠东、付德根译，上海人民出版社 2001 年版，第 8—9 页。

[2] Gollust Sarah E and Dwyer Anne M, "Ethics of clinician communication in a changing communication landscape: guidance from professional societies," *JNCI Monographs*, Vol. 2013, No. 47(2013), pp. 147–52.

与《保密》中的相关要求，为医生规范性使用社交媒体奠定根基。如《优质医疗实践》第三十六条：你必须尊重且公平对待同事。第六十五条：你必须确保你的行为得当，不辜负患者对你的信任，维护公众对医师这个专业的信任。第六十九条：当你公开交流时，包括使用各种媒介来写作或发言时，你必须维护患者的隐私。谨记当应用社交媒体与朋友或家人沟通时可能使得更多人可获及信息。第七十条：当为你的服务做广告宣传与营销时，你必须确保你所发布的信息的真实性且可核实，禁止因患者的脆弱性或缺失医学知识而利用患者。在《保密》中第十三条：很多不当的信息披露是无意而为之，作为医师不应该在可能被他人可获及的空间与场所发布可辨识的患者信息。[1]

我国学者也以信息收益与道德责任对等、个人利益和社会利益兼顾的方针，结合生命伦理四原则和新闻职业道德准则，提出了社交媒体进行健康传播应遵循的伦理原则：健康不伤害原则、严谨求实原则、善良仁爱原则。[2]这些原则对于医生的传播行为也具有参考价值。我国的医学共同体也应该参考国际教科文组织的相关宣言，参考美、英等国医疗协会所颁布的规则来形成我们自己的伦理道德准则，让明确的规则成为兴利除弊的利器，规范社交媒体使用，充分发挥其"正能量"。

结合前面的案例分析和研究概括，在当下的社交媒体传播中，医务人员应该在医生伦理和传播伦理的重叠处确认传播行为

---

[1] 田冬霞、张桂锋：《医务人员应如何迎接社交媒体时代的挑战——英国医学总会〈医师使用社交媒体伦理指南〉的分析与启示》，《医学与哲学》(A)2016年第5期。

[2] 檀琳：《社交媒体健康传播现状及伦理责任分析》，《中国医学伦理学》2016年第5期。

规范，遵循更为严格的伦理指导。我们认为，应该具体包含以下行为：1）严格保护他人隐私，考虑到社交媒体极大的传播影响力，即便获得知情同意，也应该约束传播行为；2）在遵守医务工作保密原则的基础上传播工作相关信息，并注意传播内容的客观、公正、真实、准确；3）传播内容应该体现对于他人尤其是患者的爱和关怀，体现对生命的尊重；4）以社交媒体传播营销个人或机构的信息时，应该包含能明确表示意图的语句，并保持内容可核实。

三、医务人员传播伦理失范的主要原因

社交媒体作为一种新型的信息传播平台，其特点和作用已经形成诸多共识。但是，医务人员对于其传播特性未必能够很好理解和掌握。出现各种偏差既有个体的原因，也有集体的原因。

（一）医务人员媒介素养的缺乏

媒介素养一直用以培养媒体从业者以及新闻传播类的学术研究者，随着新媒体的发展，媒介素养关键点逐渐转向如何将媒介使用者私人化需求与社会公共利益相结合。医务人员由于职业特殊，接触到较多敏感信息，如患者隐私、医疗知识等。但他们的媒介素养教育无法跟上媒介发展的步伐，因此低估了媒介传播的强大影响力和效力的持久性。这首先表现在医务人员常常忽略社交媒体的融合传播特性。社交媒体为公众提供了一个开放的交流平台，社交媒体传播不仅仅是个人化的书写，更是一种集大众传播、群体传播和人际传播于一体的信息传播平台。在社

交网络上,个人并非真正的匿名,同时,一旦信息传播到互联网上,不仅传播的区域和影响力个人无法控制,就连传播会持续多长时间个人也无法控制。传播学界讨论的遗忘权,从侧面反映了这种传播特征,在网络上个人并不能控制他人的"遗忘",所传播的信息可能永远停留在互联网上。

其次,医务人员忽视了虚拟与现实的关系。社交媒体的无中心化、开放性、匿名性等特点使医务人员脱离了现实社会的道德桎梏,弱化了现行法律的管控,在缺乏自我约束和外力因素制约的情况下,医务人员更容易发布不当的内容,如泄露患者隐私、谩骂攻击、传播不实信息等。虚拟社会一定程度上成为医务人员逃离现实、宣泄情绪的场所,导致传播伦理失范现象的频繁出现。

第三,医务人员忽略了社交媒体公共领域和私人领域的界限。社交媒体同时具备公共领域与私人领域的特点。医务人员可以在公共领域传播医学知识、交流讨论病例等,也可以在私人领域分享个人感受与情绪。然而对于大部分医务人员而言,无法明确划分社交媒体平台上公私两部分的界限,只属于自我或人际之间的传播内容很容易成为社会讨论的公共问题,甚至成为新闻热点。人们处在一定的社会关系之中,承担着不止一种社会角色。学者杨心恒及宗力认为,社会角色是"与人们的某种社会地位、身份相一致的一整套权利、义务的规范性行为模式,它是人们对具有特定身份的行为期望,构成社会群体或组织的基础"。[1]而随着新媒介的发明与应用,虚拟环境所占的比重越来越大。但是,社交媒体的实名认证以及职业标签标识了其社会角

---

[1] 郑杭生:《社会学概论新修》(第3版),中国人民大学出版社2003年版,第107页。

色。医务人员在社交媒体上发布或者传播信息时，他们不为人知的、隐秘的"后台"被持续暴露[1]，缺乏责任感、道德意识及法律意识又导致其角色在虚拟环境中产生错位和越位。

（二）医务人员职业道德和职业伦理意识淡薄

一项针对医生职业伦理培训情况的调查发现，仅有 19.6% 的受访者参加过医学伦理方面的培训；同时参加过全部伦理培训内容的受访者仅有 8.9%；虽然 69.6% 的受访者能够全面理解伦理审查中的研究方案审查要素，但仅 21.4% 的受访者对伦理审查中的知情同意审查要素有较充分的理解。89% 的临床医生认为，繁重的临床工作是阻碍他们进行伦理培训的主要原因。[2]当然，不管何种原因导致职业道德和职业伦理培训的匮乏，都造成了部分医生职业道德意识淡薄。

医学经由古代经验医学阶段发展至当下生物医学阶段，使得医者与患者医学信息非对称性日益凸显，原有的直接性、稳定性和主动性等医患关系发生了深刻的变化，诸如医患关系呈现技术化、分解化和商业化走向。这些新变化与新趋势，给予现有的医生伦理道德以严重的挑战和质疑，诱发诸多"失范"的现象，例如：医生多开药，开贵药，收取患者及其家属红包；与医药代表勾结交易，收取回扣等。[3]这种现象也衍生到医生的社交媒体使用行为中，部分医务人员受经济利益驱动，将社交媒体当作私人工

---

[1]　曾莹：《新媒体视域下的社会角色转换》，《东南传播》2010 年第 12 期。

[2]　崔焱：《探索医学伦理培训新模式——基于临床医生对临床实验过程中伦理问题认识程度的调查分析》，《医学教育管理》2016 年第 S1 期。

[3]　田训龙：《论当代医生伦理角色的重塑——基于高新医学科学技术的视角》，《管理工程师》2012 年第 3 期。

具，利用社交平台扩大自身影响力以及增加粉丝数量，有目的性地引导公众产生购买行为，获取相应的商业利益。与此同时，社交媒体的用户人群在职业身份、教育素养等方面存在较大差异，其中部分用户低俗的"品位诉求"污染社会的良好风气。一些医务人员为了获得高额点击量，实现盈利，满足和迎合部分受众低级趣味的需求。如"整形手术直播"等现象，用未经过处理的血淋淋画面吸引眼球，满足网民的猎奇心理，而不顾伦理道德。[1]

此外，通过社交平台为商家、个人创造价值已成为一种营销方式，在知名度与利益挂钩的情况下，医务人员如何克服利益的诱惑，传播有价值的内容、健康的理念，还需要内在的伦理道德规范以及外在的法律法规的制约。[2]

（三）社会缺乏有关网络隐私保护的相关规定

虚拟社会中的言行举止同样要符合现实社会规章制度、法律法规的规范。探究医务人员传播伦理失范的外在因素，发现行业规范与法律法规建设的滞后导致了社交媒体平台的传播乱象频发。

首先，医疗行业缺乏关于社交媒体使用的准则。近几年来，英国、美国等国家陆续出台社交媒体的行为指南，旨在引导医务人员正确使用社交媒体。而国内负责管理医疗机构和执业医师的各级卫计委尚无相关文件，直到 2011 年 4 月，国家卫生部办公厅颁布的《关于做好 2011 年医改新闻宣传工作的通知》中，才

---

[1] 吴阳、李晓红：《网络直播中的伦理失范及其治理》，《南昌师范学院学报》2017 年第 5 期。

[2] 中国产业信息网：《2017 年我国社交类 App 行业市场数据分析》，2017 年 11 月 20 日，http://www.chyxx.com/industry/201711/584252.html。

首次提到"充分利用博客、微博等手段，做好互联网舆论引导"。然而行业协会对于医务人员使用媒介仍然缺乏正确的引导，导致在媒介使用过程中存在较大风险。

此外，互联网相关的法律法规建设还未完善。目前新媒体相关法律的出台速度落后于其发展速度，国内还未形成一套完整、全面且适应社会发展的相关法律体系。如隐私权的法律制度仅在一些部门规章中有所提及[1]；又如，关于传播侮辱性信息、侵犯名誉权的判定与归责还未明确规定。法律法规的建设还未跟上媒体的发展，在传者、传播行为及传播内容方面未形成统一的规范制约，助推了虚拟社会中传播环境的恶化。

四、医生和医疗机构社交媒体使用规范化路径

2013 年 3 月，英国医学总会（General Medical Council，GMC）发布《医生使用社交媒体伦理指南》，其中提到无论是面对面或经由传统媒体进行交流，还是利用社交媒体进行沟通，公众对于医务人员的专业要求与形象期待并未发生改变。因此，面对医务人员在使用社交媒体时产生的新风险，为营造健康的角色形象，维护健康的传播环境，需要从传统的医疗伦理和传播伦理出发，构建伦理规范。关于具体的伦理规范前面已经详细分析，这里我们更应该进一步关注如何将这些伦理原则贯彻落实到具体的实践中，去解决医生社交媒体使用中的伦理失范问题。

---

[1]　新华网：《保护网络个人隐私有赖于法律防线》，2017 年 3 月 22 日，http://www.xinhuanet.com/2017-03/22/c_1120670948.htm。

（一）对医生和医疗机构进行媒介素养教育

美国媒介素养研究中心于 1992 年对媒介素养作出如下定义："媒介素养是指人们在面对媒介中的各种信息时应具备的选择能力、理解能力、质疑能力、评估能力、创造和生产能力以及思辨的反应能力。"英国媒介素养教育家里·巴扎尔格特指出，"媒介素养的本质在于帮助人们学会和掌握有效使用媒介表达自己思想的能力"。[1]人不是天生具备媒介素养的，必须通过学习才能获得。

1. 医生媒介素养要提升对于媒介的认知能力

英国、澳洲等西方国家早已将媒介素养教育纳入正规的教育体系中，然而对国内大部分公众而言，媒介素养一词较为陌生，需要补上这一课。

首先，提高医务人员的媒介认知能力。需要先了解媒介的性质、特点、功能以及影响力，并且清楚自身需要承担的义务以及享受的权益。医务人员对媒介有了基础的认知，才能正视并重视媒介，科学使用媒介，从而塑造一个健康的传播环境。在此之后，医务人员应学会如何用新媒体自由而理智地表达话语，区分公共领域与私人领域的界限，谨慎谈论涉及医疗案例或患者隐私的内容和细节。

其次，培育医务人员对信息的批判能力。学者认为媒介素养的重要本质在于对信息有独立自主的批判能力，在面对众多信息时，保持独立的思考能力，拥有自己的判断，不盲目跟从或反对，

---

[1] 周欢：《新媒体时代传者需要新的媒介素养教育》，《新教育时代电子杂志》（教师版）2017 年第 27 期。

不随意传播未经证实的信息，并且增强对主流价值观的认同，自觉抵制不良、不正确或者有害的信息。

最后，医务人员应学会从前瞻性原则出发分析社交媒体传播行为中的责任。医疗工作与生命紧密相关，其专业性、复杂性决定了公众对医务人员有着较高的要求，且医务人员在工作中经常接触到患者的隐私，因此对传播的内容需要有正确、谨慎的判断，了解什么样的传播内容是妥当的，又该如何传播，避免不当的信息在社交平台上泛滥，产生不良影响。自觉承担虚拟社会中的道德责任，也包括避免情绪化的情感宣泄，抵制不良信息，积极弘扬正能量。医务人员利用社交媒体开展宣传工作时也应把握界限，秉持诚信原则，不应吹嘘自己的医疗产品和效果；不一味追求点击量和粉丝量，不靠不恰当的内容吸引眼球；不传播虚假信息和谣言，防止蓄意捏造、歪曲事实的事件发生。

2. 专门进行社交媒体使用方面的培训

社交媒体已经成了医疗行业一个重要的交流工具。梅奥医疗与"互随"社交媒体进行合作培训的案例中，项目主要帮助医疗提供者训练社交媒体上的实践能力，最终帮助他们改进提供医疗的方式、改善患者体验。该项目为学习者提供以下内容：1）主要社交网站的基本信息；2）这些网站和医疗行业的联系；3）社交媒体检测和分析的基本知识；4）作为医疗工作者如何在社交媒体上保持专业素养。[1]世界顶尖的医疗机构已经走在了前面，各级医院可以根据具体的情况推进相关的培训。

除了引进外部智力进行培训之外，医疗机构也可以编辑一些

---

[1]　徐青：《梅奥与 Hootsuite 联手　手把手教医生使用社交媒体》，2015 年 9 月 8 日，https://www.cn-healthcare.com/article/20150908/content-477659.html。

使用指南下发给医务人员,同时对于医务人员的社交媒体使用进行必要的管理。有学者提出,机构对于在微博中进行了实名认证的员工微博,应该在机构内部做个必要的登记备案;要求员工不要通过社交媒体发布仅供内部使用或对机构不利的、敏感的信息等内容,不要发表对机构不利、有损机构形象的言论;提醒员工在社交媒体中"发声"时要注意内容的真实性、语言的准确性。[1]这些来自传播领域专家的意见值得参考。

(二)从医疗行业层面重塑伦理规范

英国的医学总会强调,很多不恰当的披露是偶然无意之间为之的。医务人员时常模糊个人与职业角色的界限,在网络上分享信息,却造成不良影响。[2]这本质上是淡化了医生的职业道德和职业伦理意识。医务人员应遵守相应的职业伦理,平衡虚拟社会与现实社会的身份,不因为在社交平台上而降低对自身的要求,自觉维护医生的职业荣誉。对于前述医生职业伦理和职业道德培训不足的问题,应该强化职业培训。

1. 合理优化医务工作者的伦理道德培训方式

对于当前医务工作者过于繁忙无暇接受培训的困境,有学者提出伦理委员会需要探索出一种新的培训模式,制定科学合理的培训计划并实施。一方面将职业伦理培训作为入职前提,并将伦理学相关培训的效果与临床医生的年度考核、职称评审等相挂钩。另一方面,合理利用临床医生的碎片化时间,化整为零进行

---

[1] 张志安、胡诗然:《社交媒体传播风险及其管理策略——以"手术室自拍"事件为例》,《新闻与写作》2015年第3期。

[2] 赵环环:《医学伦理视野下医生的社交媒体行为研究》,《新闻世界》2015年第5期。

伦理培训，将伦理培训内容分解到必须填写的表格中进行培训，伦理审查会议间隙进行培训，利用微信群、微课堂等社交媒体进行培训、案例网络化培训等。[1]这些方案具有很强的操作性，值得各级医疗伦理委员会尝试。

2. 创新伦理道德培训的内容

对于培训内容，首先应该从医学伦理上展开创新和优化。有学者提出应该以责任伦理观念为指导，推动责任伦理。[2]因为，"道德赤字、人性亏损"是当代医学最大的危机，单纯的法律、伦理、制度难以管控医生的真实医疗行为，现代医学正面临前所未有的道德冲击和人性挑战。作为一种新道德思维，医学责任伦理具有新的精神气质和新的伦理追求，它超越传统的道德思维局限性，以他者的思维方式重新审视医学责任，开辟了一条解决现代医学面临的道德难题的新路径。责任伦理要求医生不仅要具备精湛的医术，更要具有善良的人格，要践行一种自愿的、主动的、不求回报的伦理责任，让医学技术为社会可持续、人类健康和子孙后代造福。相关培训从传统伦理转向责任伦理，具体包括：1）从追溯责任走向前瞻责任；2）从有限责任走向无限责任；3）从个体责任走向集体责任。当今大量医学责任问题是个体性伦理规约所难以解决的，需要整个医学相关主体共同努力，责任主体不仅要履行临床医疗职能，也要主动接受社会监督与检查，并承担集体性责任；4）从自我思维走向"他者思维"。

---

[1] 崔焱：《探索医学伦理培训新模式——基于临床医生对临床实验过程中伦理问题认识程度的调查分析》，《医学教育管理》2016年第S1期。

[2] 刘海文、张锦英：《心灵的挑战：医生责任伦理问题与诉求》，《医学与哲学》2020年第6期。

（三）从法律角度完善患者的隐私保障

道德需要法律提出一个起码的评价标准和一个基本的保障机制。伦理／道德作为自律机制的作用发挥，离不开法律框架提供的根本支撑和保障，这是毋庸置疑的。[1]因此，我们在不断强调从伦理角度进行规约外，也应该强化法律的底线保障。从前述案例及当前医生使用社交媒体的传播现状看，应该重点强化网络隐私权的法律保障。

1. 网络隐私权的出现以及我国网络隐私权保护遇到的挑战

隐私权的概念最早是源自哈佛大学法学院的路易斯·D. 布兰迪斯和塞缪尔·D. 沃伦关于个人"免受干扰而独处"权利[2]的主张。我国张新宝教授将隐私权定义为"公民享有的私人生活安宁与私人信息依法受到保护，不被他人非法侵扰、知悉、收集、利用和公开的一种人格权"[3]。王利明教授从"自然人享有对其个人的、与公共利益无关的个人信息、私人活动和私有领域进行支配"[4]角度定义网络隐私权。陆爱红进一步补充了"私人信息不被他人非法侵犯、知悉、搜集、复制、利用和公开"，并提出"禁止在网上泄露事实、图像以及诽谤的意见等与个人相关的敏感信息"[5]。欧盟 2018 年颁布的《通用数据保护条例》中强调了

［1］　张咏华：《传播伦理：互联网治理中至关重要的机制》，《全球传媒学刊》2015 年第 2 期。

［2］　安宝洋：《大数据时代的网络信息伦理治理研究》，《科学学研究》2015 年第 5 期。

［3］　张新宝：《隐私权的法律保护》，群众出版社 1997 年版，第 12 页。

［4］　王利明：《公共人物人格权的限制与保护》，《中州学刊》2005 年第 3 期。

［5］　陆爱红：《论网络隐私权保护的现实困境及决策应对》，《黑龙江省政法管理干部学院学报》2010 年第 1 期。

"公民可以在其个人数据不再需要时提出删除要求"[1]的"信息删除权"，将网络隐私权的权利范围进一步扩大。在我国，与激增的个人信息数量不同的是我国对网络隐私的保护还比较滞后，具体表现在以下几个方面：

首先，政策保护体系不健全。早在2003年，我国个人信息保护立法准备工作就已经开始，随后虽然陆续出现来自专家学者、全国人大、立法机关等多个渠道的法律法规、政策指令或建议，但大多仅是零星的个人信息的诠释与保护原则界定。周汉华教授课题组针对个人信息权利、保护原则、执法机制和问责机制给出了专家建议稿，但却由于种种原因没能出台。2008年商务部制定了《网上商业数据保护指导办法》，在两次征询意见后被删减至四条指导意见，至今仍未出台。在随后的《侵权责任法》《刑法修正案（七）》《信息安全技术个人信息保护指南（草案）》《居民身份证法》等法规的部分条款中，也只是对个人信息、相关侵权行为的责任和罪行的定义。

直至2012年工信部出台《个人信息保护国家标准》，提出了处理个人信息时应当遵循的八项基本原则，我国才拥有了第一个个人信息保护的国家标准指导性文件。然而这份文件不具有强制约束力，只是推荐给行业选择适用的"示范法"。随后，全国人大常委会基于互联网商业服务视角出台了《关于加强网络信息保护的决定》（简称《网信保护决定》），但没有赋予个人信息更正、隔离等信息控制权利，其中关于网络服务提供者对违法信息的处置义务、强制网络实名制等规定，也在一定程度上不利于个人信

---

[1]　周冲：《个人信息保护：中国与欧盟删除权异同论》，《新闻记者》2017年第8期。

息在网络上的保护。

2013 年工信部出台了《电信和互联网用户个人信息保护规定》,虽然对个人信息收集、使用、管理和保护等进行了规定,但依旧以原则性限制为主。2016 年全国人大常委会出台的《网络安全法》是对《网信保护决定》的细化和发展,也是我国正式从网络安全视角出发,形成的具有强制效力的法律。2018 年的《电子商务法》对电子商务平台经营者的行为作出了限制,保障了网络环境中个人信息的商业安全。

很长一段时间,个人信息的网络安全未成为我国政府关注的重要内容,也没有形成相关保护体系。直至《个人信息保护法》得到通过和实施,这种情况才得以改变。我国现有对个人信息保护的内容多数是间接性、原则性的规定,对侵权行为没有规定具体的制裁措施,可操作性不强,且不同法规政策间存在规范层级低、被监管信息类别冲突,较难为国民的网络隐私权提供切实有效的保障。

其次,行业自律标准未形成。根据腾讯社会研究中心和 DCCI 互联网数据研究中心联合发布的《网络隐私安全及网络欺诈行为研究分析报告(2018 年上半年)》隐私安全测试结果显示,2018 年上半年,5.1% 的安卓 App 在越界获取用户隐私权限[1]。然而这些应用往往只在用户注册账号时通过隐私政策告知,或在用户使用服务时索要权限,使用者拒绝授权将无法使用产品或服务。同时,隐私政策的表述往往冗长且晦涩,使用者阅读过隐私条款却仍不能对自己信息的真实使用情况有充分的理

---

[1] 央广网:《网络隐私安全及网络欺诈行为研究分析报告(2018 年上半年)发布》,2018 年 8 月 3 日,http://tech.cnr.cn/techgd/20180803/t20180803_524322877.shtml。

解，甚至大部分使用者根本不会去阅读隐私条款。

基于告知许可原则的隐私政策，在实际的操作中已成为应用软件规避网络隐私权侵权责任的避风港，行业中既没有形成统一的自律标准，也没有自觉遵守的习惯。

第三，个人网络隐私保护意识薄弱。取得个人许可是其他组织在收集和利用某个个体个人信息前的重要前提，但人们大多缺乏足够的关于提供个人信息背后的安全隐患的考虑，也不能充分认识同意组织或机构处理个人信息的后果，经常为了很小的利益就出卖个人数据[1]。

另外，多数人可能仅重视个人身份信息的网络隐私权，而忽视一般信息的网络隐私权保护。分散零碎的一般个人信息积累到一定的数量级后，同样可以在大数据的技术支持下识别出信息主体的身份，成为网络上个人身份信息的新载体，甚至可能给信息主体带来隐私泄露的风险。

第四，技术监管保护难度大。网络上的数据正呈现指数级增长态势，海量的数据规模和复杂的数据种类让监管网络行为愈发艰难，网络空间的全球性和网络技术的不可控性成为网络隐私权保护和技术监管的一大阻碍。泄露用户个人信息的事件频发，全球关于买卖个人信息的灰色产业规模已达上百亿美元。[2]尽管我国设立了网络安全管理局，但其以应急管理、处置为主，很难实现对网络上侵犯个人信息网络隐私权等行为的事先防范，只能事后予以加密保护或者清除。

---

[1] 王籍慧：《个人信息处理中同意原则的正当性——基于同意原则双重困境的视角》，《江西社会科学》2018年第6期。

[2] 鲁传颖：《网络空间中的数据及其治理机制分析》，《全球传媒学刊》2016年第4期。

2. 解决网络隐私保护问题的路径

数据已经成为当今时代最重要的资源之一,但我国的网络隐私保护还存在较多问题,在建立我国网络隐私保护体系的过程中,可从以下几个方面入手。

首先,形成特定法律保障体系。我国目前对网络隐私的保护仍只是分散在诸多法律法规和政策文件中,并没有形成特定的保护制度和保障体系,无法为网络隐私保护提供强有力的支持,更没有统一的法律体系。因此,我国解决网络隐私保护问题的当务之急是尽快出台一部立足于网络隐私保护的法律法规,其内容需涵盖网络隐私的定义、范围界定、保护原则、侵害行为判定、侵权行为制裁措施、主管机关和监管机构以及问责机制等,要有切实可操作的规定等。

在国家强制力的支持下,有力推动我国网络隐私保护问题的解决进程,不能仅依靠一部专门的法律。我国还需要专项保护网络隐私的法律去补充文件、政策指令、新增法规或条款等,通过这些形式建立和完善适合我国网络发展现状和国情的网络隐私法律保护体系,同时要加强对相关法规、政策的宣传力度,在全社会形成对网络隐私保护问题的关注。

其次,建立行业自律规范。由于立法规制本身具有一定的滞后性,很难跟上技术革新和网络隐私权侵犯行为的发展速度,为国民的网络隐私权提供切实有效的保障,而行业自律模式可以在一定程度上克服这一弊端,充分发挥网络市场主体的积极性。因此在建立网络隐私的法律保障体系之余,还要引导和鼓励国内网络隐私保护组织的出现,督促行业形成网络隐私保护共识,达成较为统一的行业自律标准,去培养和监督企业、组织、个人的网络行为形成自觉遵守的习惯。

行业自律规范的形成也能有效规范应用、服务等的数据获取和处理行为，减少将隐私政策当作规避侵权责任的思想，恢复隐私政策告知许可原则的初衷，促进行业竞争的良性发展。当然，行业自律模式的缺陷仍然需要在国家法制体系中制定针对性的政策来弥补其不足。

第三，建立个人信息数据安全港。我国工信部设立的网络安全管理局可以整合法律保障体系、行业自律规范以及各地颁发的相关政策文件，形成汇集我国网络空间中最新最权威网络隐私保护条例的个人信息数据安全港，将权威的法律保障和时新的自律规范应用到对我国公民的个人信息数据的统一管理中，规范和监管其他个人、组织或机构获取、使用和储存公民个人信息的行为。一旦发生网络隐私侵权事件，网络安全管理局即可在安全港的支持下快速找到相关规定，据此对侵权行为进行制裁和追责等处理。如此一来可大大提高网络隐私权保护和技术监管的效率，更好地保护我国公民的网络隐私安全。

另外，个人信息数据安全港在为网络隐私提供双重保障的基础上，还能明确相关的技术、人才需求和发展方向，能反作用于反网络隐私侵权的技术、人才培养，增强反网络隐私侵权技术的研发能力的提高和网络隐私保护技术的更新换代，有助于加快开发更新更精准的技术监控和侵权识别工具，强化专业人员对数据使用的把关能力和风险预警能力，从技术和人才上增强保障。

最后，提高公民自我保护意识。无论是国家网络安全还是个人网络信息安全，都要建立在网络隐私权能够得到坚实保障的基础上。我国公民的网络隐私保护意识较薄弱，人们不关注、不在意个人信息的保护也是亟待解决的一大隐患。仅依靠保障体系和监管机构很难对网络上海量的个人信息的传播和利用进行有效监管,因此必须向公民宣传普及个人信息保护相关知识,提高对网络隐私权的关注度,增强对个人信息泄露危害的认知,提高公民的理性信息授权决策能力和信息利用风险判断能力,将保护个人信息内化为基本素养。

本章小结与下章提要

本章的研究价值从 2022 年开年发生的"医生直播妇科手术"舆情事件可见一斑。在世界教科文组织开展的生命伦理宣言讨论会上,对于是否存在普遍适用的伦理规范,究竟是在什么意义上,会议的专家发言把伦理世界的多元化现实表现得淋漓尽致。有人强调女权主义的诉求,有人鼓吹动物的权益,还有人论述某个国家的某种立场,不一而足。不少发言的政治考虑多于伦理诉求,情感宣泄胜于理性论辩。[1]这也意味着,以一种理念或者观点来作为永久准则考察某一种伦理是不现实的。伦理的认识和实践中操作所依靠的伦理原则,应该从变化的现实中去发现,并创新性地运用到现实中。医生和医疗领域对于社交媒体的使用仍然在发展之中,目前已经不局限于医生进行医患沟通和发表专业或个人意见。大规模的医疗数据使用已经带来更多的伦理问题和伦理需求,比如大数据挖掘、算法使用和智能医疗中的伦理问题已经隐现,因此,医务工作者的伦理意识应该在发展中变革,不断扬长避短,在利用社交媒体造福人类的同时,让自己的

---

[1] 范瑞平:《如何建立生命伦理学普适规范?——联合国教科文组织国际生命伦理学委员会第十一次会议述评》,《医学与哲学》2004 年第 10 期。

行为符合有利、仁爱、正义的基本伦理标准。

下一章我们考察医患沟通问题，其核心同样涉及伦理问题。社交媒体在医患中的使用变革了医患对彼此的角色认知和形象认知，甚至变革了医患之间的关系，从过去的高权力等级关系转变成平等关系。因此，发生在这种传播语境中的医患沟通，需要考察更多的内外部因素。对于医疗领域的考察从医务人员作风，到道德伦理，再到沟通意识和沟通能力，所涉及的议题与患者的关联越来越密切。

第六章　社交媒体传播与医患沟通优化

　　社交媒体对整个医疗领域产生了变革性影响，这些影响不仅体现在医疗、医学上，还体现在医患关系中。在家长制作风、传播伦理中，我们已经对医患关系所受到的各种外部因素进行了分析，在本章，我们重点聚焦于医患关系的沟通环节。考察如何通过良好的医患交流、互动来推动医患关系的和谐发展。

　　社交媒体中医疗、医生、医患关系等信息的传播无形中对医生、患者、关系等作了相应的定位，但是这种传播定位被作何解读，在传、受双方有巨大的偏差。社交媒体使用让患者的健康素养和健康自我效能感得到有效的提升，导致患者在与医生的沟通中具有更多的自主性和主动性，可以真正实现与医生的讨论和交流而不仅仅是接受"指令"。在这种交流中所展示出来的相对专业的知识和见解，也加大了医生的沟通压力。因此，如果不能重新确定医患之间的交流关系，从更加平等、关爱的角度理解关系，如果不能从专业的、业务的沟通之外，更多从人文、人本的角度来推动良性的互动，那么医患关系很难有积极的改观。

　　本章重点考察社交媒体传播对于医患角色定位和角色建构的影响，我们将引入近几年来从国外引进到国内的叙事医学视角来考察医患关系，并通过具体案例分析如何通过叙事医学的理念来改进医患沟通。

一、社交媒体语境与"自我依赖"的患者

长期以来，医患关系始终是备受关注的社会问题。医患关系是医疗卫生活动中最基本、最重要的人际关系之一，它将医务人员和院方同患者一方联系起来。瑞士医史学家和医学社会学家亨利·西格里斯曾指出，任何医学行动都涉及两类当事人，即医师与病患，更广泛地说则是医学团体与社会。[1]近年来，随着患者对自身利益的维护意识逐渐加强，医患关系已经愈发从传统的"给予与被给予"的关系转向一种地位更为平等的人际关系，而这种转变也使得医患关系更具不确定性。

同时，互联网的出现以及当前社交媒体的迅猛发展，让患者具有更大的自主能力去理解甚至处理遇到的医学和健康问题。在互联网发展的早期，学者就已经通过扎根理论研究了影响患者信息需求并推动患者更加自我依靠的诸多因素（见图6-1）。[2]

按照这一框架，诸多因素导致患者从一个消极的医疗照护接受者转向积极的健康服务消费者，其对于健康信息需求不断提高。这些因素包括：1）医学技术的迅速进步有时会导致消费者对医疗技术的巨大承诺抱有不切实际的期望。临床医学的进展

---

[1]　阳欣哲：《媒体传播对医患关系影响研究》，上海交通大学博士学位论文，2012年。

[2]　Anderson J.G, Rainey M.R, Eysenbach G, "The Impact of Cyber Healthcare on the Physician—Patient Relationship," *Journal of Medical Systems*, Vol. 27, No. 1(2003), pp. 67–84.

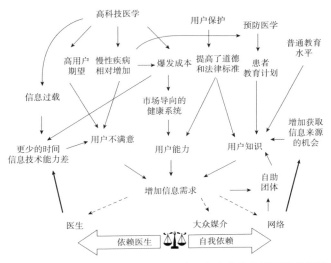

图 6-1 影响患者信息需求并推动患者更加自我依靠诸因素关系图

主要发生在急性护理和感染控制方面，而许多慢性疾病仍然难以治疗，并继续对生活质量产生重大影响。通常，患者发现很难接受他们的医生的说法，即真的没有可用的治疗。此外，高度专业化的护理往往被认为是"客观的"或由医生的经济利益支配。所有这些都使病人感到失望和沮丧，导致他们渴望为自己的健康承担责任。2）医生缺乏时间导致消费者的不满和沮丧。医生与病人沟通的时间不足也会造成严重的误解，导致进一步的不满和不遵守专业意见。缺乏时间也是医生获得和采用信息检索技能的主要障碍，这些技能通常严重不足。这些技能不仅是保持专业最新的一种手段，而且也是能够评估病人检索到的材料的一种手段。3）工业化国家的卫生系统正承受着越来越大的节约成本的压力。许多系统被转移到市场系统中，在市场系统中，质量控制和客户满意度对供应商的成功至关重要。消费者越来越有能力在提供者、保健计划和保险公司之间作出自己的选择。患者也可能越来越担心他们接受成本效益高但不理想的医疗护理，并试图探索专家医疗意见的替代来源。此外，消费者越来越多地不得不从自己的口袋里掏钱购买药物和其他健康产品和服务，迫使他们更多地考虑他们选择的成本和质量。4）消费者保护的总体发展，增加了法律和道德标准。特别是，医患关系发生变化的文化之下，消费者更加挑剔，意识到医生不是"神"，而是可能犯错误的人。此外，法律标准要求病人有一定的知识水平来作出知情的选择，这进一步增强了消费者的作用。5）预防医学的趋势也有助于消费者的知识增长。例如，促进健康的大众媒体运动提高了健康意识，对于许多疾病，初级、二级和三级预防的病人教育方案的价值被广泛接受。6）普通教育水平有所提高。社会中的人们受到的教育的程度越来越高。7）关于保健和医疗、健康保险、医生、医院和保健系统其他部分的可获得和廉价信息来源（特别是通过互联网）的增长也增加了进一步的信息需求。信息资源是如此容易使用，以至于消费者使用它们作为医生的"实验"替代。所有这些因素对消费者的态度和先决条件都有重要的影响，我们可以概括为消费者的不满、消费者的力量和消费者的知识。这些都导致消费者对医疗信息的需求空前增加。[1]

依据该框架的分析，我们当前的互联网环境较之前发生了更大的变化，社交媒体的快速发展和生活场景的全覆盖让信息流动和互通互联随时随地进行。而且我国医疗体系中的看病贵、看病

---

[1] Anderson J.G, Rainey M.R, Eysenbach G, "The Impact of Cyber Healthcare on the Physician—Patient Relationship," *Journal of Medical Systems*, Vol. 27, No. 1(2003), pp. 67–84.

难问题在 20 年的医疗改革实践中并没有得到很好解决。医药分离改革不断深入的情形下，医院和医生的收入压力也被不断放大。这些都反馈到整个医疗体系中，尤其是本就脆弱的医患关系中。面对不断复杂化的健康照顾环境，患者的消费者权利意识、健康知识等都获得了极大的提升，医患关系中患者自我依靠的趋势更加明显。首先，从消费者不满来看。医学更加发达，而且伴随着老龄化的到来，老年的慢性病患者更多，在目前主要以家庭为单位来负担医疗费用的实际情形下，家庭中的老人的医疗问题传导到整个家庭的成员。整个家庭的成员在涉入医患交往中，各种矛盾交织，更提高了消费者的不满。其次，消费者保护举措以及大量的医患、医疗个案在社交媒体中传播，让患者更加意识到了自身具有的权利。最后，社交媒体的科技传播、健康传播内容多，且在进行圈层传播的过程中，被熟人社会或者网络意见领袖层层背书加权，带动更多的患者获取更多的健康知识。这就从患者不满、患者权力和患者知识等层面上加强了患者依靠自我的动力。

健康知识的社交化传播、健康类 App 的普及，以及医疗管理机构、医院等在社交媒体建立传播矩阵，医生在社交媒体开设账号等，这表明新的社交媒体让整个医疗体系已经入驻基于社交媒体的互联网络，在线下的实体健康环境之外，一个虚拟空间的健康环境业已建立。在这种信息获知便利、咨询便利、搜索便利、预诊便利的合力作用下，大多数情境中，患者在医患沟通时已经将侧重点从医疗知识、疾病知识、预后知识、决策知识，转移到了尊重、情感、鼓励、确认等心理上的照护，即从身体健康知识转移到关注、关心、关怀、关爱等心理健康上。

在这样的环境中，医患关系和医患沟通需要引入更多的人文因素。

二、医患关系改进的学术探索以及叙事医学的提出

从近些年来看,我国的医患关系状况不甚乐观。中国医师协会 2018 年发布的《中国医师执业状况白皮书》显示,我国有 62% 的医师发生过不同程度的医疗纠纷,有 66% 的医师亲身经历过不同程度的医患冲突,而根据 2014 年公布的数据,仅有 27.14% 的医师未遭受过暴力事件。[1] 另外,新闻媒介的不断曝光,公共话语空间的不断发展,也使得医患话题越来越成为牵动整个社会神经的敏感痛点。2018 年的兰州特大暴力伤医案、2019 年的民航总院医生被害案以及 2020 年的北京朝阳医院伤医案等恶性事件一次次让日益尖锐的医患冲突问题凸显在社会面前。可见,寻求弥合医患分歧的途径,重建双方的信任关系成为十分重要的研究课题。

(一)医患关系改进的学术探索梳理

美国学者从 20 世纪 70 年代起开始关注大众传媒对医患关系的影响,20 世纪 90 年代以来对于影响医患互动的各种因素形成了系统的研究成果。在我国,健康传播尽管早已引起学者关注,但是针对医患关系、医患传播的研究较少,从人际传播角度对医患关系进行的研究更不多见。

从已有的文献看,国内外与传播相关的医患关系研究主要集中在两个层面:1)静态考察医患关系,主要研究沟通过程之外影响医患关系的因素。2)动态考察医患沟通过程,主要研究医患

---

[1] 中国医师协会:《中国医师执业状况白皮书》,2018 年 1 月 10 日,https://www.sohu.com/a/215762544_101096。

互动中的要素（如认知、语言传播、非语言传播、叙事等）及其对互动效果的影响。

1. "医患关系"的外部因素研究

国外学者从 20 世纪 70 年代开始关注医患关系中的传播问题，到 20 世纪 90 年代逐渐形成系统的研究视角和研究方法。在历时的考察中，研究者也发现：患者正在寻求在医患关系中扮演更为积极的角色。有学者对观看电视剧《格雷医生》的患者进行考察，发现深度观看该剧的患者对于医患关系的满意度高。[1]在网络影响不断深入的情形下，有研究讨论了网络在线疾病社区支持对于病人的赋权感及其对医患沟通的影响[2]，网络等外源信息渠道对医患沟通参与度和满意度的影响[3]等。

另外，人际传播领域的研究者斯图尔特利用归因理论、克莱恩及其同事利用建构主义理论、卡普兰等利用关系框架理论、海因斯等利用问题整合理论、布拉舍斯利用不确定管理理论、鲍尔比利用依恋理论、耶普利用隐私管理理论研究了医患关系问题。

国内的医患关系研究视角涉及社会学、医疗技术、医疗信息、医疗法律制度、医疗卫生体制等多个方面。研究议题主要有：1）医患关系的本质问题，研究者对此看法各异，主要有信托关系、诚信关系、合同契约关系、特殊的不对称的专业关系。

［1］ Brian L, "The Effects of Viewing Grey's Anatomy on Perceptions of Doctors and Patient Satisfaction," *Journal of Broadcasting & Electronic Media*, Vol. 53, No. 1(2009), pp. 38–55.

［2］ Leeb H.J.O & B, "The effect of computer-mediated social support in online communities on patient empowerment and doctor-patient communication," *Health Communication*, Vol. 27, No. 1(2012), pp. 30–41.

［3］ Lewis N, Gray S.W, Freres D.R, et al., "Examining cross-source engagement with cancer-related information and its impact on doctor-patient relations," *Health Communication*, Vol. 24, No. 8(2009), pp. 723–734.

2）影响医患关系的社会因素，如医疗政策、医药体制、医德、信息不对称。3）医患关系中的大众传播问题，如大众传媒的角色、新媒体与健康传播的关系、互联网在居民健康传播与医疗决策中的作用等。4）改进医患关系的举措，其中建议涵盖制度层面、法律层面、医院管理层面、传播层面等。

2. 医患关系中的"沟通"

从国外看，在对医患沟通的人际考察中，学者们用相遇、互动和沟通等概念来处理医患之间的交往，议题主要涉及影响医患关系中权力表达的人口统计学、态度、情境等因素[1]，医生的情感调节技巧与病人满意度之关联[2]，以及词语选择[3]、辩论策略[4]等。国内聚焦于医患关系中沟通问题的研究较为少见，夏云等对医务人员进行调查，分析了医务人员对医患冲突的认知与态度。[5]刘俊荣的专著《医患冲突的沟通与解决》将医患冲突定位成特殊的人际关系，尽管该书对医患关系研究较为重要，但其医学视角限制了对医患沟通过程的细节考察。[6]

---

[1] Beisecker, Analee E, "Patient Power in Doctor—Patient Communication: What Do We Know?," *Health Communication*, Vol. 2, no. 2(1990), pp. 105–122.

[2] Konstantinos, Kafetsios, Fotios, et al., "Doctors' Emotion Regulation and Patient Satisfaction: A Social-Functional Perspective," *Health Communication*, Vol. 29, no. 2(2013), pp. 205–214.

[3] Jucks R, Bromme R, "Choice of Words in Doctor—Patient Communication: An Analysis of Health-Related Internet Sites," *Health Commun*, Vol. 21, no. 3(2007), pp. 267–277.

[4] Schulz P.J, Rubinelli S, "Erratum to: Arguing 'for' the Patient: Informed Consent and Strategic Maneuvering in Doctor—Patient Interaction," *Argumentation*, Vol. 29, no. 4(2015), pp. 481–491.

[5] 夏云等：《医务人员对医患冲突的认知与态度》，《中国卫生事业管理》2013年第6期。

[6] 刘俊荣：《医患冲突的沟通与解决：理论审视·沟通调适·冲突解决》，广东高等教育出版社2004年版。

（二）医患沟通中人的情感因素再认识与叙事医学的提出

国外对于医患关系的研究成果丰富，理论性强，并具有较为成熟的研究方法。研究尤其注重医患关系微观沟通层面，对传播中认知、语言、非语言、说服、叙事等都有涉及，这些理论、方法、观点值得借鉴。国内学者多集中在对医患关系所处的环境，关系特点等进行研究，较少关注细节上的人际沟通过程。知网中上万条医患关系的研究文献中，体现出传播研究导向的只有寥寥数条，如上海交通大学博士生阳欣哲的学位论文《媒体传播对医患关系影响研究》[1]。医患关系的研究侧重上都避开了人际沟通过程中的语言、非语言、医患叙事、说服等环节，选择从社会、政府、媒体、患者等层面来分析关系恶化原因，寻找解决问题的路径。

从医学方面入手的研究常常将目前存在的医患关系问题归因为"信任"问题。而信任问题背后的原因则很多，比如任务重导致耐心不够，患者知识水平不够说了也不理解等等，害怕纠纷而屏蔽某些信息，商业利益等等。而真实的问题其实是沟通不够。研究发现，在患者信息需求和医生的告知层面存在偏差，这也意味着通过这些研究发现，我们可以找到究竟应该向患者传递什么样的信息。从 20 世纪 90 年代开始，传播学者开始进行医患传播的基础研究，比如确定医患传播的测量指标和测量清单。作者整理出来三个因素模型：情感的、行为的、认知的。具体包括个人内容、关系维护、专业能力、等候时间、粗话使用、治疗预

---

[1] 阳欣哲:《媒体传播对医患关系影响研究》，上海交通大学博士学位论文，2012 年。

期。最后形成四个重要维度：关系维护、专业能力、等候时间和
社交礼仪。[1]我国的一项调查也发现，53.1%的医务人员认为医
患矛盾主因是医患沟通不够[2]。在医患矛盾中，沟通是影响矛盾
走向的重要因素，医患矛盾的出现直接或间接来自医患之间沟通
前的彼此认知、互动行为，及沟通之后的关系维护，因此，沟通
研究对解决当前医患矛盾意义重大。

　　欧洲特别工作组调查病人对全科医疗的评价项目，系统评估
了"病人在全科医疗时最注重什么"的文献。在医疗服务中，被
认为最重要的是对病人要有"仁爱之心"。随后才是"能力和准
确""病人参与决策"以及"医生用在病人身上的时间"，苏格兰
的病人认为拥有一位能够耐心倾听并且不催促自己的医生"最重
要"。[3]在美国医学人文和生命伦理学奠基人埃德蒙·佩里格里
诺总结的现代医学之"罪"中可以看出：生物医学的迅猛发展导
致了医学的个人和社会文化价值的流失，带来了前所未有的伦理
问题。[4]

　　20世纪六七十年代，为解决许多由医学技术引发的伦理、
法律和社会问题，以美国为代表的一些西方国家的医学院创立
了医学人文学这一跨学科研究领域。[5]20世纪80年代后，医

---

　　[1]　Schneider D.E, Tucker R.K, "Measuring Communicative Satisfaction in Doctor—Patient Relations: The Doctor—Patient Communication Inventory," *Health Communication*, Vol. 4, no. 1(1992), pp. 19–28.

　　[2]　夏云、邹宗峰、曾晓静、王卓青：《医务人员对医患冲突的认知与态度》，《中国卫生事业管理》2013年第6期。

　　[3]　Angela Coulter、陈雷等：《病人眼里的好医生　医生必须赢得病人的信任》，《英国医学杂志》(中文版)2003年第3期。

　　[4]　郭莉萍：《从"文学与医学"到"叙事医学"》，《科学文化评论》2013年第3期。

　　[5]　William H. Schneider，郭莉萍：《医学人文学的历史与现状》，《医学与哲学》(人文社会医学版)2009年第1期。

学人文学教育与研究在欧洲、亚洲、澳洲等地区也逐步发展起来。[1]2001 年，美国哥伦比亚大学内科学医师丽塔·卡伦（Rita Charon）提出了"叙事医学"的概念，她认为，将叙事能力引入医学实践，有助于临床工作者与患者建立关联，从而有效应对由医学技术引发的一系列伦理问题。[2]卡伦开启了 21 世纪医学人文的叙事学转向，自概念提出以来，她又陆续在《叙事医学：共情、反思、职业与信任的模型》《叙事医学：尊重疾病的故事》以及《如何处理故事：叙事医学的科学》等著作中完善和深化了对叙事医学内涵的阐释。此外，卡伦也曾与其他学者合作，对叙事医学进行深入探析，如与彼得合作编辑了《精神分析学和叙事医学》，与哥伦比亚大学英语教授穆拉·斯皮格（M. Speige）合作，在《文学与医学》期刊发表了 12 期有关叙事医学的文章。[3]在卡伦的推动下，国外的叙事医学研究得到了蓬勃发展。2011 年后，叙事医学在国外的研究日益深化，分支精细化，并在医学教育领域中得到了普遍应用。非虚构疾病写作或医学自传的出现，带动了医学叙事由医生视角到患者视角的转变，使得医务人员更好地对患者的疾病经历予以尊重、关注和理解。[4]

　　2010 年后，我国学者也开启了对叙事医学领域的研究。杨晓霖是率先将叙事医学概念引进国内并进行介绍的学者之一，在

　　［1］（美）丽塔·卡伦：《叙事医学：尊重疾病的故事》，郭莉萍译，北京大学医学出版社 2019 年版，第 i 页。

　　［2］（美）丽塔·卡伦：《叙事医学：尊重疾病的故事》，郭莉萍译，北京大学医学出版社 2019 年版，第 26 页。

　　［3］ 刘联、蓝云：《国内外叙事医学研究综述》，《锦州医科大学学报》（社会科学版）2017 年第 1 期。

　　［4］ 杨晓霖：《疾病叙事阅读：医学叙事能力培养》，《医学与哲学》（A）2014 年第 11 期。

2011 年发表的论文《美国叙事医学课程对我国医学人文精神回归的启示》和《医学和医学教育的叙事革命：后现代"生命文化"视角》中，她对叙事医学理论及疾病叙事都进行了比较详细的介绍。[1]此后，我国对叙事医学的研究呈现出日益增长态势，代表性学者包括张新军、王一方、于海容等。

　　良好顺利的沟通是增进医患互信、促成和谐医患关系过程中必不可少的环节。然而，正如丽塔·卡伦在其著作《叙事医学：尊重疾病的故事》中描述的，很多时候，医生与患者之间并不能够完成一段顺利、耐心的交流，"他们使用不同的语言，对物质世界的看法不同，以不同的行为准则行事，一旦出现任何偏差便立即相互指责"。卡伦曾详细阐述了可能引起医患沟通障碍的一系列因素，包括对死亡的认识、疾病的情境、对病因的认识以及羞耻、责备和恐惧等情感，而叙事医学正是为解决这种分歧而提出的。叙事医学被卡伦定义为"具备叙事能力的医生所开展的，能够提供人道且有效诊疗活动的医疗模式"，属于医学人文学研究范畴，具有显著的跨学科研究特征。叙事医学强调伦理性，要求医务人员懂得倾听、尊重患者的疾病故事，理解他们的境遇，并达到承担、见证等效果。这种通过发展医务人员叙事能力而流露出的伦理关照，能够回答医学实践中许多因缺乏人文关怀而受到争议的问题，如冷漠、碎片化、缺少责任感等等。而当前网络信息平台与社会化媒体迅速发展的媒介环境下，越来越多的医生或患者（或其他疾病的见证者），乐于主动将自己救治或被救治、经

---

　　［1］　杨晓霖：《美国叙事医学课程对我国医学人文精神回归的启示》,《西北医学教育》2011 年第 2 期; 杨晓霖：《医学和医学教育的叙事革命: 后现代"生命文化"视角》,《医学与哲学》(人文社会医学版) 2011 年第 9 期。

受或目睹一段疾病的经历分享到公共信息平台,以实现知识扩散或自我认同等目的。剖析关于疾病的自我叙事中表现出的伦理关怀,具有很重要的现实意义。医务人员正确运用叙事医学本领,不但能使患者得到更加及时、准确的治疗,也能使他们获得自我认同与社会关怀,从而在很大程度上避免缺少人情味、唯医学利益至上等存在于传统医疗实践中的缺陷。在此基础上,化解日益尖锐的医患矛盾问题。

三、聚焦叙事伦理:医患沟通的叙事优化

随着医患关系模式的变迁,西方学界开始对这种基于"对抗"立场而提出的医学伦理原则逐渐持负面态度,因而,从新的医患关系范式中衍生出的关系主义伦理学逐渐取代了原本的原则主义伦理学。这种强调个体独特性与医患主体间性的生命伦理要求被丽塔·卡伦统称为"叙事伦理学簇",它并非某种具体的理论,也至今仍没有准确的定义,但卡伦描述了其共同点——植根于复杂的叙事理论与实践。[1]下面将从叙事医学的视角来分析如何在医患沟通实践中推行医患叙事伦理,从而改进医患沟通的效果。

(一)叙事医学中的叙事伦理框架

叙事伦理(学)目前在西方学界不断发展,学者们致力于对其概念进行深化。丽塔·卡伦在《叙事医学:尊重疾病的故事》

---

[1] 郭莉萍:《临床工作中的叙事伦理》,《医学与哲学》(A)2018年第5期。

一书中指出，医学具有多种叙事特征，而伦理性就是其中一种。叙事行为既对限制在叙事中的人，也对叙事之外的读者提出伦理要求。在此基础上，卡伦将"叙事伦理"具体阐释为三种维度，即体现为主体间性的伦理、体现为故事叙述的伦理和体现为利他主义的伦理（后面引用卡伦对于三种伦理的解释均出自其著作，不再一一标注）。[1]

在国内目前的研究中，"叙事伦理"一词被主要应用于对文学和艺术作品的赏析中。但本书所涉及的"叙事伦理"（narrative ethics）则来源于丽塔·卡伦对新型医疗模式所要求的伦理关怀作出的总结，在西方研究中，通常与"叙事医学伦理"（narrative medical ethics）或"叙事生命伦理学"（narrative bioethics）含义相同。传统医学诊疗过程强调普适性和原则性，从而忽视了患者的个人特质。所谓"新型医疗模式"则试图突破这种局限，以一种更柔化的方式，凸显对患者个体的强调。由此，一种新的医学伦理要求应运而生，它基于并强调叙事能力在医疗实践中的作用，被卡伦总结为"叙事伦理学簇"。[2]卡伦指出，生命伦理学家和文学学者对叙事伦理的研究，超越了医疗卫生和文学研究之间的学科界限，共同思考着由叙事行为引发的义务和伦理远见。在叙述中，叙事者本身和叙事的接受者（即读者）都承担着伦理责任，然而在当前的医疗实践中，医务人员在作为读者时欠缺一系列伦理关怀，包括主体间性的伦理、故事叙述的伦理以及利他主义的伦理。接下来，本章就将以卡伦对叙事伦理所总结的三个

---

[1]　（美）丽塔·卡伦：《叙事医学：尊重疾病的故事》，郭莉萍译，北京大学医学出版社 2019 年版，第 75—81 页。

[2]　郭莉萍：《临床工作中的叙事伦理》，《医学与哲学》（A）2018 年第 5 期。

维度为主要框架，具体分析在我国的临床实践中，医务人员与病人的交往怎样呈现或违反上述三种伦理关怀。

本章以文本分析为主要方法，选取发布于知乎、丁香园 App 等网络平台的共 14 篇医生和患者的自述故事作为分析样本进行研究。其中，由于医务人员视角下的疾病自述故事对叙事伦理的呈现是直接的，而患者视角下的疾病自述对医师及其叙事伦理关怀的指涉是间接的，因此，本书将选择医务人员自述为主要视角，将患者自述作为其对照，剖析故事的讲述者如何对一段疾病展开叙事，如何将自我感受融入其中，以及如何体现卡伦所阐释的"叙事伦理"。

在选用的所有样本中，从知乎平台选择的样本数量最多（共 11 篇），原因如下：首先，知乎作为目前我国最受欢迎的知识性网络问答平台，通过问答社区形式和维基百科式的共建机制，能够吸引对特定领域和话题感兴趣的用户公开分享经历、介绍知识或发表意见。通过对高质量答案进行"赞同""喜欢"等操作，以及对低质量或无关内容进行举报或"反对"，知乎平台可以调动用户力量最大程度地过滤低质量信息，从而构建内容质量和可信度较高的问答社区。

其次，知乎平台上的用户身份与内容形式都较为多元，在本书可能涉及的领域内医患自述故事的叙事伦理关照中，内容贡献者既可能是作为意见领袖的大 V 医生，也可能是作为普通用户的疾病亲历者，甚至可能是患者的朋友、家属等相关人员。他们所分享的内容，也能为本书研究提供全面多样的视角。从这一方面看，知乎平台上的内容比较符合本书主要选取的叙事学角度。

此外，为了保证样本来源的广泛性，还以"患者自述""医生自述""疾病经历"等相关词汇为关键词，分别在微信、微博、丁香园App等平台进行搜索，并综合内容相关性、完整性、阅读量、评论或转发量等指标，对收集到的文章进行过滤，最终选择3篇作为研究样本。

综合而言，最终选择将发布于各网络平台的15篇医患自述故事作为本书的研究样本，其中医务人员自述10篇，患者自述4篇，样本具体细节分别参见表6-1与表6-2。

表6-1 医务人员自述文本分析样本列表

序号	标　题	来　源	作者信息	患者信息（采用匿名列出）
文本1	全国最好的医院：到这儿可就没地方转诊了	知乎－盐选专栏－《真实治疗手记：一个医生的生死记事簿》	林大鼻医生，北京协和医院呼吸与危重症医学科主治医师	林某，二十多岁，病情危重且难以确诊
文本2	临终前最想做的事：艾滋病患者的整容手术	知乎－盐选专栏－《真实治疗手记：一个医生的生死记事簿》	周医生，在口腔科工作将近6年	刘某，艾滋病患者，面部骨折
文本3	流泪的植物人：三分治，七分护，还有90%看家属态度	知乎－盐选专栏－《真实治疗手记：一个医生的生死记事簿》	付嘻嘻，康复理疗科护士，从业18年	阿香，植物人卧床700多天，有情感意识
文本4	死亡辅导班：我们科室的"团宠"是位癌症老人	知乎－盐选专栏－《真实治疗手记：一个医生的生死记事簿》	付嘻嘻，康复理疗科护士，从业18年	老黄，73岁，胰腺癌患者
文本5	爸妈装大款，儿子写遗书：病房里唱《温柔》的少年	知乎－盐选专栏－《真实治疗手记：一个医生的生死记事簿》	付嘻嘻，康复理疗科护士，从业18年	阿泽，16岁，13岁时确诊脑胶质母细胞瘤
文本6	基因的力量有多可怕？临死前只想"争口气"的人	知乎－盐选专栏－《真实治疗手记：一个医生的生死记事簿》	林大鼻医生，北京协和医院呼吸与危重症医学科主治医师	谭某，30岁，因基因突变患上极罕见病"肺泡蛋白沉积症"

（续表）

序号	标　题	来　源	作者信息	患者信息（采用匿名列出）
文本 7	ICU 里的"战斗奶奶"：我要鸣金收兵了	知乎 - 盐选专栏 -《真实治疗手记：一个医生的生死记事簿》	付嘻嘻，康复理疗科护士，从业18 年	邵　某，85 岁，ICU 内患者，身患阿尔茨海默症
文本 8	健康老人闯进发热门诊：我被儿子当病毒隔离了	知乎 - 盐选专栏 -《700 名一线医生的疫情手记：这是我们的战争》	林医生	一位 70 多岁的老人，"谎称"自己生病
文本 9	医生手记：夜班查房时关于死亡的一次对话	知乎	空军总医院医师，薛梅	31 岁女性，白血病患者
文本 10	肿瘤科医生手记：最后的亲情	丁香园 App	chinese1man 肿瘤综合科认证医师	阿华，46 岁，晚期肺癌患者

表 6-2　患者自述文本分析样本列表

序号	标　题	来源	作者信息	患者信息
文本 11	当你发现自己已是癌症晚期患者时，你会作出什么选择？	知乎	橙子 123	22 岁女生，2020 年 1 月确诊胃癌转移
文本 12	你有被心理医生伤害过吗？	知乎	匿名用户	抑郁症患者
文本 13	南京治愈患者自述隔离治疗 13 天：从恐惧到感动感恩	微博	《扬子晚报》网 2020 年 2 月 16 日发表	刘伟，28 岁，新冠肺炎感染者
文本 14	黑暗过后，黎明到	微信公众号 - 渡过	释演佛	39 岁，2001 年即被确诊患有精神类疾病，2017 年遇到现在的心理医生，2019 年康复

（二）主体间性伦理的叙事优化

主体间性（intersubjectivity）来源于西方哲学概念，有时也译作"主体际性"。它形容了"主体—主体"这种关系中的内在性质，即两个或多个主体之间并非孤立存在，而是通过他们共有的客体而联系起来。用卡伦的话说，主体间性形容了一种情境，即两个主体，或者说两个真正的自我相遇时，自我在与他者的相遇中复活。在一段叙事情境中，必然要包含故事的叙述者和接受者，而二者通过叙事产生的交流即为主体间性的体现。疾病叙事也是如此，当医生阅读或聆听患者的讲述时，医患双方之间已然存在一种主体间性，这种主体间性要求叙事双方共同承担一定的责任与义务，以此体现叙事医学中的伦理关怀。

1. 医患沟通主体间性伦理要求

卡伦认为，患者对医生讲述自身有关疾病的故事，意味着医生作为故事的接受者，被赋予了一种来自故事讲述者（患者）的亲密感，这种亲密感来源于尊重和理解：当接受者能够充分理解讲述者的情境，讲述者就会对对方产生一种神圣而伟大的信任。因此，叙事医学要求医生首先具有尊重的能力，无论患者的经历如何，医生需要首先对患者的故事抱有敬意和同情。[1]这便是卡伦对叙事伦理的阐释的第一个维度。

2. 主体间性伦理的实践路径

从医生和病人的自述文字中，我们可以考察医务人员在处理医患关系、面对患者的讲述时，是否保持了应有的尊重并体现了

---

[1]（美）丽塔·卡伦：《叙事医学：尊重疾病的故事》，郭莉萍译，北京大学医学出版社 2019 年版，第 75—81 页。

183

充分的同情和理解，以及具备主体间性叙事伦理关注的医患沟通能对患者产生怎样的心理影响。

（1）对疾病故事的尊重

当患者主动向医生讲述自己的患病经历时，主体间性伦理要求无论对方的故事是怎样被讲述的、故事内容是什么，医生都需对这段疾病的故事抱有相应的尊重。

医生对患者疾病叙述的尊重给患者带来的积极影响是强大的，这种尊重不仅能使患者加强对医生的信任，也能使自己因患病而产生的心灵伤痛得到一定程度的抚慰。例如，受抑郁病痛折磨长达十余年的"释演佛"，在 2017 年夏天，终于遇到了一位真正拯救了她的医生："我和医生讲述了我所有的故事。他听完后问了我一个问题：'你知道我听完你的故事之后的感受么？'我当时愣住了，我说：'你一定觉得我有很大的问题吧。'他回答道：'我非常同情你'。"（文本 14）这位医生面对作者对过往经历冗长、繁琐的讲述，并没有打断她，而是非常耐心地倾听完对方的故事，并对其表示了尊重和共情。也正因如此，作者的内心受到了前所未有的触动："我一下子傻住了，因为从来没有人和我说这样的话。我的内心翻出了一股热浪……那次咨询完，开车到一半的途中，我嚎啕大哭了半个小时，我知道我等这句话已经很久了。"（文本 14）最终，该文本的叙述者终于在 2019 年彻底治愈了抑郁症。

值得注意的是，在以下两种情形中，医务人员对患者自述所呈现的耐心和尊重会显得尤为重要：首先，患者在讲述过程中，言语可能是破碎的、非专业的，这种自我披露可能以任何形式、任何选词进行呈现，而即使面对这种情况，医生也不应对病人的叙述产生厌倦等心态，而是应当在合适的时机加以引导。

其次，当患者的病情超出医务人员的治疗能力范围时，医生应对患者提出合理建议，如建议保守治疗，或建议转诊等，而不应粗鲁地将患者赶走。年轻女孩"橙子123"身患恶性肿瘤，在向接治她的医生们表述病情和患病经历后，医生们虽然感到无能为力，却依然对她十分重视。"尹教授看完门诊来找李医生，那是12点多，我正收拾打算离开，看到他们4个医生站在大厅，我想跟他们说声谢谢再走，走了过去，他们竟是在讨论我的病以及他们能做什么。最后的结论还是一样的，他们能做得非常非常有限，还是跟我说去试基因测序找靶点。真的非常感动，掉了眼泪……我跟他们说我想一一抱抱他们，但是疫情不可以。"（文本11）正是医生们对女孩的尊重和重视，让她愈发乐观开朗，"门诊时坐在尹教授面前，我感觉自己是条鲜活的生命……她今天为我做的让我有勇气去面对未知！"（文本11）

通过上述分析可以发现，医生对患者疾病叙述的尊重不仅是主体间性伦理所要求的、最基本的责任，更能对患者产生宽慰，甚至鼓舞。同时，医生也能从中收获来自患者的信任感，这种信任有利于弥合医患分歧，从而构建更稳固的医患关系。

（2）对患者的同情

对患者的同情首先表现为对其生理痛苦的同情。尽管无法切身体会患者身体的病痛，但医务人员有能力认知患者的病痛：通过患者对病情的讲述，医生能了解他们病痛的来源、类型以及发作时长等。主体间性的伦理要求医生能理解患者的生理痛苦，并对此产生同情之心。

在本书选用的样本中，一些医务人员通过对患者的外貌、动作或细节进行刻画，使自己能对患者的病痛产生共情，如："他抬头看着我，没说话，几秒过后微微张嘴，也只是喘气，扣在脸上的呼吸罩腾起一层白雾。"(文本1)"仅仅病了一个多月,他已经瘦得脱了形,病号服穿在身上显得空荡荡的,双颊凹陷下去……"(文本4)"他的眼睛开始重影,走直线会偏移,一块糕点递给他都不能准确地放进嘴里。"(文本5)"……刚开始阿泽起个头,我轻轻地和,唱着唱着就变成了我的独唱。我发现阿泽没了声音,一眼看过去,原来是他的力气跟不上了。"(文本5)"回病房3个小时后,我们决定给朋朋拔出气管插管……拔下来的瞬间,朋朋就在大口喘气,是嘴和鼻子都竭尽全力用上的那种喘气,发出很响的声音。"(文本6)

此外,一些医护人员也通过比喻等修辞手法,对患者的病痛进行形象的诠释,如:"一开始高烧不退,当地医院认为是肺炎,却越治越重,直到全身多个器官开始像多米诺骨牌一样出现崩溃迹象。"(文本9)"……朋朋就在大口喘气……那种姿态让人印象深刻——朋朋就像在猛嗅一朵花。"(文本6)这些人物描写和修辞都准确把握了患者在疾病侵扰下呈现出的身体特征,从而呈现出医生们对病人身体痛苦的同情。另外,对患者的同情也表现为对疾病给患者带来的生活影响所产生的同情。因为疾病,患者的日常轨迹、人际交往等社会生活的各个方面都将受到不同程度的瓦解,而患者在精神上的痛苦往往也部分来源于此。主体间性伦理要求医生不只对患者的病情产生同情,也要对患者的生活遭遇产生触动。

在本书选取的样本中,对家庭的冲击是疾病给患者生活带来的所有影响中最重要的内容。如患者林某身患不明病因的罕见病症,家庭条件困难,如果得不到救治,只能"无处可去,最终在急诊把钱花光,放弃治疗,拉回家乡去。或许还会因为穷,连救护车都坐不起,只能找一辆不正规的'黑车',很可能走到半路,母亲就得眼睁睁看着儿子去世却束手无策。"（文本1）因此，考虑到林某的家庭遭遇，该文本的作者林医生尽管认为患者的病症异常棘手，最终还是选择了让其入住病房："我嘱咐她（指患者的姐姐）：'办完手续直接转到病房去，别等明天了。'我通知病房的值班医生准备收病人，半小时后，林某就会离开急诊室，被推到我的病房……我知道，一场艰苦卓绝的战役已经无声地打响了。"（文本1）

对患者富于同情既能使患者感受到善意，也能使医生自身的道德品格得到提升。相反，恶劣、冷漠、厌倦而缺乏关怀和同情的态度只会使患者受到更深的伤害。一位抑郁症患者描述了自己就诊时，医生的恶劣态度给她带来的刺痛："（她）一进门看人的眼神就很凶狠，直接上来就质问你穿的是不是睡衣，说你头发乱，对你的打扮指指点点……我本身性格内向，甚至面对不安全不熟悉的环境会有点讨好型人格，所以不会崩溃大哭，但是心里其实已经难受得哭不出了，结果她直接来一句，'你这么大了为什么要爸妈陪你来？'……我那个时候心理意志上不想死，但是情感上已经支撑不住，觉得活不下去了……但是这个医生不体谅患者啊，她只把我当一个罪人去声讨，而不是当一个病人去关怀、治疗。"（文本12）

从上述文本可知，面对患者的疾病压力，医生如果不对其表达理解和同情，而是展现出不耐烦、与己无关甚至恶语相向的行为时，只能使患者更加痛苦，背负更加沉重的压力，而这也是有悖于主体间性的叙事伦理关怀的。因此，作为医生，懂得自己作为疾病故事的接受者所背负的责任，并感受患者对自己产生的信赖，才能更好地履行医患关系中的主体间性伦理要求。

（三）故事叙述伦理的叙事优化

故事叙述伦理强调了读者对故事的道德评价。亚当斯（Tony E. Adams）指出，如果把"故事"视为理解、协调以及赋予生活中遇到的情境以意义的工具，那么对故事叙述的伦理所进行的探讨就是必不可少的。换句话说，当我们通过故事叙述学习如何思考，如何感知，以及如何与社会进行互动时，我们也在学习与他人相处的道德方式，而这种正确且恰当的道德方式将是人际交往的重要基础。[1]

1. 故事叙述伦理要求

卡伦指出，故事的伦理视野展示了故事本身认为正确的生活方式，其中也暗含了讲者认为正确的生活方式，在故事的讲述中，讲者不断重复着自己的伦理视野。而通过这些具体的表达，包括对特定事件、人物、义务、权力等的再现，读者在阅读中思考如何对别人行为的方式作出评价。[2]

此外，故事叙述的伦理也强调读者被文本要求去行动。以J.希利斯·米勒的观点来说，即是"读者会对故事文本产生反应，这既是一种对不可抵抗的要求的反应，也同时要求读者必须对自己的反应和阅读行为的结果承担责任"。[3]因此，临床实践中的故事叙述伦理也要求医务人员具有两方面的能力：首先是医生需

[1] Adams T.E, "A Review of Narrative Ethics," *Qualitative Inquiry*, Vol. 14, no. 2(2008), pp. 175–194.

[2] （美）丽塔·卡伦:《叙事医学：尊重疾病的故事》，郭莉萍译，北京大学医学出版社 2019 年版，第 75 页。

[3] （美）丽塔·卡伦:《叙事医学：尊重疾病的故事》，郭莉萍译，北京大学医学出版社 2019 年版，第 77 页。

要理解病人的伦理视野，知悉其价值观念，并充分地理解讲述者所讲述的故事，即沟通中的故事伦理原则。其次在理解之后继续承担医生对于患者的关爱责任。

2. 故事叙述伦理的实践路径

患者在面对医生进行疾病叙述时，就已经将自己的价值观念、伦理取向寓于其中。而医生在倾听的过程中，要努力解读出对方的价值取向，即，他为什么要这样做，以及该如何去理解病人的故事和境遇。

（1）对患者疾病故事的理解

文本2中，患者刘某在刚入院时，因为担忧自己艾滋病呈阳性会导致无法住院而对医生进行隐瞒，造成了医患间一次不愉快的摩擦："主任板着脸坐着……把检查报告放在桌上，推到刘某面前。他低头看了一眼，表情平静，好像并不在意里面的结果，把检查报告推了回来。'知道自己有这个病么？'主任严肃地问。他点了点头，没有说话。……'为什么不跟我们说！'主任冲刘某发火，'隐瞒病史会有严重后果。你这是拿自己的健康、别人的健康开玩笑！'……'我怕告诉你们，就不让我住院了。'刘某终于开口。"（文本2）在处理这些情况时，医务人员需要首先明确患者忧虑的根源所在，并针对这些影响患者情绪的因素，结合他们的自身特点对其进行语言疏导。需要注意的是，在医患交流中使用正确的词汇和话语也有利于对话的顺利推进，交流中应多使用简练、清楚，能使患者明白的话语，在患者理解水平受限时尽量减少医学专业话语的使用。通过不断交流，相互理解，患者才能加强对医务人员的信任水平。例如，在刘某的案例中，周医生了解到对方的同性恋身份后，对其给予了应有的尊重，并阻止了同事们对刘某的议论。周医生对刘某背后隐情的挖掘，以及在得知真相后对其一如往常的态度，逐渐敲开了刘某的心门，也促成了他们之后更为深刻、更为亲密的交流，即对于死亡的态度的交流。

通过对以上文本进行分析可以发现，叙事伦理中的故事叙述伦理主要强调了医生作为故事的接受者，对患者的疾病故事所作出的反应。无论是对患者的故事进行道德评价，还是通过患者的讲述使医生自身受到触动，对于维系紧密的医患关系都是具有双向利益的。一方面，患者在讲述中被理解、被认可、被关怀，另一方面，医生也从中收获了心灵触动，从而强化了其职业荣誉感和责任感。

然而，当医生不能完全认同患者的价值观念时，他也应思考患者究竟是出于怎样的目的才会选择这种做法，并分析患者在叙事背后是否有其难言之隐。当医患双方意见相悖时，医生无权利强硬地要求患者做某事，而是应在充分理解对方的态度后，合理地提出建议，并始终保持尊重。在文本 2 中，艾滋病患者刘某坚持为受伤的面部进行整形手术，而其主治医师周医生则对此表示强烈反对，因为手术中和术后的感染很可能使刘某丧命。但刘某坚持手术，经过攀谈后，周医生最终理解了刘某的想法。

> "'我活不了多久了，死的时候不想脸都不对称。'刘某说，'我想走得体面一点。'
>
> '值得么？'我看着他。
>
> '值得试一试。'他想都没想，立刻回答。他问我：'假如你知道生命还剩一年，你会选择干什么？'
>
> 我有点生气，'咒我么。'但转念一想，这确实就是他正在面对的难题，'我不知道，可能去做自己最想做的事吧。'

'我现在最想做的，就是让自己的脸恢复原来的样子。'"（文本2）

在刘某的认知中，"走得更体面"是比"活下去"更重要的事。周医生虽然对刘某进行了提醒，却依然无法说服对方。因此，周医生最终选择了尊重刘某的想法，同意了他的手术。通过以上分析可以发现，无论医生对患者所述说的故事进行怎样的评价，理解和尊重都是通往更加顺畅的医患沟通、建立更稳固的医患信任的必要因素。

（2）承担理解之后的伦理责任

对患者的疾病故事进行充分的理解是故事伦理的第一步，理解之后的伦理责任还在于依据自己的理解并承担医生的人道责任。例如，在文本7中，ICU病房中的"战斗奶奶"邵某有时会向照料她的护士"付嘻嘻"询问有关花销的问题。"住院时间一长，她忽然关心起自己的医药费，心血来潮地问我：自己花了多少钱。还抓着女儿问：家里还剩多少钱，会不会因为她住太久，家里已经吃不上饭了。"（文本7）此时，付护士意识到邵老太是因为记忆交错，而误认为自己仍处在食不果腹的年代，因此才会格外看重一切花销。也正是因为意识到这一点，付护士才理解了邵某为何比别人更加珍惜自己的钱。"我意识到，她的记忆交错在一起，时而清晰，时而混乱，但总离不开她的小家，和她一点点熬过来的那些日子。……后来，为了让邵老太安心，她女儿探视时带来了一沓红红绿绿的钞票。从那以后，邵老太多了一个乐趣：每天晚上定时清点账目，把每张钞票都捻得哗哗作响。就像她年轻时做供销社销售员时一样。那些来自过去的记忆总能给她最大的满足和安全感。"（文本7）不但如此，付护士甚至还和邵某的女儿一起，陪她日复一日地玩着一个温暖的"欺骗"游戏：
"数完了钱，邵某会把钱缝进自己的被子或枕头里，然后幸福地
睡着，第二天起来就忘个精光。于是，我们也配合着邵老太，交
接班的时候一人放哨，一人悄悄拆开她的被子枕头，把红红绿绿
的钞票取出来，清点一遍之后交还给送早餐的女儿，让她下午探
视时再送来一遍。这个场景每天都会在 ICU 里上演……女儿送
来的钱一直没少，邵某很开心，她得出了自己的结论：钱没少说
明自己没有地方需要花，那么病情一定在慢慢好转。"（文本 7）
可见，医生对患者观念的正确解读和积极评价，不但加深了医生
自身对患者的理解，同时也有利于促进患者的心态向正面转变。

（四）利他主义伦理的叙事优化

利他主义（altruism）可以定义为对其他有机体有利，而对
采取行动的有机体本身无明显益处甚至有害的一种行为，其中
的"有利"和"有害"是根据对有机体适应性的影响而界定的。[1]
利他主义在东方与西方都有其理论根源，前者起源于新老儒家的
"仁学"，后者则来自基督教伦理观。[2]尽管理论来源不同，但东
西方对利他主义的阐释都围绕着以下伦理观念而展开，即只有无
私利他的行为，才能真正有利于他人，有利于社会，并能使利他
主义者本身的道德修养得到提升。

1. 疾病叙事的利他主义伦理要求

卡伦认为，具有利他主义品质的故事接受者能够通过倾听来

---

　　[1]　Robert L. Trivers, "The Evolution of Reciprocal Altruism," *The Quarterly Review of Biology*, Vol. 46, no. 1(1971), pp. 35–57.
　　[2]　王海明：《利他主义与利己主义辨析》,《河南师范大学学报》(哲学社会科学版)2001 年第 1 期。

推进讲述者对真实意图的表述。这就是说,当医生在倾听患者的叙述时,他并非被动接纳的容器,而是在主动地思考,在形成、探索、询问、提出假设。[1]通过寻找病人叙述中的线索,他希望能够听到对方真实的声音。如果不能顺利实现病人对真实情况的揭露,医生就应当承担起耐心、主动引导的责任,循序渐进地将交流向深入不断推进。

2. 利他主义伦理的实践路径

利他主义的伦理旨在要求医生适度挖掘患者疾病背后的故事,通过全面、深入地了解患者,了解患者的所思所为,了解患者的生活背景,来将医患双方的交流推向更深入的空间。具有人性关怀力量的医生在倾听患者的故事时,不会保持内心的不受触动。相反,他们往往会因患者的讲述而联想到自身作为医生的责任,尽自己所能地通过行动来帮助患者渡过难关。

在文本 10 中,46 岁的肺癌晚期患者阿华因疾病、家庭和经济带来的多重压力折磨而痛苦不堪。"我无数次看到阿华家姐在病房外偷偷落泪。有一次,阿华的姐姐甚至在电梯口,拦住了正要下班的我,要求我对阿华实行安乐死。"(文本 10)面对阿华一家的不幸遭遇,作为其护理医师的作者也感到非常痛心。阿华的病痛愈发严重,这使得作者不断思考自己作为医护人员,是否能采取行动来减缓阿华的生理疼痛。然而,"对于阿华这种呼吸道梗阻的病人,大家都不愿意用安眠镇静药,因为即使是在最低有效剂量的情况下,也有可能发生这样的现象:患者在安眠药物吃下去后,永远不再醒来"。(文本 10)在医患关系日趋紧张的情形

---

[1] (美)丽塔·卡伦:《叙事医学:尊重疾病的故事》,郭莉萍译,北京大学医学出版社 2019 年版,第 78 页。

下，对阿华的不当操作很可能使作者惹火烧身，但作者在一番考量后，认为"一时给予药物性镇静是符合古老医学关于人性照护与人文关怀本意的"（文本10）。于是，她冒着卷入医患纠纷的风险，"那晚上我处方了两片1毫克的副作用相对很小的艾司唑仑……我半夜里数次从病房的窗户里观察到阿华在甜美地睡觉时，我感觉自己也很幸福。毕竟，我这个小小的住院医生，凭借一点小小的专业知识与一点点医生天职，就让饱经苦难的阿华做了他在人间又一个甜甜的美梦"（文本10）。

文本5中，患者阿泽也出于对家庭的顾虑，在治疗中"装作"毫不配合："他似乎对一切都不满意，天天和父母闹情绪；不吃药不打针不检查，处处和父母对着干……不答话，自顾自地看书，书页翻得哗哗响，把病房里的气氛搅得躁动不安。"（文本5）付护士通过仔细观察，发现阿泽本性温柔的事实，又针对其青少年的身份，最终选择将自己塑造成一名"姐姐"的形象，对"弟弟"进行劝导："我坐在床边拉着他的手，'阿泽啊，你爸爸妈妈哭得多伤心啊，你真的希望他们这么伤心吗？'阿泽红着一张脸，摇了摇头，'姐姐，我去道歉行不行？'看他知道自己错了，我一瞬间'原形毕露'，凶巴巴地展开他的手掌，抄起桌上的尺子敲在他的手心上，'玩大了吧？收拾不了了吧？'……'新仇旧恨'都报完了，我才得意洋洋地告诉他，'姐姐这把尺子，上打昏君，下斩佞臣，中间教训熊孩子，以后可不许犯浑了啊！'阿泽乖乖地点头，表示一定洗心革面痛改前非，再不胡闹了。"（文本5）

上述案例充分体现了在利他主义的伦理指导下，对待患者的疾病故事医生并非被动的接受者。医生是倾听者，更是引导者，他们在"解读"患者疾病故事的基础上，针对患者个体的不同特点，选择适宜的话语与其进行交流，并在双方沟通存在阻碍时务力发现问题的根源，设法消除这种沟通分歧所产生的负面影响。在医生的不断引导下，医患双方的交流进一步深入，此时，患者会发现，他们是乐于被医生挖掘和发现的，由此，稳固的医患关系便逐步确立了。

本章小结与下章提要

本章从细微处考察医疗领域的医患沟通问题，在医患沟通层面，社交媒体传播作为社会生活方式变革的重要推动力量日益明显。人们在欢呼新传播技术在医疗领域带来的各种信息便利之外，常常忽略对于医生和患者个体的影响，因为这种影响"润物"太"细"，在促进人意识、认知、行为改变的过程中，悄无声息。

许多研究已经确证了患者的变化更多是移动互联带来的。前文中提到的知识、能力、需求的变化是最为典型的体现。正是这种变化，导致了越来越多的患者开始在互联网和社交媒体的帮助下在医疗上实现日益提高的自我依靠。在自我依靠能力提高之后，医患沟通中的需求将会产生更大的变化。在专业知识可以从其他渠道获得之后，医患之间的沟通焦点正在转向心理上的"满意"。这种变化是推动医患沟通焦点转变的推手，在没有很好把握这种焦点变化的医患沟通实践中，医患关系也会变得紧张。从这种意义上讲，撬动医患沟通，乃至医患关系变化的支点在于当前的社交媒体传播。

正是在此基础上，本章才引入叙事医学的分析框架来考察当下的医患沟通实践，从中发现当下的沟通中践行叙事医学理念与不践行该理念所带来的医患沟通效果差异。从正反两面来证明，医患沟通需要更多的对人的关注、对人的心理感受的关注、对人的情感需求的关注。在本章选取的研究对象中，许多医生都具有强烈的人性关怀力量，而非仅仅将患者视为工作的对象。他们在医患沟通实践中表现出来的主体间性伦理、故事伦理和利他主义伦理关照，即尊重患者的讲述，与他们产生共情，通过倾听和引导推动交流的深入，站在服务患者的角度审视自己的行为，都是倡导践行更具人性、更加和谐的医患关系的行为标杆。

"叙事医学是循证医学的有益补充，应该成为当前临床实践的自觉行为。"[1]但仍有一些医生在疾病诊疗过程中有悖于叙事伦理要求，在与患者交流时态度冷漠。这种医疗态度很可能对患者造成不利影响，甚至是深刻的伤害，尤其是类似抑郁症患者这样更脆弱、敏感的病人。正如本章引用的社交媒体上医生和患者叙事文本中呈现的那样，正面的例子在社交媒体传播能够影响受众对于医生的正面评价，负面呈现的文本通过社交媒体的"病毒式"传播，也会给医患关系带来更大的冲击。从这种意义上讲，社交媒体传播不仅仅是支点，而是直接"连接"医患关系走向和谐的桥梁。

下一章研究将从医务人员的考察转向网民个体的研究。实际上，本章的研究已经处处显露着个体（患者）的身影，为我们研究视角的转换做好了勾连。从医务人员对社交媒体使用进行的考察，尽管很微观，但本质上与"健康中国"构建密切相关。在"健康中国"行动计划中，许多重要目标需要通过社会，即医

---

[1] 王华峰等：《中国医学人文的叙事赋能——第二届"全国叙事医学与临床实践研讨会"综述》，《医学与哲学》2020年第1期。

疗领域来实现。医务人员从认知、态度、意识所作的点滴改变，都关乎"健康中国"中的医疗行业和网民群体，从这种意义上说，提升医务人员的传播和沟通能力，本质是为"健康中国"各项目标实现打下基础，最终体现在社会个体的福祉中。

第七章　社交媒体使用与健康素养提升

2016 年国家发布的《"健康中国 2030"规划纲要》提出，我国将开展知识普及行动，到 2030 年居民健康素养要不低于 30%。[1]社交媒体的蓬勃发展，已经让其成为大多数民众接受新知识和信息的重要渠道。通过社交媒体去提升民众的健康素养已经受到政府重视，在"健康中国"行动计划中，政府号召各主流媒介在充分利用传统渠道进行健康宣传之外，也要充分利用社交媒体账号传播，提高健康宣传的效果。

大学生群体作为社会的中坚力量，他们的健康素养的提高对提升整个社会的健康素养水平有促进作用。同时，大学生群体每天花大量时间使用社交媒体，社交媒体成为他们接触健康信息的主要渠道。因此，本章通过问卷调查来发现大学生群体的社交媒体使用情况，以及社交媒体使用对于健康素养提升的影响。在考察这一关系的过程中，重点挖掘在不同的平台、不同的使用强度对于健康素养的不同维度，如健康知识、健康能力、健康生活方式之间的交叉关联。此外，本章也将根据社会认知理论的相

---

[1]　新华社:《"健康中国 2030"规划纲要》, 2016 年 10 月 25 日, http://www.gov.cn/zhengce/2016-10/25/content_5124174.htm。

关框架和观点去探究健康自我效能感在健康素养提升中的可能作用。在探究和分析上述关系，发现规律的基础上，本章也提出未来提升社会整体健康素养的路径和方法，从而有助于健康传播决策。

一、社交媒体使用、健康素养与社会认知理论

2008 年 1 月，原卫生部第 3 号公告发布了《中国公民健康素养——基本知识与技能（试行）》。同时，为配合健康素养教育，卫生部组织专家编写了《中国公民健康素养——基本知识与技能释义》（以下简称《释义》），对健康素养的 66 条内容分别作了简明扼要的阐释。目前，各级政府已经采取的健康行动中，提高民众的健康知识和健康素养水平已经成为重要任务。如上海在 2019 年 8 月率先发布了首个省级中长期健康行动——《健康上海行动（2019—2030 年）》，其中健康知识普及行动被列为 18 个重大专项行动的"第一行动"。[1]

2008 年，原卫生部组织开展第一次全国居民健康素养调查。从 2012 年起，开始健康素养的连续监测。"居民健康素养水平"被纳入多项国家级规划，成为《"健康中国 2030"规划纲要》的主要指标之一。伴随着国家的重视，对于健康素养的相关研究也逐渐增多，质量不断提高。

---

[1]　上海市健康促进委员会办公室编：《上海市民居家健康知识读本》，上海科学技术出版社 2019 年版。

（一）社交媒体使用研究

目前关于社交媒体的使用情况已有大量研究，但是研究侧重于考察大学生对于某种具体的社交媒体的使用时长、频率、用途偏好等，如张咏华和聂晶证实大学生社交媒体的使用时长、频率等存在性别差异。[1]基于目前的研究现状，本章主要从社交媒体使用动机和社交媒体使用影响两个方面进行梳理。

第一，社交媒体使用动机。卡茨在其使用与满足理论中提出人们使用某种媒介是基于个人的需求及愿望，也可以称作为其使用动机。此外，还有学者研究什么因素会影响社交媒体的使用动机。克里斯蒂（Christy M.K. Cheung）等学者将群体意图这一要素，如社会存在感以及社会身份等纳入社交网站的使用动机研究中。[2]

第二，社交媒体使用影响。社交媒体作为人们与他人进行联系的主要工具，必然给人们的生活带来了某种程度的影响。陈叶等人在研究社交媒体的使用对大学生人际交往的影响中，认为过度的使用社交媒体，会使得大学生人际交往比之前变得更加具有随意性、功利性、冷漠化、虚拟化和低俗化。[3]除此之外，研究媒体使用对健康方面的影响也受到学者的重视，下文将在研究问题部分详细论述。

---

[1] 张咏华、聂晶:《"专业"对大学生社交媒体使用及动机的影响——以上海大学生为例》,《国际新闻界》2013 年第 12 期。

[2] Christy M.K. Cheung, Pui-Yee Chiu, Matthew K.O. Lee, "Online social networks: Why do students use facebook," *Computers in Human Behavior*, Vol. 27, No. 4(2011), pp. 1337–1343.

[3] 陈叶、陈文华:《新媒体社交网络对大学生人际交往的影响及对策》,《考试周刊》2014 年第 44 期。

（二）健康素养的定义及相关研究

1974 年一份呼吁美国各级设立最低健康教育标准的文件，首次使用了"健康素养"一词。自 20 世纪 70 年代以来，一系列描述性研究一直试图研究健康素养的概念、其测量以及低健康素养的问题。健康素养被解释为为了健康，在各种环境中使用的一系列知识和技能。彼得（Peter J. Schulz）视健康素养为具有日益复杂的技能的能力，并且传统的阅读能力和算术能力是健康素养的基础。[1]重要期刊 Das Gesundheitswesen 的早期定义将健康素养描述为"个人在多大程度上有能力获得、处理和理解作出适当健康决定所需的基本健康信息和服务"。[2]拉赞（Ratzan）和帕克（Parker）将健康素养定义为："个人在多大程度上有能力获得、处理和理解基本的健康信息和服务，以作出适当的健康决定。"[3]世界卫生组织将健康素养定义为个体促进和保持健康的认知和社会技能的反映，不仅是个体的识字能力、健康知识、健康态度的表现。[4]该定义意味着达到和拥有知识水平、个人技能和信心，采取行动，通过改变个人生活方式和生活条件来改善

---

[1]　Schulz P.J. Erratum to: The Concept of Health Literacy. Zeyer A., Kyburz-Graber R. (eds). Science Environment Health:Towards a Renewed Pedagogy for Science Education. Springer, Dordrecht (2018), pp. 69–84.

[2]　Bittlingmayer U.H, Harsch S, Islertas Z. Health Literacy in the Context of Health Inequality—A Framing and a Research Overview. Saboga-Nunes L.A., Bittlingmayer U.H., Okan O., Sahrai D. (eds). New Approaches to Health Literacy. Springer VS, Wiesbaden (2021), pp. 11–43.

[3]　Saboga-Nunes L.A, Jourdain D, Bittlingmayer U.H. Renewing the Conceptual Framework for Health Literacy: The Contribution of Salutogenesis to Tapered the Health Gap[A]. Saboga-Nunes L.A, Bittlingmayer U.H, Okan O, Sahrai D (eds). New Approaches to Health Literacy. Springer VS, Wiesbaden (2021), pp. 99–120.

[4]　颜运英等:《健康素养的研究进展》,《循证理》2019 年第 1 期。

个人和社区健康。[1]

有众多学者给出过关于健康素养的定义，但是并没有被广泛接受。欧洲健康素养委员会尝试采用内容分析法对健康素养的定义进行综合，结果显示健康素养的定义由能力 / 技能、行为、信息 / 资源、结果、环境和时间等六个方面构成。在此基础上，欧洲健康素养项目委员会提出了包含个人视角和公共卫生视角，含有"患病、疾病风险和保持健康"三个阶段的全面健康素养定义。[2]尽管健康素养的定义存在差异，但其核心内容是一致的，即伴随一生的一系列个人的技能或者能力，通过这些技能或者能力帮助个体在生活的环境中完成与医疗、健康决策相关的一系列任务。健康素养的最终目的是帮助个体进行医疗决策，保持身心健康。

关于健康素养的研究视角起源于美国医疗环境下对健康素养低下人群的关注和成年人学习的社区发展模式。纳特比姆（Nutbeam）基于健康素养的两大起源展开论证研究，提出健康素养的临床医学视角和公共卫生视角。[3]基于对健康素养这一概念的思考，纳特比姆建构的健康素养模型将健康素养分为三个层次：功能性健康素养、互动性健康素养和批判性健康素养。功能性健康素养指的是基本的阅读和写作技能，而互动性健康能

---

[1] Zambrana R.E, Cristian M, Costellia T, et al., "Association between Family Communication and Health Literacy among Underserved Racial/Ethnic Women," *Journal of Health Care for the Poor and Underserved*, Vol. 26, No. 2(2015), pp. 391–405.

[2] 刘晨曦:《中国人群健康素养概念模型及其测量研究》，华中科技大学博士学位论文，2018 年。

[3] Nutbeam D, "Defining and measuring health literacy: what can we learn from literacy studies?," *International Journal of Public Health*, Vol. 54, no. 5(2009), pp. 303–305.

力则增强了公众"从不同形式的交流中提取信息和获得意义"的能力，批判性健康素养调用了公众分析信息和使用分析来获得对自己健康的控制和责任的能力。[1]随着国内对健康素养研究的深入，王萍依据《中国公民健康素养——基本知识与技能（试行）》公告的内容，将健康素养划分为基本知识和理念、健康生活方式与行为以及基本健康技能三个方面，此外根据我国当前存在的主要健康问题，将健康素养分为科学的健康观、传染病预防素养、慢性病预防素养、安全与急救素养以及基本医疗素养五类。[2]

在健康素养的实际应用方面，赞布拉纳（Zambrana）等学者认为健康素养和家庭可以用来促进癌症筛查。以家庭为中心的网络可能是传播癌症知识信息、为健康护理决策提供信息和有助于降低乳腺癌和宫颈癌死亡率的可行资源。[3]程方平和冯芳芳发现健康素养与就医时机呈正相关，健康素养高者，延迟就医的概率更低。[4]颜云英发现健康素养水平高的个体，获取、理解和利用健康相关知识的动机和能力更强，采取健康促进的措施更正确，自我管理疾病能力更强。[5]刘晨曦在看到健康素养在预防

---

[1]　Nutbeam D, "Health literacy as a public health goal: a challenge for contemporary health education and communication strategies into the 21st century," *Health Promotion International*, Vol. 15, No. 3(2020), pp. 259–267.

[2]　王萍:《国内外健康素养研究进展》,《中国健康教育》2010 年第 4 期。

[3]　Zambrana R.E, Cristian M, Costellia T, et al., "Association between Family Communication and Health Literacy among Underserved Racial/Ethnic Women," *Journal of Health Care for the Poor and Underserved*, Vol. 26, No. 2(2015), pp. 391–405.

[4]　程方平、冯芳芳:《非医学专业大学生健康素养的基本构成与培养路径——基于新冠肺炎疫情应对的思考》,《教育与教学研究》2020 年第 10 期。

[5]　颜运英、易彩云、王可、李洲宁、周莲清:《健康素养的研究进展》,《循证理》2019 年第 1 期。

疾病方面的效果之外，还发现健康素养的提高可以减少不当的医疗服务资源利用，并降低医疗费用支出，提高医疗服务体系的效率和可持续性。[1]对于健康素养的影响因素也有学者进行了大量研究，这将在下一节详细阐述。

由于健康素养研究越来越受到重视，关于其测量工具的研究也越来越多。刘葓、贺珊对国外健康素养测量工具进行了测评，客观测评工具使用最为广泛，如 REALM 和 TOFHLA。[2]但是刘晨曦认为，对于健康素养测量方面除个别涉及测量工具开发外，大部分工具依靠翻译国外工具产生。缺少针对中国人群的系统性的健康素养测量工具，且现有工具忽略了健康素养理论研究基础。其自主研发了适合中国人群健康素养的测量工具。[3]

在人们提升健康素养的过程中，不管是知识还是能力，其提升的心理基础在于人的认知，因此，社会认知理论常常被研究作为讨论和探究健康素养教育的重要理论框架。

（三）社会认知理论

社会认知理论模型最初是由米勒（Miller）等学者提出，这一理论源于社会学习理论。心理学家班杜拉（Bandura）在 20 世纪 80 年代对社会学习理论进行了完善，以其为基础建立了社会认知理论（Social cognitive theory）。该理论提出：人的行为受个人因素及环境因素影响，否定了以往理论单方面影响决定的观点，这表明个体的认知和情感特征、社会和环境因素、行为是相

---

［1］［3］ 刘晨曦：《中国人群健康素养概念模型及其测量研究》，华中科技大学博士学位论文，2018 年。

［2］ 刘葓、贺珊：《国外健康素养测评工具系统综述》，《现代情报》2020 年第 11 期。

互作用影响的关系，由此构建了"三元交互决定论"。[1]其中，个人认知因素是以"认知的、情感的和生物的事件形式存在的"。这一层面包括个人对自己的信心感知、动机、情感态度以及结果目标取向等因素。环境因素是个体在不同的社会网络情境中的行为的客观条件。该理论不认同极端的环境决定作用，强调了人的主观社会认知在特定情境中的影响作用。在与环境的交互作用中，大多数的结果与行动伴随产生。人们通过对结果经验的吸取学习，可以形成新的结果预期和自我能力评估，从而又会调整行为，形成新的行为结果。[2]

社会认知理论对人类发展、适应和变化采取了人的能动性的观点。人的能动性依赖于四个核心属性。第一，意向性是指人们对某些行为形成意图的方面，包括实现这些行为的行动计划和策略。第二，预先思考表明，人们制定目标，并有能力投射自己和感知未来的结果，指导他们当前的动机和努力。第三，自我效能感是指人们通过不断建构和调整行动过程来调节自我的能力。最后，自我反思是指人们作为自己功能和行动的自我保护者。这四个核心属性是社会认知理论的基础。[3]

社会认知理论强调了在自我认知调节机制中起重要作用的两个密切相关认知因素的重要性：自我效能和结果期望。班杜拉将自我效能定义为一种个人判断，即"一个人如何能够执行处理

---

[1] 金帅岐等：《用户健康信息搜寻行为的影响因素研究——基于社会认知理论三元交互模型》，《情报科学》2020年第6期。

[2] 张心怡：《社会认知理论与在线社会资本整合视角下的微信新闻分享行为研究》，南京大学硕士学位论文，2018年。

[3] Carillo K. Understanding IS Theory: An Interpretation of Key IS Theoretical Frameworks Using Social Cognitive Theory. Dwivedi Y., Wade M., Schneberger S. (eds). Information Systems Theory. Integrated Series in Information Systems. Springer, New York (2012), pp. 241–280.

预期情况所需的行动方针"。[1]"结果预期是指一个人只有在认为某一行为会导致一些有价值的结果或其他有利的后果时才会采取某种行为的程度。"[2]社会认知理论作为一个元框架,在这个框架中,其他关注个体行为的理论可以根据社会认知理论的子概念进行映射。[3]因此,本章研究以社会认知理论为理论框架,选取自我效能作为此次研究的重要变量,探究社交媒体使用对健康素养提升的影响及路径。

二、本章的研究问题

社交媒体出现以来,许多研究开始将社交媒体传播与健康相关联,考察相互之间的作用和影响。许多研究论证了社交媒体使用对于健康的促进作用,本章我们主要考察社交媒体使用与民众健康素养之间的关系。

社交媒体的多重优势,其中内容范围广泛和获得对已发表内容的即时反馈的可能性,促进其进入健康领域。[4]有一部分研

［1］ Bandura, Albert, "Self-efficacy mechanism in human agency," *American Psychologist*, Vol. 37, No. 2(1982), pp. 122–147.

［2］ Compeau D.R, Higgins C.A, "Computer Self-Efficacy: Development of a Measure and Initial Test," *MIS Quarterly*, Vol. 19, no. 2(1995), pp. 189–211.

［3］ Carillo K. Understanding IS Theory: An Interpretation of Key IS Theoretical Frameworks Using Social Cognitive Theory. Dwivedi Y., Wade M., Schneberger S. (eds). Information Systems Theory. Integrated Series in Information Systems. Springer, New York (2012), pp. 241–280.

［4］ Rosenberg D, Mano R, Mesch GS. Technology Experience, Health Beliefs or Background? Examining the Factors Affecting the Intention to Use Social Media for Health Purposes. Nguyen D, Dekker I, Nguyen S, (eds) Understanding Media and Society in the Age of Digitalisation. Palgrave Macmillan, Cham (2020), pp. 209–231.

究使用定性描述的方法对媒体对提高健康素养的作用进行了分析，如张嫦慧等学者对微信促进健康素养进行了研究，提出微信能提高居民关于健康的基本知识和理念，还能促进健康生活方式和行为的形成。[1]也有一部分学者进行了定量分析，如张玲等学者实证发现健康素养具备者在接受新媒体信息的各维度均高于健康素养不具备者，接受新媒体信息及对其认知度、信任度、利用度与健康素养存在正相关。[2]何荣威等学者从媒体健康信息传播的角度着手，探究对大学生健康素养的影响因素。[3]两项关于健康素养和媒体的研究发现，网络媒体和其他媒体资源既是重要的健康社会化推动者，也是青少年寻求与健康有关的信息的重要来源。研究还发现，获得有效的在线健康信息可以提高健康素养水平。[4]

同时，不同类型的社交媒体往往具有不同的功能定位和受众定位，如知乎侧重知识分享，微博注重"广播"，而微信朋友圈则注重圈层传播，抖音等短视频网站更多侧重搞笑和技能分享等。此外，从受众角度而言，不同的人使用某种媒介会有不同的动机。而且，健康素养也包含了健康知识、健康能力和健康生活方式等。

---

[1]　张嫦慧、李双玲：《微信在居民健康素养促进中的应用探讨》，《健康教育与健康促进》2018年第1期。

[2]　张玲等：《重庆某军校大学生接受新媒体信息与健康素养的相关性》，《中国学校卫生》2020年第3期。

[3]　何荣威、张诗苗、林博德：《新媒体健康信息传播对大学生健康素养的影响调查》，《中国社会医学杂志》2019年第4期。

[4]　Okan O, Bollweg T.M, Bröder J.Health Literacy in Childhood and Adolescence: An Integrative Review. Saboga-Nunes L.A, Bittlingmayer U.H, Okan O, Sahrai D (eds) New Approaches to Health Literacy. Gesundheit und Gesellschaft. Springer VS, Wiesbaden (2021), pp. 45–64.

综合这些因素，我们首先提出如下研究假设和研究问题：

H1：社交媒体使用与健康素养显著正相关；

Q1：不同社交媒体使用情况（使用频度、使用时间和使用强度）对健康素养会产生的影响是否有差异？

Q2：不同类型媒体的使用是否在健康素养的不同方面（知识、技能和生活方式）产生不同的影响？

除了影响健康素养外，许多研究也考察了社交媒体对于健康自我效能感的影响，以及健康自我效能感和健康素养之间的关系。

自我效能感是班杜拉社会认知理论中的一个核心概念，是指个体对自己能否在一定水平上完成某一活动所具有的能力判断与信念，决定了其追求行为变化的信心、努力和毅力。[1]有强烈效能感的人会把他们的注意力集中在形势的要求上，并被障碍所刺激而作出更大的努力。[2]而且班杜拉认为自我效能信念塑造了人们期望他们努力产生的结果。[3]个体感知的自我效能越强（越弱），其期望的结果会产生的可能性就越大（越小）。[4]高春申认为，自我效能感不只是个体对自己即将执行的活动的未来状态的一种事先预估，而与这一活动的实际执行过程及执行后的实际状态没有因果关系。事实上，它直接影响到个体在执行这一活

[1] Bandura, A, "Self-efficacy: Toward a unifying theory of behavioral Change," *Psychological Review*, Vol. 84, No. 2(1977), pp. 191–215.

[2] Bandura, A, "Self-efficacy mechanism in human agency," *American Psychologist*, Vol. 37, No. 2(1982), pp. 122–147.

[3] Bandura, A, "Health Promotion by Social Cognitive Means," *Health Education & Behavior*, Vol. 31, No. 2(2004), pp. 143–164.

[4] Stajkovic A.D, F. Luthans, "Self-Efficacy And Work-Related Performance: A Meta-Analysis," *Psychological Bulletin*, Vol. 124, No. 2(1998), pp. 240–261.

动的动力心理过程中的功能发挥,从而构成决定人类行为的一种近向原因。[1]

自我效能感的形成主要来自四种不同的途径:一是通过以往的成败经验;二是通过他人的示范效应;三是通过社会劝说,告诉人们他们具备获得成功的能力;四是通过情绪状况和生理唤起。[2]自我效能感的变化表现在三个维度上。其一是水平,这一维度的差别在于所选任务的难度。其二是强度,即自己取得胜利成果的自信程度。其三是在广度,即自我效能感能发挥效用的范围。[3]

对于自我效能感的概念,还有一些学者在班杜拉的概念以及自身研究的基础之上提出了新的解释,其中最著名的为斯塔科维奇和鲁森斯于1998年给出的定义:"自我效能是指个体对自己能力的一种确切的信念(或自信心),这种能力使自己在某个背景下为了成功地完成某项特定任务,能够调动起必需的动机、认知资源与一系列行动。"[4]研究自我效能必须针对具体任务领域,只有这样才能提高其对结果的预测效果。基于本章研究的需要,将重点讨论健康领域中的自我效能,即健康自我效能感。

有关健康自我效能感的研究主要集中于疾病医学领域。奥斯汀等人探究了多种慢性疾病、癌症幸存者的健康自我效能感,

---

[1] 高申春:《自我效能理论评述》,《心理发展与教育》2000年第1期。

[2] 周文霞、郭桂萍:《自我效能感:概念、理论和应用》,《中国人民大学学报》2006年第1期。

[3] 张鼎昆、方俐洛、凌文辁:《自我效能感的理论及研究现状》,《心理学动态》1999年第1期。

[4] 周文霞、郭桂萍:《自我效能感:概念、理论和应用》,《中国人民大学学报》2006年第1期。

认为健康自我效能感是幸存者自我管理成功的核心。[1]学者在中国住院癌症患者身体症状、健康自我效能感和自杀意念的相关性研究中,测试健康自我效能感对该关系改变的影响,并给出了健康自我效能感的定义:健康自我效能感指的是个体应对压力的感知能力和克服健康挑战的自信心。[2]

社交媒体中社交互动增多提升了用户的社交自我效能感。[3]霍夫施泰特(Hofstetter)等人在研究媒体自我效能感时,证实信息搜寻会对媒体自我效能有影响,而且会对公民的政治参与有影响。[4]而自我效能感在研究中经常以中介变量的形式出现,如蒲信竹等学者提出,科学自我效能感可以作为社交媒体使用影响用户的科学自我效能感的中介变量。[5]

学者在老年人电子健康素养的研究中,使用了自我效能感这个概念框架对电子健康素养进行分析,得出互联网通过提高健康沟通技能、提供社会支持、激励老年人等都有助于积极影响自我

———————

[1] Jessica D, Austin, et al., "Implications for patient-provider communication and health self-efficacy among cancer survivors with multiple chronic conditions: results from the Health Information National Trends Survey," *Journal of Cancer Survivorship*, Vol. 13, No. 5(2019), pp. 663–672.

[2] Xu Q, Jia S, Fukasawa M, et al., "A cross-sectional study on associations of physical symptoms, health self-efficacy, and suicidal ideation among Chinese hospitalized cancer patients," *BMC Psychiatry*, Vol. 20, No. 1(2020), p. 544.

[3] 侯玉波、葛枭语:《使用社交媒体能提升用户的社交自我效能感吗?》,《北京大学学报》(自然科学版)2019年第5期。

[4] C. Richard Hofstetter and Stephen Zuniga and David M. Dozier, "Media Self-Efficacy: Validation of a New Concept," *Mass Communication and Society*, Vol. 4, No. 1(2001), pp. 61–76.

[5] 蒲信竹、王宇、刘彦廷:《社交媒体使用与大学生科学素养——以科学自我效能为中介变量的实证研究》,《科技传播》2020年第24期。

效能感，并最终提高老年人的电子健康素养。[1]梁雪等学者在研究自我效能对中青年冠心病患者健康素养的影响时[2]都证实，与自我效能水平低的中青年相比，自我效能水平高的中青年健康素养具备率较高，差异有统计学意义。此外，王楠等学者在研究社区中老年人群自我效能对健康素养的影响时，同样以实证的方式发现，不同自我效能感的中老年人健康素养不同，对自我效能进行干预，能有效提高中老年人群的健康素养。[3]

由此，提出本章的研究假设：

H2：社交媒体使用与健康自我效能感正相关；

H3：健康自我效能感与健康素养呈正相关；

H4：健康自我效能感在社交媒体使用与健康素养间起到中介效应。

由上述研究综述及研究假设，本章构建了一个以健康自我效能为中介变量的中介模型（图7-1），来考察社交媒体使用与大学生健康素养的关系及其作用机制。

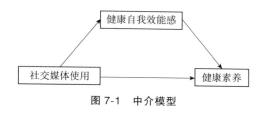

图7-1 中介模型

　[1]　Sara Pourrazavi et al., "Theory-based E-health literacy interventions in older adults: a systematic review," *Archives of Public Health*, Vol. 78, No. 1(2020), pp. 63–71.

　[2]　梁雪等：《焦虑和自我效能对中青年冠心病患者健康素养的影响》，《山西医药杂志》2019年第5期。

　[3]　王楠、吴艳平：《社区中老年人群自我效能对健康素养的影响》，《解放军护理杂志》2012年第5期。

三、本章研究对象、研究量表及数据获取

根据前述的研究假设和研究问题，本章研究在大学生中发放问卷（参见本书附录 2）。采用相应的测量量表和指标，分别对社交媒体使用、健康素养中的知识、能力和生活方式进行测量。

（一）研究对象

本章研究在正式投放前进行了 20 份样本的预调查，根据问卷结果和被试反馈修改了量表的语义和语境。后采用方便抽样法，通过腾讯问卷星编制问卷并生成在线链接。之后主要依靠人际传播，通过但不限于朋友圈、微信群、QQ 群等将问卷扩散至全国范围内不同地域、类型的高校大学生群体。本次调查共回收样本 1089 份，在综合考量答题平均时间及个人答题差异的情况下，删除答题时间 240 秒以内、选项全部一致等问卷之后，共得到有效问卷 662 份。

（二）研究工具

本章研究的调查问卷主要分为四个部分：基本信息、社交媒体使用情况、健康自我效能感、健康素养。问卷中除关涉人口统计学、社交媒体使用情况的部分题目外，均采用李克特量表进行测量，分值从 1 到 5，分别代表"非常不同意""不同意""一般""同意""非常同意"。所有题目均为必答题，填写无漏题后方能提交。

控制变量：人口统计学变量，包括性别、年级、专业学科（文史类、理工类、体育艺术类）。

社交媒体使用情况。分为社交媒体使用频率、时长、强度，

社交媒体中健康信息使用与健康信息认知，以及社交媒体应用偏好三部分，其中健康信息特征采用李克特 5 点计分方式。使用强度部分参考并改编埃利森（Ellison）等针对美国大学生脸书使用强度编制的社交媒体使用量表，[1]修订后的量表共包含 6 个题项，包括"微博、微信等社交媒体是我日常活动的一部分"；"使用社交媒体已经成为我每天必不可少的习惯"；"如果隔一段时间不刷微博或朋友圈，我会感觉与外界脱节"；"如果卸载了微博、微信，我会感觉焦虑不安"等来测量被试对社交媒体的使用态度。同样采用李克特 5 点计分进行测评（1= 非常不同意，5= 非常同意），得分越高表明个体的社交媒体使用强度越高。在本章研究中，该量表的 Cronbach α 系数为 0.876。同时，通过对项目进行探索性因子分析发现，检验值 KMO 值为 0.860，表示该量表效度良好，巴特利特球形度检验 P 值为 0.000（表 7-1）。因子分析得到 1 个因子的累计解释变异量为 62.678%，在一定程度上可以对原始变量所包含的信息作出解释。并且所有研究项对应的共同度值均高于 0.4，表明研究项信息可以被有效提取，说明社交媒体使用强度自评量表具有很好的结构效度。

表 7-1　KMO 和 Bartlett's test

KMO 取样适切性量数		.860
巴特利特球形度检验	近似卡方	1990.693
	自由度	15
	显著性	.000

---

［1］　Ellison N. B and Heino R and Lanipe C, "The benefits of Facebook 'friends': Social capital and college students, use of online social network sites," *Journal of Computer-Mediated Communication*, Vol. 12, No. 4(2007), pp. 1143–1168.

健康素养。对于健康素养的测量,本章检测参考了刘晨曦自主设计的符合中国人群的系统性的健康素养测量问卷[1]。同时,参考原国家卫生部印发的 2008 年《中国公民健康素养》[2]中的内容,本章将健康生活方式作为健康素养中的行为维度,并根据《中国公民健康素养》中健康素养监测部分内容设计了量表。在本章研究中,分量表内部一致的系数为 0.819—0.942,健康素养量表整体 Cronbach α 为 0.923,该量表具有极好的信度。进一步对该量表进行效度分析,其 KMO 值为 0.970,表示该量表效度非常好,巴特利特球形度检验 P 值为化 0.000(表 7-2)。因子分析得到 10 个因子的累计解释变异量为 68.891%,在一定程度上可以对原始变量所包含的信息作出解释。其各个分量表的 KMO 值为 0.712—0.935,均具有良好的效度,只有健康相关知识维度的第一个条目的共同度值小于 0.4,需被删除,其他所有研究项对应的共同度值均高于 0.4,表明研究项信息可以被有效提取,说明健康素养自评量表具有很好的结构效度。

表 7-2　KMO 和 Bartlett's test

KMO 取样适切性量数		.970
巴特利特球形度检验	近似卡方	42875.375
	自由度	2701
	显著性	.000

[1] 刘晨曦:《中国人群健康素养概念模型及其测量研究》,华中科技大学博士学位论文,2018 年。

[2] 原卫生部:《中国公民健康素养——基本知识与技能》,2019 年 4 月 28 日,https://www.docin.com/p-2198017546.html。

根据信效度分析结果对量表进行了一定的修改，修改后量表的 KMO 值为 0.968，并确立了信息相关能力、知识和行为（生活方式）三个大维度，大维度下还包含各个子维度。信息相关能力维度包括"您知道从哪里获得健康信息"；"您能够准确描述您的疾病症状，药物使用情况，诊断和治疗结果等信息"；"您能够结合自己的情况，分析得到的健康信息是否适用于您"等。知识维度包括"您知道疾病的轻重缓急，能够分辨哪些疾病需要去急诊，哪些不需要"；"您知道与健康相关的术语，并理解他们的意思"；"您知道公共卫生相关知识，如公共卫生事件、公共政策等"等条目。行为维度包括"我能做到保持正常体重，避免超重与肥胖"；"我能做到饮水卫生，每天适量饮水"；"我能重视和维护心理健康，遇到心理问题时主动寻求帮助"等。采用李克特 5 点计分进行测评（1= 非常不同意，5= 非常同意），得分越高表明个体的健康素养越高。

健康自我效能感。参考改编史密斯等（Smith，Wallston 和 Smith）编制的感知健康能力量表（Perceived Health Competence Scale）[1]，修订后的量表共包含 8 个题目，如"关于我的健康我处理得很好""我能像大多数人一样为我的健康做一些事情""我在改善健康的项目中取得了成功"等。采用李克特 5 点计分进行测评（1= 非常不同意，5= 非常同意），得分越高表明个体的健康自我效能感越高。对量表的信度进行检测，标准化 Cronbach α 系数为 0.626，对于量表信度最低可接受值为 0.6，因此，这一量

---

[1] Pálsdóttir Á. Senior Citizens Science Literacy and Health Self-efficacy Beliefs. Kurbanoğlu S., Boustany J., Špiranec S., Grassian E., Mizrachi D., Roy L. (eds). Information Literacy in the Workplace. Springer, Cham (2018), pp. 398–406.

表可以接受，可以进一步进行数据处理分析。此外，通过对项目进行探索性因子分析发现，检验值 KMO 值为 0.803，表示该量表效度良好，巴特利特球形度检验 P 值为 0.000（见表 7-3）。因子分析得到 2 个因子的累计解释变异量为 69.382%，在一定程度上可以对原始变量所包含的信息作出解释。且所有研究项对应的共同度值均高于 0.4，表明研究项信息可以被有效的提取，说明健康自我效能感自评量表具有很好的结构效度。

表 7-3　KMO 和 Bartlett's test

KMO 取样适切性量数		.803
巴特利特球形度检验	近似卡方	2411.603
	自由度	28
	显著性	.000

四、研究结果

将数据代入 SPSS24.0 进行处理，主要从样本的统计学分布、描述性的结果分析（社交媒体使用情况、健康素养情况、自我效能感情况）、社交媒体使用中不同使用强度对健康素养的影响、社交媒体使用类型对于健康素养的影响，以及健康自我效能感对社交媒体使用和健康素养的中介作用进行分析。

（一）样本人口统计学分布及描述性研究结果

在样本中，不同的性别、专业、年级，社交媒体的使用频度、时间长度和强度等都不同。因此，也会产生在健康素养、健康自我效能感上的不同。

1. 样本的人口统计学分布

本章从个人、学校两个层面对参加调查的大学生进行人口统计学分析。其中，个人方面包括性别；学校方面包括年级、专业。具体的分析结果如下：

表 7-4　样本基本情况（N=662）

项　目	类　别	频数（百分比）
性　别	男	126（19.0%）
	女	536（81.0%）
年　级	大一	142（21.5%）
	大二	191（28.9%）
	大三	133（20.1%）
	大四	108（16.3%）
	研究生	88（13.3%）
专　业	文史类	580（87.6%）
	理工类	74（11.2%）
	体育艺术类	8（1.2%）

由上述表 7-4 可以看出，在总的样本数中男生有 126 人，女生有 536 人。在所获取的样本中，本科生的数量要远超过硕士研究生，大约是硕士研究生的 6.5 倍，其中大一生占样本总数的 21.5%，大二生占样本总数的 28.9%，大三、大四生分别占样本总体的 20.1% 和 16.3%，研究生占样本总数的 13.3%。文史类学生数量要高于理工类学生，在总的样本中，文史类专业的学生所占比例达到 87.6%，而理工类专业学生的比例是 11.2%，体育艺术类的占比是 1.2%。

2. 大学生社交媒体使用情况分析

对于大学生社交媒体使用的基本情况，本章主要从社交媒体使用频率、时长、强度，社交媒体中健康信息使用与健康信息认知，以及社交媒体应用偏好这三个维度上具体分析。

（1）社交媒体使用频率、时长、强度

本章主要通过两个单选题的形式来进行考察大学生社交媒体使用频率及时长，通过分析具体结果如下：

表 7-5　社交媒体使用频率、时长及强度

社交媒体使用频率	频数（百分比）	社交媒体使用时长	频数（百分比）
几乎不用	7（1.1%）	2 小时以内	133（20.1%）
每周 1—5 次	43（6.5%）	2—4 小时	247（37.3%）
每天 1—5 次	218（32.9%）	4—6 小时	140（21.1%）
每天 5 次以上	394（59.5%）	6 小时以上	142（21.5%）

由表 7-5 可以得知，在所获取的样本中，有 59.5% 的大学生每天使用社交媒体的频率在 5 次以上，32.9% 的大学生每天使用 1—5 次，只有 7.6% 的大学生几乎不使用社交媒体。同时通过对大学生社交媒体使用时长的调查发现，有 42.6% 的大学生每天使用社交媒体的时长超过 4 小时，每天使用时长在 2—4 小时以内的大学生达到 37.3%。数据说明大学生使用社交媒体的频率较高，社交媒体已经深深地融入他们的日常生活，成为他们学习、交流、娱乐的一部分。

本章采用了改编的 Ellison 等针对美国大学生脸书使用强度编制的社交媒体使用量表，对社交媒体使用强度进行测量。对社交媒体使用强度的测量采用李克特 5 点计分方式，按照 1—5 分分别计分，其中理论中点值为 3，若均值高于 3 则定为中高度程度，若均值低于 3 则定为低度程度。由表 7-6 可以看出，量表的所有题项均值均大于 3，说明大学生社交媒体使用强度为中高

度。其中 A1 和 A2 的均值都大于 4，进一步证实大学生群体对社交媒体的依赖。

表 7-6　社交媒体使用强度描述分析

	最小值	最大值	均值	方差
A1 微博、微信等社交媒体是我日常生活的一部分	1	5	4.07	0.617
A2 使用社交媒体已经成为我每天必不可少的习惯	1	5	4.02	0.736
A3 如果隔一段时间不刷微博或朋友圈，我会感觉与外界脱节	1	5	3.35	1.200
A4 如果卸载了微博、微信，我会感觉焦虑不安	1	5	3.39	1.179
A5 我觉得我是社交媒体社区的一员	1	5	3.67	0.716
A6 如果没有了社交媒体我会感到很遗憾	1	5	3.51	0.913

在大学生人口统计学变量中，性别为二分变量，年级、专业、社交媒体使用频率均为非定距变量，社交媒体使用时长、强度为定距变量，所以用 t 检验、交叉表和非参数检验来检测它们之间的相关性。

表 7-7　人口统计学变项与社交媒体使用频率、时长、强度的相关分析

		性别	年级	专业
社交媒体使用频率	Pearson 相关	9.620*	92.705***	10.227
	显著性（双尾）	.022	.000	.115
社交媒体使用时长	Pearson 相关	-2.816**	22.860***	9.425
	显著性（双尾）	.005	.000	.051
社交媒体使用强度	Pearson 相关	-3.511***	173.944***	58.624
	显著性（双尾）	.000	.000	.069

注：*P<0.05，**P<0.01，***P<0.001。

由表 7-7 可以看出，性别、年级变量与大学生社交媒体使用频率、时长和强度显著相关，存在统计学上的意义，专业与社交媒体使用频率、时间和强度都不存在任何显著性，无统计学上的意义，即社交媒体使用频率、时间及强度不存在专业差异。

（2）社交媒体中健康信息使用与健康信息认知

本章主要通过三道单选题、一道多选题和一个量表来考察大学生社交媒体中健康信息使用与健康信息认知，具体结果如下：据 SPSS24.0 分析结果可知有 73.4% 的大学生都安装过健康类软件，有 83.1% 的大学生通过社交媒体获取健康信息。这些数据说明社交媒体已经成为大学生获取健康信息的重要渠道，而且可以看出大学生很关心自己的健康。大学生接触的健康信息主要与饮食和健康行为有关，而对于疾病治疗、医学研究类的信息接触得较少。

健康类信息的结果表明，大部分大学生接收的健康信息都是促进健康与危害健康的各占一半。只有 13.4% 的大学生认为获取的健康信息中主要是促进健康的信息。

表 7-8　健康信息特征

	最小值统计量	最大值统计量	均值统计量	方差统计量
复杂而难以理解	1.00	5.00	2.97	0.353
存在自相矛盾	1.00	5.00	3.04	0.532
准确可靠	1.00	5.00	3.04	0.363
呈现形式丰富，方便您理解使用	1.00	5.00	3.40	0.394
健康信息特征总分	7.00	20.00	12.45	1.67

由表 7-8 可以看出大学生接触的健康信息准确性不是太高，但是其呈现方式丰富程度处于中高水平。

大学生人口统计学变量都为非定量变量，在社交媒体中健康信息使用与健康信息认知维度中，只有健康信息特征为定距变量，其他变量均为定类变量，因此，对其分别采用t检验、非参数检验和交叉表的方式检测其相关性。具体结果如下：

表7-9 人口统计学变量与健康信息使用与健康信息认知维度相关分析

		性别	年级	专业
安装健康类 App	Pearson 相关	2.123	59.264***	.867
	显著性（双尾）	.145	.000	.648
用社交媒体获取信息	Pearson 相关	4.116*	8.661	4.609
	显著性（双尾）	.042	.072	.100
健康信息特征	Pearson 相关	.439	55.970	18.455
	显著性（双尾）	.661	.000	.069

注：*P<0.05，**P<0.01，***P<0.001。

由表7-9呈现的数据可看出，在人口统计学变量中只有年级变量与是否安装健康类App之间存在统计学上的意义，其他人口统计学变量与社交媒体使用中健康信息使用与健康信息认知维度均不存在统计学上的意义，即这一维度在人口统计学变量上不存在差异。

（3）社交媒体应用偏好维度

本章采用一道多选题对社交媒体的应用偏好进行测量，具体结果如下表所示：

表7-10 社交媒体应用偏好

项　　目	百分比（个案百分比）
微信等即时聊天工具	639（96.5%）
看朋友圈、微博、头条等资讯	505（76.3%）
抖音、快手等短视频	360（54.4%）
知识分享类（如知乎）	367（55.4%）

由表 7-10 可看出,相较于只有 55.4% 的大学生使用抖音、快手等短视频和 54.4% 的大学生使用知识分享类软件,使用微信等即时聊天工具的大学生比例达到 96.5%,看朋友圈、微博、头条等资讯的行为也达到了 76.3%。从数据结果可以看出大学生使用社交媒体主要是为了社交和获取信息。

本章使用 SPSS 在线软件中的单选题—多选题分析方法,对社交媒体使用较多行为进行了人口统计学变量上的差异检测,对其包含的各个题项采用了 SPSS24.0 中交叉表的方式进行测量,具体结果如下表所示:

表 7-11　人口统计学变量与社交媒体应用偏好相关性分析

		性别	年级	专业
使用较多行为	Pearson 相关	116.745***	341.195***	127.611***
	显著性(双尾)	.000	.000	.000
微信等即时聊天工具	Pearson 相关	.769	.917	1.179
	显著性(双尾)	.380	.922	.555
看朋友圈、微博、头条等资讯	Pearson 相关	24.163***	33.925***	11.072**
	显著性(双尾)	.000	.000	.004
抖音、快手等短视频	Pearson 相关	10.783**	80.212***	4.289
	显著性(双尾)	.001	.000	.117
知识分享类(如知乎)	Pearson 相关	.683	10.380*	.230
	显著性(双尾)	.409	.034	.891

注:*P<0.05,**P<0.01,***P<0.001。

SPSS 的分析结果显示,大学生社交媒体使用较多行为在性别、年级和专业这三个变量上是显著的,p 均小于 0.000,说明社交媒体使用较多行为在人口统计学变量上存在差异。同时,表 7-8 中的数据显示微信等即时聊天工具这一偏好不存在人口统计学变量的差异，微信在大学生中高达 96.5% 的使用率可以解释这一结果。看朋友圈、微博、头条等资讯这一偏好与人口统计学变量存在显著差异，数据具有统计学上的意义。专业变量与抖音、快手等短视频的使用无统计学上的意义，即大学生对抖音、快手等短视频的使用没有专业的差异。对于知识分享类这一偏好，只存在年级差异。

3. 大学生健康素养的情况分析

对于大学生健康素养的测量，本章测量了大学生健康素养的平均分为 202.88±26.60 分，其中最高分为 285.00 分（满分 305.00），最低分为 121.00 分，大学生健康素养水平处于中等水平，然而有 47.4% 的大学生健康素养处于较低水平。接下来主要从信息相关能力、知识和行为三个维度对健康素养进行分析描述。

（1）健康能力素养

信息相关能力维度包括三个子维度，分别是信息获取能力、信息沟通能力以及信息决策能力。本章采用量表对这一维度进行测量，对其结果采用了均值进行比较，具体结果如下：

表 7-12　信息相关能力描述性分析

	最小值统计量	最大值统计量	均值统计量	方差统计量
信息获取能力	2.00	5.00	3.62	0.293
信息沟通能力	1.22	5.00	3.54	0.291
信息决策能力	1.00	5.00	3.55	0.293
信息相关能力维度	1.52	5.00	3.57	0.239

本章对于信息获取、沟通和决策能力采用李克特 5 点计分方式，按照 1—5 分分别计分，其中理论中点值为 3，若均值高于 3 则定为中高度水平，若均值低于 3 则定为低度水平。为了方便不同题项的量表进行比较观察，本章采用了平均值进行比较。由表 7-12

可以看出大学生在信息相关能力维度水平是中高度水平,其中信息获取能力得分最高,信息沟通能力与信息决策能力得分相差无几。

（2）健康知识素养

知识维度包括五个子维度,分别是疾病知识、健康相关知识、公共健康知识、卫生系统知识以及科学知识技能。本章采用量表对这一维度进行测量,对其结果采用了均值进行比较,具体结果如下:

表 7-13　知识维度描述性分析

	最小值统计量	最大值统计量	均值统计量	方差统计量
疾病知识	1.40	5.00	3.43	0.344
健康相关知识	2.00	5.00	3.75	0.300
公共健康知识	2.00	5.00	3.63	0.293
卫生系统知识	1.43	5.00	3.55	0.351
科学技能知识	1.00	5.00	3.22	0.500
知识维度	1.92	4.86	3.52	0.232

本章对于知识维度的各个子维度采用李克特5点计分方式,按照1—5分分别计分,其中理论中点值为3,若均值高于3则定为中高度水平,若均值低于3则定为低度水平。为了方便不同题项的量表进行比较观察,本章采用了平均值进行比较。由表7-13可以看出大学生在健康素养的知识维度上处于中高水平,其中大学生的健康相关知识水平在知识维度中得分最高,科学知识技能在知识维度中得分最低。

（3）健康行为（生活方式）素养

本章采用健康生活方式来代表大学生的健康行为,并采用量表形式进行测量,具体结果如下:

表 7-14　健康生活方式描述性分析

	最小值统计量	最大值统计量	均值统计量	方差统计量
健康生活方式	1.00	5.00	3.60	0.341

对于健康行为的测量采用李克特 5 点计分方式,按照 1—5 分分别计分。其中理论中点值为 3,若均值高于 3 则定为中高度水平,若均值低于 3 则定为低度水平。由表 7-14 可以看出大学生的健康生活方式均值为 3.60,大学生的健康行为处于中高水平。但是大学生健康行为间存在差异,有 26.1% 的大学生健康行为处于低度水平。

（4）大学生健康素养在人口统计学上的差异

为探究大学生健康素养在人口统计学变量上的差异,本章将对健康素养及其三个维度分别进行检验。对性别进行独立样本 t 检验,对年级、专业变量进行单因素方差检验。

表 7-15　t 检验

		信息获取能力	知识	行为	健康素养
性别	t 值	-.352	.955	-.558	-.027
	显著性	.725	.340	.577	.978

由表 7-15 可以看出性别变量在健康素养及其三个维度上 P 都大于 0.05,即性别变量与健康素养之间无统计学上的意义。

表 7-16　单因素方差分析

		信息获取能力	知识	行为	健康素养
年级	F 值	1.294	.812	1.093	1.046
	显著性	.271	.517	.359	.383
专业	F 值	.689	.402	1.071	.094
	显著性	.502	.669	.343	.910

同时，表 7-16 呈现了年级和专业变量与健康素养的相关性的检验结果，发现这两个变量与健康素养无统计学上的意义。综上可知，大学生健康素养及其各个维度不存在人口统计学上的差异。

4. 大学生健康自我效能感情况分析

在健康自我效能感量表中，共有 8 个题项，前面四个题项为行为维度，后面四个题项为结果维度。在 SPSS 中通过将题目得分进行加权求平均数，计算所有项目总分，得到下表：

表 7-17　大学生健康自我效能感描述性分析

	最小值统计量	最大值统计量	均值统计量	方差统计量
C1 关于我的健康我处理得很好	2	5	3.49	0.435
C2 我能像大多数人一样为我的健康做一些事情	1	5	2.63	0.791
C3 就我的健康而言，我基本上能够完成我的目标	1	5	2.76	0.757
C4 我在改善健康的项目中取得了成功	1	5	3.36	0.434
C5 我很难找到有效的方法来解决我遇到的健康问题	1	5	3.48	0.456
C6 通常情况下，我的健康计划并不顺利	1	5	2.89	0.670
C7 我发现改变我不喜欢的健康状况的努力是无效的	1	5	2.78	0.706
C8 不管我怎么努力，我的健康状况都不尽如人意	1	5	3.68	0.429
健康自我效能感总分	16	40	25.06	10.60

本章对于健康自我效能感采用李克特 5 点计分方式，按照 1—5 分分别计分，1 代表非常不同意，5 代表非常同意。其中理论中点值为 3，若均值高于 3 则定为中高度水平，若均值低于 3 则定为低度水平。由表 4-17 可以看出 C2、C3、C6、C7 这四个

题项均值都小于 3，说明大学生在一定程度上其健康自我效能感处于低度水平，对其健康行为与结果都存在一定的不自信。同时从表格中也可以发现，大学生健康自我效能感差异较大，健康自我效能感最高分有 40 分，但是最低分只有 16 分。

为探究大学生健康自我效能感在人口统计学变量上的差异，这一检测方式与健康素养检测方式相同。本章将对性别进行独立样本 t 检验，对年级、专业变量进行单因素方差检验。经检测发现健康自我效能感在性别变量上存在差异（P=0.009<0.01），且可以得出男生的健康自我效能感要显著大于女生。进一步对健康素养的两个维度——行为维度和结果维度进行性别差异检测，结果显示性别在这两个维度上都存在差异（P 行为 =0.07、P 结果 =0.04）。年级变量与整体健康自我效能感在统计学上无明显意义（P=0.062>0.05）。但是多重比较的结果中显示大一与大三和研究生的整体健康自我效能感水平有明显差异，其他年级间整体健康自我效能感水平都差不多。进一步对健康自我效能感的两个维度进行检测，发现虽然在行为维度年级与健康自我效能感无统计学上的意义（P=0.396），但是在结果维度却存在差异（P=0.06）。专业变量与整体健康自我效能感之间也无统计学上的意义（P=0.313），并且各个专业之间整体健康素养水平差距也不明显。进一步在健康自我效能感的两个维度进行检测，结果同样为差异不显著，两者之间无统计学上的意义。

（二）大学生社交媒体使用对健康素养的影响

将社交媒体使用情况分为社交媒体使用频率、时长、强度，社交媒体中健康信息使用与健康信息认知，以及社交媒体应用偏好这三个维度，对社交媒体使用中非定距变量采用 ANOVA 分析,对于社交媒体使用时长和强度等定距变量则采用相关分析来检测两者之间的相关性。相关系数值为正表示两个变量之间呈正相关,反之则为负相关。

经 SPSS24.0 处理后的结果显示,安装健康(运动)类 App 不会显著影响大学生的健康素养及其各个子维度(P=0.056>0.05)。而通过社交媒体获取健康信息的行为会显著影响健康素养。具体到各个维度,都与获取健康信息的行为存在统计学上的意义。并且由表 7-18 可以看出,接触到的健康信息特征对健康素养及各维度均有显著影响。社交媒体使用较多行为中,经常使用知识分享类的软件会显著影响大学生的健康素养及其两个子维度,但是与知识维度不存在统计学的意义。使用抖音等短视频会影响健康素养的知识维度,但是与总体健康素养、信息相关能力维度和行为维度不存在相关性。使用即时聊天工具和看朋友圈等行为与健康素养及其三个维度无统计上的意义,即不存在差异性。然而从社交媒体使用时间变量上看,健康素养及其三个维度在这

表 7-18　社交媒体使用与健康素养的相关性分析

	健康素养	信息相关能力	知识	行为
健康信息特征	.213***	.215***	.207***	.132**
社交媒体使用强度	.102**	.147***	.094*	.044
社交媒体使用较多行为微信等即时聊天工具	−1.399	−1.385	−1.072	−1.315
看朋友圈、微博、头条等资讯	−.618	−1.258	−.188	−.277
抖音、快手等短视频	1.533	1.529	2.543*	.311
知识分享类(如知乎)	−2.269*	−2.213*	−1.941	−1.993*

注:*P<0.05,**P<0.01,***P<0.001。

两个变量上均无差异。但是社交媒体使用强度会显著影响健康素养（P=0.009<0.01），具体到其三个维度看，社交媒体使用强度会显著影响信息相关能力及知识维度，在行为维度无统计上的意义。综上，假设H1成立。同时，上述结果也回答了研究问题1和研究问题2。

由相关性分析可得出变量间的相关性关系，为将变量之间的影响程度进行量化，进一步对相关变量进行回归分析。由之前的相关性分析可以得知使用社交媒体接收健康信息的行为、接触到的健康信息特征以及社交媒体使用强度与健康素养都呈显著相关关系。但是由于回归分析对变量的要求，只对健康信息特征以及社交媒体使用强度进行回归分析。在使用强度的回归分析中，由于使用强度与行为维度不存在相关，因此不做回归分析。具体结果如下：

表 7-19　大学生社交媒体使用与健康素养的回归分析

	R	R 方	调整后 R 方	标准估算的误差
健康信息特征				
健康素养	.214***	.046	.041	.45788
信息相关能力	.256***	.066	.061	.47339
知识	.211***	.045	.040	.47200
行为	.135***	.018	.014	.58038
社交媒体使用强度				
健康素养	.103*	.011	.006	.46625
信息相关能力	.148**	.022	.017	.48436
知识	.107*	.011	.007	.48011

注：*P<0.05，**P<0.01，***P<0.001。

由表 7-19 可以发现,各个回归模型的显著性都小于 0.05,表示各个回归模型整体解释变异量达显著水平。健康信息特征与健康素养及其各维度回归结果呈现出显著性,说明其对健康素养具有解释力,且可知健康信息特征可以解释健康素养 4.1% 的变异量。社交媒体使用强度与健康素养的相关系数仅为 0.103,为弱度相关。其 R 方为 0.011,说明社交媒体使用强度可以解释"健康素养"这一因变量 1.1% 的变异量。

(三)大学生社交媒体使用对健康自我效能感的影响

将社交媒体使用情况分为社交媒体使用频率、时长、强度,社交媒体中健康信息使用与健康信息认知,以及社交媒体应用偏好这三个维度,对于其中的非定距变量,采用 ANOVA 分析,对于社交媒体使用时长和强度等定距变量则采用相关分析来检测两者之间的相关性。相关系数值为正表示两个变量之间呈正相关,反之则为负相关。具体结果如下:

表 7-20　健康自我效能感 ANOVA 分析

		社交媒体使用频率	微信等即时聊天工具	看朋友圈、微博、头条等	抖音、快手等短视频	知识分享（如知乎）
健康自我						
效能感	F 值	10.914*	-.356	-.443	-.231	-.090
	显著性	.012	.722	.658	.817	.929
行为维度	F 值	5.993	-.245	-.318	-.613	-.683
	显著性	.112	.806	.750	.540	.495
结果维度	F 值	19.913***	-.732	-.694	-.954	-1.014
	显著性	.000	.464	.488	.340	.311

注:*P<0.05,**P<0.01,***P<0.001。

把 ANOVA 分析结果绘制成表 7-20，由表中可以看出社交媒体使用频率显著影响健康自我效能感及其结果维度，但与行为维度无相关性。较多的社交媒体使用行为与健康自我效能感及其两个维度的 p 均大于 0.05，统计结果不具有统计上的意义。

表 7-21　社交媒体使用与健康自我效能感相关性分析

		社交媒体使用时长	社交媒体使用强度	健康信息特征感知
健康自我效能感	Pearson 相关	.007	.106**	.220***
	显著性（双尾）	.867	.006	.000
行为维度	Pearson 相关	-.036	.032	.156***
	显著性（双尾）	.352	.407	.000
结果维度	Pearson 相关	.054	.168***	.246***
	显著性（双尾）	.162	.000	.000

注：*P<0.05，**P<0.01，***P<0.001。

由表 7-21 可以看出，社交媒体使用强度与健康自我效能感及其结果维度存在相关性，且为正相关，即社交媒体使用的强度越大，大学生的健康自我效能感也越强。健康信息特征也与健康自我效能感及其两个维度都显著相关，然而社交媒体使用时长与健康自我效能感无统计学上的意义。综上，假设 H2 成立。

通过之前的数据分析可以得知社交媒体使用频率、使用较多的行为和强度与健康自我效能感具有相关性，其中社交媒体使用强度与健康自我效能感之间有较强的相关性。由于相关性只显示出变量间存在影响关系，并未给出影响程度，所以进行下一步的回归分析，探究这些变量对健康自我效能感的解释力情况。由于回归分析要求变量均为定距变量，故只检验社交媒体使用强度和感知到的健康信息特征。将社交媒体使用强度、健康信息特征作为自变量，大学生健康自我效能感作为因变量，可以得出它们之间简单的回归值，通过整理得到如下数据：

表 7-22 大学生社交媒体使用与健康自我效能感回归分析

	R	R 方	调整后 R 方	标准估算的误差
社交媒体使用强度				
健康自我效能感	.168**	.028	.024	3.21586
结果维度	.205***	.042	.038	1.64646
接触健康信息特征				
健康自我效能感	.251***	.063	.059	3.15769
行为维度	.193***	.037	.033	1.90318
结果维度	.274***	.075	.071	1.61774

注：*P<0.05，**P<0.01，***P<0.001。

由表 7-22 可以看出，显著性系数小于 0.01，表明这些回归模型整体解释变异量是显著的。R 方是用来说明自变量解释因变量变异程度，由表中数据得知社交媒体使用强度的 R 方为 0.028，即社交媒体使用强度可以解释健康自我效能感 2.8% 的变异量。健康信息特征的 R 方为 0.063，即接触健康信息特征可以解释健康自我效能感 6.3% 的变异量。

（四）健康自我效能感对健康素养的影响

健康自我效能感包含行为维度和结果维度，健康素养包含信息相关能力、知识和行为三个维度，健康自我效能感和健康素养及其因子均属于定距变量，所以采用相关分析的双变量来检测两者之间的相关性。相关系数值为正表示两个变量之间呈正相关关系，反之则为负相关。通过整理分析得到下表：

表 7-23　健康自我效能感与健康素养相关性分析

	健康自我效能感	行为维度	结果维度	健康素养	信息相关能力维度	健康知识	健康行为
健康自我效能感	1.00						
行为维度	.915***	1					
结果维度	.885***	.621***	1				
健康素养	.324***	.278***	.307***	1			
信息相关	.286***	.243***	.273***	.901***	1		
能力维度							
健康知识	.326***	.280***	.308***	.924***	.820***	1	
健康行为	.270***	.234***	.254***	.886***	.651***	.707***	1

注：*$P<0.05$，**$P<0.01$，***$P<0.001$。

由表 7-23 可看出大学生总健康自我效能感与健康素养成正相关关系，并且健康自我效能感各个维度与健康素养各个维度都存在显著的正相关关系，说明假设 H3 成立。健康素养和健康自我效能感自身包含的因子间也存在显著强正相关关系，也进一步验证该量表有良好的信度。

通过前一步的相关分析可以得知健康使用自我效能感与健康素养具有相关性，故可进行下一步的回归分析，探究健康自我效能感对健康素养的解释力情况。本章研究将大学生健康自我效能感两个维度当作自变量，大学生健康素养及其三个维度当作因变量，可以得出它们之间简单的回归值，通过整理得到如下数据：

表 7-24　大学生健康自我效能感与健康素养回归分析

	R	R 方	调整后 R 方	标准估算的误差
健康素养	.329***	.108	.103	.44301
信息相关能力	.296***	.087	.082	.46819
知识	.329***	108	.103	.45624
行为	.278***	.078	.072	.56297

注：*P<0.05，**P<0.01，***P<0.001。

由表 7-24 可以发现，显著性系数小于 0.001，表示四个回归模型整体解释变异量达显著水平。健康自我效能感两个维度与健康素养的多元相关系数为 0.329。而 R 方是用来说明自变量可以在多大程度上解释自变量，R 方为 0.103，这也说明这两个自变量总共可以解释"健康素养"这一因变量 10.3% 的变异量。同时，健康自我效能感与健康素养的三个子维度的回归模型也达到了显著水平。说明这两个因变量对健康自我效能感的行为维度和结果维度都具有解释力。

（五）健康自我效能感的中介效应检验

前文已经证实变量之间存在显著相关性，可进一步进行中介效应检测。为检验健康自我效能感是否是中介变量，本章采用温忠麟等学者于 2014 年提出的新的中介效应检验法[1]，其中运用 SPSS 插件 Process 中的 Model4 来进行偏差校正的百分位 Bootstrap 方法，重复抽取 5000 次，计算 95% 的置信区间，以检验健康自我效能的中介效应。以社交媒体使用为自变量，健康素

---

[1]　温忠麟、叶宝娟：《中介效应分析：方法和模型发展》，《心理科学进展》2014 年第 5 期。

养为因变量，健康自我效能感为中介变量进行检验。如表 7-25
所示：

表 7-25　中介效应检验

	效应值	SE	LLCL	ULCL	相对效应
总效应	.0750***	.0134	.0488	.1013	
直接效应	.0526**	.0131	.0268	.0784	70.1%
间接效应	.0224***	.0063	.0103	.0354	29.9%

注：N=662，***P<0.001，**P<0.01。

由表 7-25 中的数据可知，社交媒体使用正向预测大学生
健康素养的总效应值为 0.0750，其中直接效应的值为 0.0526，
占总效应的 70.1%。由于社交媒体使用对健康自我效能感间
接效应的 Bootstrap 95% 置信区间不包含 0（LLCI=0.0103，
ULCI=0.0354），说明中介效应显著，H4 成立。且以健康自我效
能感为中介变量的间接效应值为 0.0224，占总效应的 29.9%。此
外，为进一步分析健康自我效能感是完全中介还是部分中介效
应，对三个方程系数的显著性进行了分析，分析结果如图 7-2 所
示，三个方程的系数都具有显著性，说明健康自我效能感起到部
分中介效应。

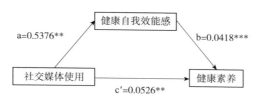

图 7-2　健康自我效能感的中介效应

五、社交媒体传播对健康素养的影响以及健康素养提升路径

本章以探究社交媒体使用与健康素养之间的关系为目的，以大学生为研究对象，进行了有关社交媒体使用、健康素养现状的情况分析，并进一步探究了自我效能感对其关系的影响。从这些结果出发，可以管窥提升健康素养的路径和举措。

（一）社交媒体传播对健康素养的影响

从调查数据中可以看出大学生使用社交媒体的程度很高，社交媒体已经深深融入他们的日常生活，成为他们学习、交流、娱乐的一部分，也成为他们获取信息的重要渠道。有 92.4% 的大学生每天使用社交媒体，并且有 42.6% 的大学生每天使用社交媒体的时间超过 4 小时，他们使用社交媒体主要是为了获取信息和休闲娱乐。从使用强度调查结果看，大学生社交媒体使用强度属于高程度，而且年级越高，使用强度越大。在一定程度上显示出对社交媒体的依赖，这一点值得警惕。

测量结果显示大学生健康素养的平均分为 202.88 ± 26.60 分，其中最高分为满分 285.00 分，最低分为 121.00 分，大学生健康素养总体水平处于中等水平，然而仍然有 47.4% 的大学生健康素养处于低水平，大学生健康素养水平的差异值得被关注。

调查显示，大学生健康自我效能感差异较大，健康自我效能感最高分有满分 40 分，但是最低分只有 16 分。健康自我效能感在性别变量上存在差异（P=0.009<0.01），且可以得出男生的健康自我效能感要显著大于女生。研究证实社交媒体使用频率显著影响健康自我效能感及其结果维度。使用不同的社交媒体平台和使

用时长不会影响健康自我效能感。然而社交媒体使用强度、健康信息特征均与健康自我效能感及其结果维度存在相关性，且为正相关。健康自我效能感与健康素养及其三个维度均呈显著正相关关系，说明健康自我效能感的高低会显著影响健康素养。

通过对数据的分析发现，大学生社交媒体使用情况与健康素养之间存在显著正相关关系。即接触到的健康信息特征越是准确、可信、有利于促进健康，学生的健康素养也会越高。在社交媒体使用较多行为中，经常使用知识分享类的软件会显著影响大学生的健康素养及其信息相关能力和行为维度。使用抖音等短视频软件会影响健康素养的知识维度，但是对总体健康素养、信息相关能力和行为维度不存在相关性。使用即时聊天工具和看朋友圈等行为与健康素养及其三个维度无统计学上的意义，即不存在差异性。社交媒体使用强度也会显著影响健康素养，但是具体到其三个维度看，社交媒体使用强度会显著影响信息相关能力及知识维度，在行为维度无统计学上的意义。此外，本章研究证实了社交媒体使用会直接影响健康素养，还探究了健康自我效能感在其中起到中介效应，形成一条间接路径影响健康素养。

（二）从社交媒体传播提升健康素养的路径与方法

在"健康中国"战略中，健康素养是人均寿命、医疗基础设施数量、疾病控制等"硬"指标之外的重要"软"指标。即便是软指标，依然预设了阶段性地提高份额，并进行了全国性的监测。这些举措充分说明了健康素养对于国家和社会整体健康水平的重要性。虽然本章获得的数据和结论来自对大学生群体的调查，但是也从中发现了一些社交媒体使用和健康素养提升之间的关系和规律。通过这些关系和规律，我们可以探究从社交媒体传播入手提升社会整体健康素养的路径和方法。

1. 政府和社会机构要善于利用社交媒体传播，科学提升健康素养

健康素养的提高离不开大学生知晓并了解与健康及决策相关的知识。本章研究以及前人研究均证实，社交媒体有助于帮助人们获取健康类信息，且研究结果显示社交媒体的使用强度与健康素养呈正相关，相关系数为 0.102（p<0.01），显著影响人们整体健康素养及其信息相关能力和知识维度。因此，依托社交媒体进行健康传播和知识宣传可以有效提升民众的健康素养。

本章研究的调查结果显示，社交媒体使用强度能显著影响大学生健康素养的信息相关能力维度（r=0.102，p<0.001）、知识维度（r=0.094，p<0.05）。大学生将社交媒体作为日常生活中不可分割的一部分，社交媒体已成为他们获取信息的主要渠道。有83.1% 的大学生都通过社交媒体获取健康类的信息，其中用户通过社交媒体发布的大量实时信息中包括用户自报告内容（自我表露信息）、转发和分享信息等，可以为在线健康信息和健康行为分析提供非常有价值的资料。[1] 如今，信息的传播已经社交媒体化，民众对社交媒体的使用频率、使用时间和使用强度普遍较高，加强社交媒体上健康知识和健康技能以及生活方式的宣传和引导，能有效增强大学生群体对此类健康信息的接触程度，使得大学生对健康信息的获取、沟通和决策等信息相关能力及健康知识水平得到提升，进而促进其健康素养的提升。

随着技术不断革新与发展，社交媒体类型不断丰富。有主打

---

[1] 罗晓兰：《社交媒体中的健康信息分析与健康促进》，《中华医学图书情报杂志》2017 年第 10 期。

即时聊天功能的微信、QQ 等社交媒体平台，也有主要定位是提供资讯的平台如微博、今日头条等，还有很多基于"趣缘群体"和娱乐目的的社交媒体平台，如知乎、抖音。大学生基于个人兴趣及需求，在不同的社交媒体平台的使用之间存在区别。在各个平台上，有关健康知识及信息的质量和数量也存在差异，结合各个平台的特性，就导致在对大学生健康素养的影响力上，不同社交媒体平台之间存在差异。

此次调查发现，大学生更多的是使用微信等即时聊天工具，个案百分比达到了 96.5%，其次是使用资讯类平台，个案百分比为 76.3%。但研究结果显示，大学生中使用率仅为 54.4% 的抖音、快手等短视频，以及使用率为 55.4% 的知识分享类的社交媒体与健康素养存在显著正相关。而相对微信这种以现实人际关系为基础的即时聊天平台，以及更多以获取资讯为主的媒体，虽然使用率高，但是与健康素养之间不存在相关性。针对这一结果，应构建全媒体健康知识传播与发布机制，加大在大学生群体使用频率更高的社交媒体平台上健康信息的投放力度，提高接触健康知识的可能性，进而提升大学生的健康素养。

卫健委在 2019 年发布的《健康中国行动》中提出，要运用"两微一端"以及短视频等新媒体，推动"互联网＋精准健康科普"。[1] 构建健康知识的全媒体传播渠道是推动健康中国行动的必由之路，旨在达到用户在根据自己的喜好使用不同的社交媒体平台时，都能达到提升健康素养的目的。然而目前微信及微博等社交媒体平台对提升大学生健康素养影响甚微，亟须增强在该渠

---

[1] 中华人民共和国中央人民政府：《健康中国行动（2019—2030 年）》，2019 年 7 月 15 日，http://www.gov.cn/xinwen/2019-07/15/content_5409694.htm。

道健康知识的投放力度。卫健委提出，三级医院要组建健康科普队伍，制定健康科普工作计划，建设微博微信新媒体健康科普平台。此外，应发动更多具备健康知识的人才入驻即时聊天类及资讯类的社交媒体平台，如疫情期间涌现的丁香医生、回形针等自媒体平台。借此来有效增加平台上健康信息数量，更好地发挥信息偶遇模式，让健康类信息的传播形式形成一种符合媒体特性，又能达到高覆盖率效果的大众传播模式。

2. 以社交媒体传播重构社会认知，提升民众健康自我效能感，间接提升健康素养

班杜拉的自我效能感是社会认知理论的重要概念，也是态度行为研究中的重要变量。本章研究证实整体健康自我效能感与整体健康素养及其各个子维度之间均呈正相关关系（r=0.324，p<0.001），即一个人应对压力的感知能力和克服健康挑战的自信心越强，其克服困难提升健康素养的自信也会越强。有学者提出健康素养与自我效能感是一种相互影响的关系，在研究健康素养的影响因素时，自我效能感是其重要因变量。而在探究健康素养对健康行为产生的影响时，自我效能感是其核心因变量，并能最终造成行为的改变，使得个体健康水平得到提高。如赵晓霜等学者研究发现健康素养通过自我效能感间接影响健康状况。[1]奥斯本（Osborn）等学者证实，糖尿病患者的健康素养、糖尿病自我效能和血糖控制之间存在着显著的联系。[2]自我效能感作为

---

[1] 赵晓霜、李春玉、李彩福：《社区糖尿病患者健康素养和自我效能对健康状况影响的路径分析》，《中华护理杂志》2013年第1期。

[2] Osborn C.Y, Cavanaugh K, Wallston K.A, et al., "Self-Efficacy Links Health Literacy and Numeracy to Glycemic Control," *Journal of Health Communication*, Vol. 15, No. sup2(2010), pp. 146–158.

一个关键变量,它的提升将成为提升大学生健康素养的一条重要路径。

在此次调查中,有 69.3% 的大学生的健康自我效能感低于平均值 25.06 分,大学生整体健康自我效能感处于较低水平,然而研究证实健康自我效能感与健康素养之间存在正相关关系,提升大学生的健康自我效能感将有效提高大学生的健康素养。

本章研究证实社交媒体使用会正向影响大学生的健康自我效能感(r=0.106,p<0.01),及其结果维度(r=0.168,p<0.001)。在社交媒体平台上接触到的健康信息的特征也会显著影响健康自我效能感(r=0.220,p<0.001)及其两个子维度。因此,帮助大学生高效使用社交媒体,促进其接收高质量的健康信息可以成为提升健康自我效能感的一种途径。此外,有学者指出,个人自我效能感的形成主要来自四种不同的途径:一是通过以往的成败经验;二是通过他人的示范效应;三是通过社会劝说,告诉人们他们具备获得成功的能力;四是通过情绪状况和生理唤起。[1]为有效提高大学生的自我效能感,亦可以从以上四个方面着手。

3. 提高社交媒体平台上健康信息的质量

调查结果显示,大学生感知接触到的健康信息特征会显著影响健康素养及其各个子维度(r=0.213,p<0.001),因此,提高各个社交媒体平台上的健康信息质量,将有利于健康素养的提升。

首先要确保健康信息的准确与真实性。从大学生接触的健康信息特征的统计结果可以发现,只有 17.4% 的大学生同意他们接触到的信息是准确可靠的,19.6% 的大学生认为他们接触的

[1] 周文霞、郭桂萍:《自我效能感:概念、理论和应用》,《中国人民大学学报》2006 年第 1 期。

健康信息没有自相矛盾的地方，这一结果显示出大学生所处的信息环境存在很大的问题。而且由于社交媒体兼有人际传播和大众传播的特征，一些健康谣言能在短时期内引起大面积传播，最终产生严重的后果。如2020年媒体报道的双黄连能抑制新冠病毒的谣言事件，引发了公众连夜排队买双黄连的场景，不仅威胁了公众自身生命安全，还扰乱了正常的社会秩序。因此，需要增强社交媒体上所传播的健康信息的准确性与真实性，提升学生对自身健康的管理决策能力。政府需严格落实其在"健康中国"行动中针对信息监管这一问题所提的改进路径，加强对健康教育内容的指导和监管，以及对互联网新媒体平台健康科普信息的监测、评估和通报。对于出现问题较多的健康信息平台要依法依规勒令整改，甚至关停。对于传播范围广、对公众健康危害大的虚假信息，组织专家予以澄清和纠正。[1]营造一个良好的信息环境，为大学生提升健康素养提供可能性，最终达到促进健康行为的目的。

此外，应丰富健康信息的呈现方式。根据本章的研究发现，同意自己"接触的健康信息呈现形式是丰富、便于理解"的大学生占比为40.5%，低于一半的人数。得益于技术红利，现在信息表现形式不局限于图文，还出现了漫画、H5、视频等形式，然而当前大部分的健康信息仍然较多以静态图文结合的形式呈现给受众，这种形式缺乏吸引力，传播效果不佳。当下亟须丰富健康信息的呈现方式，以生动有趣且便于理解的形式提高受众对健康信息的接受程度，并通过社交媒体上的人际关系，实现"病毒式"

---

[1] 中华人民共和国中央人民政府：《健康中国行动（2019—2030年）》，2019年7月15日，http://www.gov.cn/xinwen/2019-07/15/content_5409694.htm。

传播。新华社和《人民日报》在疫情期间为提高公民防疫意识制作的漫画、回形针制作的科普视频等，都是创新的典型例子，这种新的呈现形式能极大提高人们对信息的接受程度，且通过社交媒体这种社交互动平台，健康信息容易被广泛转发，最终促进健康素养的提高。

4. 采取多种渠道进行健康介入，加强对健康行为和健康生活方式的引导

在前面的结果阐述中我们已经提到，社交媒体的使用可以影响健康素养中的知识水平和技能水平，但是对于健康生活方式和健康行为影响并不明显。这也意味着，要想提高民众健康素养中的健康生活方式或者健康行为需要探究更为有效的手段和渠道。在前面的章节中，我们分析了采用社交媒体进行健康介入，从而改变健康行为的方式。因此，可以采用更为多样化和多渠道手段来推进健康介入，从而弥补使用社交媒体提升健康素养时的不足。

对于大学生而言，可以通过学校加强对大学生的健康教育，尤其应该加强对健康行为的引导，健康素养的提高不能停留在知识层面，将知识转换为行为，作出正确的健康决策才是提升健康素养的真正目的。据本章研究调查结果显示，有 47.4% 的大学生健康素养处于较低水平。对于大学生健康素养的提升，不能仅依靠学生自身通过社交媒体平台获取健康信息、学习健康知识，学校应该在对大学生的培养计划中加入有关健康教育的内容。健康教育课是对大学生实施健康教育，提升大学生整体健康素养的重要途径。让高校校医院的医生走入课堂，开展一些与健康相关的讲座，不仅能有效丰富学生的健康知识，还能促进校医院医生自身能力的增长，与学生之间构筑良好的关系，使得健康教育得

到更好的传播效果，形成良性循环。同时，高校应该充分利用各个网络平台进行健康信息的传播，采用多形式多渠道的方式，构建传播矩阵，提高大学生接触健康信息的几率。

对于社会民众，推进社区层面的健康介入是较为有效的手段，也是目前各国都正在使用的方式。有关在社区层面推进健康介入，我们可以遵循 MAP-IT 传播策略，即健康传播的 5 个阶段流程：动员（Mobilize）—评估（Assess）—计划（Plan）—执行（Implement）—追踪（Track），具体操作我们在第一章已经作了论述。重要的是，在目前县级融媒体中心建设已经通过 App 下沉到社区层面，在传播过程中可以通过县级融媒体中心的传播矩阵和应用平台进行社交化传播，这与居民信息接收方式契合，有助于传播和健康介入效果的达成。

为了便于取样，研究数据采用了方便抽样法，并依靠人际传播，通过但不限于朋友圈、微信群、QQ 群等进行问卷的扩散。这种取样方式造成调查人群集中在江、浙、沪地区，缺少地域代表性，且由于学科的特性，造成样本的性别比例严重失调，在一定程度上会影响调查结果。比如，本章研究并未证实何荣威[1]等学者证实的人口统计学因素会影响大学生健康素养水平，这种结果可能与样本相对同质化有关。

在问卷设计方面，本章研究只设置了三个关于背景性的控制变量，在进行影响性分析时，不能避免其他控制变量对结果的干扰。对大学生健康素养的测量维度的选取也有待进一步进行科

---

[1] 何荣威、张诗苗、林博德：《新媒体健康信息传播对大学生健康素养的影响调查》，《中国社会医学杂志》2019 年第 4 期。

学严谨的论证。在研究内容方面，本章研究主要分析大学生社交媒体使用对健康素养产生的影响，对社交媒体上的健康信息特征与健康素养的关系进行了测量，但是并未进一步探究不同平台上的健康信息的特征是否存在区别。并且这种区别是否会导致不同平台使用对健康素养产生的影响不一致。在未来的研究中，我们将就上述问题作进一步的探究。

本章小结与下章提要

在本章中，通过问卷调查分析了社交媒体使用对于健康素养的影响，以此，我们可以洞察社交媒体的使用在哪些层面上影响了健康素养。从研究可知，社交媒体的使用可以有效提高健康知识，提升健康事务的处理能力，采取更为健康的生活方式。这也为我们推进"健康中国"各项目标提供了有益的启发，即在实施各项健康促进和健康政策时，注重发挥社交媒体的优势，迅速告知、动员、说服民众参与并采取行动。

在本章中，社交媒体更多被作为知识获取的工具来考察。下一章发现，社交媒体不仅仅是患者个体的学习工具，更是患者获得心理支持和感情陪伴的工具。在患者的主动搜寻和医院、医务人员的推动下，在线支持社群已经全方位进入患者的日常生活。

第八章　在线支持群体的文化建构与健康支持效果提升

　　支持群体一直是患者获得信息、情感、信心的基础。由亲戚朋友社群构建的支持群体已经不能很好满足患者的各类需求，因此，同类患者所构成的群体成为患者获得工具性帮助、情感性帮助的重要平台，而且，共在和陪伴所带来的益处甚至超越了亲戚朋友的慰藉和支持。支持群体在帮助人们应对疾病压力和其他生活危机中非常有用。[1]

　　在线支持群体（online support group，OSG）在国外发展已较为成熟，在我国也呈现出发展的势头，如著名的乙肝患者论坛"肝胆相照"，糖尿病患者交流平台"甜蜜家园"等，越来越多的患者开始在这些在线支持群体中获取信息，寻求情感的支持。伴随社交媒体的出现和蓬勃发展，几乎每一种疾病都在网络上有一个或者多个虚拟支持群体。

　　在以往的研究中，已经有许多研究者对在线支持群体的功能

---

　　[1]　Svec C, *After any Diagnosis: How to Take Action Against Your Illness Using The Best and Most Current Medical Information Available*, New York: Three Rivers Press, 2001, p. 236.

和作用进行过详细的研究，但是在国内，相似的研究成果较少。当前我国对于患者在线支持群体的认识还很有限，使用和监管都仍然处于起步阶段，而相对于人们越来越重视的疾病预防、治疗等需求，支持群体的存在、作用、作用发挥路径、引导和监管等议题需要展开专门的研究。本章既是对以往相关研究的回顾，更是对于我国在线支持群体的现状、作用、职能发挥模式的系统考察。

一、在线支持群体的核心概念及研究问题

在线支持群体作为一个网络虚拟空间的群体，在网络经历了各种形态，早期的论坛是主要类型。后来发展出帖吧、QQ 群、微信群，现在许多专门的应用程序也可以说是在线支持群体的活动平台。这里面包含了虚拟社区的概念和社会支持群体的概念。在这些概念之下，需要从历史回顾和现实观察中梳理我们进行研究的话题。

（一）虚拟社区与在线社会支持

社区在社会学中指的是一种关系，也就是"共享的东西和亲密的友伴关系"。随着互联网的发展，网络产生了一种新的、真实的社会群体形式——虚拟群体。[1]

开放性使得用户可以任意选择自己感兴趣的社群加入，弱化

---

[1]　陈晓强：《虚拟社群：一种新的、真实的社会群体形式》，《苏州大学学报》2002年第 4 期。

边界性打破进入壁垒。长时空的互动使得用户交流不受物理空间及时间的限制，获得更大范围的交流空间。隐匿性的特点为用户提供隐蔽的发言环境，一方面使得用户畅所欲言，表达真实的观点；另一方面，单纯文字符号化的交流可能会在一定程度上影响交流的有效性。豪斯的开创性研究将社会支持定位为各种关系的功能性内容，并将之分为四种宽泛的支持行为和行动。[1]李强认为，社会支持能够减轻个人的心理应激反应，是社会交往和社会联结产生的作用。[2]

因此，我们所说的在线社群指的是通过弱连接或者强连接构建的网络社区，网民在社区中交往、互动，形成共在关系，逐渐培养出社区感和社区认同感，以实现物质性、心理性或者情感性支持。

（二）患者在线支持群体的相关研究

随着 20 世纪网络的迅速发展，在网上寻求社会支持的人数也在增加。[3]通过参与在线支持群体，人们可以将一个弱连接的虚拟支持网络转化成强连接的网络。通过在线支持群体建立的新的关系网络为人们提供所需要的支持。[4]因为疾病，许多

［1］ Glanz K, Rimer B.K, Lewis F.M, *Health Behavior and Health Education: Theory, Research, and Practice*, 4th ed, Jossey-Bass, 2008, p. 190.

［2］ 李强：《社会支持与个体心理健康》，《天津社会科学》1998 年第 1 期。

［3］ Fox S, Purcell K. Chronic disease and the Internet. Washington, DC: Pew Internet & American Life Project, 2010. Reference: http://www.pewInternet.org/Reports/2010/Chronic-Disease.aspx.

［4］ Haas S.M, Irr M.E, Jennings N.A, et al., "Communicating thin: A grounded model of Online Negative Enabling Support Groups in the pro-anorexia movement," *New Media & Society*, Vol. 13, No. 1(2011), pp. 40–57.

患者经历了身体和心理的悲伤体验，社会支持有助于应对这些事情，改善情绪并促进从疾病中的恢复。[1]以计算机作为中介的交流具有无限的时间和空间，隐匿性使得人们可以放心地在论坛中讨论与健康有关的困扰，参与的自愿性为想从他人经历中学习经验但又不想参与讨论的用户提供可能，这些特点使得 OSG 成为一个寻求支持的聚集地。[2]

对疾病论坛的研究中，班比纳（Banbina. A）通过对癌症论坛的研究发现：论坛中的网络支持是有结构性特征的。社会网络结构是一种形状结构，它是由一个主要成员负责连接而且高度分叉网络的星状结构。在论坛中有一半的网络是由获得社会支持而不提供任何支持的支持获得者构成，而另一半是由既给予又获得支持的成员构成。[3]现在，OSG 已经增加了许多如即时通讯、好友列表等社交媒体的功能，这些都能极大地加强患者之间的交流及人际互动。[4]

在网络支持给个体带来的相应帮助和支持方面，黄政昌研究了使用即时通讯的大学生用户的社会支持获取和现实寂寞感的

［1］　Chung, Eun J, "Social Networking in Online Support Groups for Health: How Online Social Networking Benefits Patients," *Journal of Health Communication*, Vol. 19, No. 6(2014), pp. 639–659.

［2］　Robinson J.D, Turner J, "Impersonal, Interpersonal, and Hyperpersonal Social Support: Cancer and Older Adults," *Health Communication*, Vol. 15, No. 2(2003), pp. 227–234.

［3］　Bambina A, *Online Social Support: The Interplay of Social Networks and Computer-Mediated Communication*, Cambria Press, 2007, p. 60.

［4］　Newman M.W, Lauter Ba Ch D, Munson S.A, et al. "It's not that I don't have problems, I'm just not putting them on Facebook": Challenges and Opportunities in Using Online Social Networks for Health// Acm Conference on Computer Supported Cooperative Work. ACM, 2011: 341–350.

关系，结果发现能够感知到在网上获得比较多的社会支持的大学生，社会支持方面的寂寞感会较低。[1]

（三）本章的研究问题

豪斯将社会支持分为四种类型：情感性支持（提供热情、爱心、信任和照顾）、工具性支持（直接为有需求的人提供可见的协助和服务）、信息支持（提供建议和意见帮助他人处理问题）、评价支持（为他人进行自我评价提供有用的信息）。四种支持很难进行概念上的区分，提供一种支持的也会提供其他类型的支持。[2]关于社会支持的分类研究，巴雷拉和安雷（Barrera & Ainlay）在1983年将其分为六类：物质帮助；行为的援助；亲密的交往行为，如倾听、表达关心等；指导，如提供信息方面的引导与帮助；反馈；积极的社会交往。[3]国内学者邱文彬则认为社会支持包括以下五类：物质的，工具性支持和帮助；情绪的，包括情感上的支持、关心等；尊重的，了解并给予肯定；信息的，建议，提供指导；友伴的，正面的社会互动。[4]尽管分类稍有不同，但是总体看，这些社会支持包含了信息类、工具类和情感类。对于网络社区而言，工具型的直接帮助内容实际上转入线下的互

[1] 黄政昌：《男女大学生网络自我暴露、网络社会支持与寂寞感之差异研究——以实时通讯为例》，中国文化大学硕士学位论文，2008年。

[2] Glanz K, Rimer B.K, Lewis F.M, Health Behavior and Health Education: Theory, Research, and Practice. 4th ed.Jossey-Bass, 2008:190.

[3] Barrera M, Ainlay S.L, "The structure of social support: A Conceptual and empirical analysis," *Journal of Community Psychology*, Vol. 11, no. 2(1983), pp. 133–143.

[4] 邱文彬：《社会支持因应效果的回顾与展望》，《国家科学委员会研究汇刊》（人文社会科学版）2001年第4期。

动，我们重点来考察信息类和情感类信息内容。

对于社会支持与健康的关系，卡西尔指出，社会支持是一种重要的心理保护因素，能够减轻个体对于日益严重之健康压力带来的无力感。他特别指出，这种心理因素对于疾病病理学发挥了一般性作用，因此，社会支持可以影响一系列健康问题的发病率和患病率。[1]线上社会支持群体体验到了更多的社会支持，经历了更少的抑郁，获得了更高质量的生活，经历了自我效能上的改变。[2]不管是发帖还是潜水，在赋能的结果上都产生了更好的信息接收，感觉与医生的关系更有自信，提高了疾病的接受性，对治疗更自信，提高了自尊、乐观主义和控制力。[3]

疾病类型和严重程度对于用户需求也会产生影响。严重疾病的用户有一个基本的认知需求，如检查、治疗、手术、诊断。[4]过去研究中发现在人们害怕接受支持时会显示出来虚弱感以及不舒服感觉[5]，但是由于线上的虚拟本质，支持寻求者不用太担

［1］　Glanz K, Rimer B.K, Lewis F.M. Health Behavior and Health Education: Theory, Research, and Practice. 4th ed. Jossey-Bass, 2008:192–193.

［2］　Rains S.A, Young V, "A Meta-Analysis of Research on Formal Computer-Mediated Support Groups: Examining Group Characteristics and Health Outcomes," *Human Communication Research*, Vol. 35, No. 3(2010), pp. 309–336.

［3］　Uden-Kraan C, Drossaert C, Taal E, et al., "Self-Reported Differences in Empowerment Between Lurkers and Posters in Online Patient Support Groups," *Journal of Medical Internet Research*, Vol. 10, No. 2(2008), pp. e18.

［4］　Walker, Kimberly K, "A Content Analysis of Cognitive and Affective Uses of Patient Support Groups for Rare and Uncommon Vascular Diseases: Comparisons of May Thurner, Thoracic Outlet, and Superior Mesenteric Artery Syndrome," *Health Communication*, Vol. 30, No. 9(2015), pp. 859–871.

［5］　MacGeorge Erina L. et al., "Understanding Advice in Supportive Interactions: Beyond the Facework and Message Evaluation Paradigm," Vol. 30, No. 1(2004), pp. 42–70.

心“失掉面子”[1]。对于那些需要支持的人而言，感知到帮助者的支持意愿就能够产生被照顾感。[2]对于 QQ 群的研究发现，只有当成员主观上感觉和群里成员的互动性很强的时候，比如经常提出问题、回答问题等，才能感觉到明显的社会支持，如果只是长时间的潜水或浏览，感觉到的社会支持就不会有明显增加。同时，研究也证明了对 QQ 网络互助群组的参与互动感可以直接有效地作用于缓解成员的抑郁程度，这表明对群组的参与感本身就可以带来积极的心理作用。[3]

人们使用 OSG 的首要动机与情感和信息支持有关。在信息寻求之后占据第二位的动机是为其他的群使用者提供支持。[4]在对在线支持社群的使用中，帮助是赋能，因为帮助行为给人一种被称为更好的和有用的人的感觉。[5]对于潜水者而言，他们感兴趣的不是陪伴，而是不断学习新的知识。[6]

［1］ Kirk W. Duthler, "The Politeness of Requests Made Via Email and Voicemail: Support for the Hyperpersonal Model," *Journal of Computer-Mediated Communication*, Vol. 11, No. 2(2006), pp. 500–521.

［2］ Cialdini R B. Influence: Science and practice. 4th ed. Boston: Allyn and Bacon, 2001.

［3］ 潘曙雅、邱月玲：《移动端网络健康互助群组的参与度对成员感知社会支持和抑郁程度的影响研究——以癫痫病症 QQ 群为例》，《国际新闻界》2019 年第 2 期。

［4］ Chung J.E, "Social Networking in Online Support Groups for Health: How Online Social Networking Benefits Patients," *Journal of Health Communication*, Vol. 19, No. 6(2014), pp. 639–659.

［5］ Uden-Kraan C.V, Drossaert C, Taal E, et al., "Empowering processes and outcomes of participation in online support groups for patients with breast cancer, arthritis, or fibromyalgia," *Qualitative Health Research*, Vol. 18, No. 3(2008), pp. 405–417.

［6］ Nonnecke B, Andrews D, Preece J, "Non-public and public online community participation: Needs, attitudes and behavior," *Electronic Commerce Research*, Vol. 6, No. 1(2006), pp. 7–20.

在线支持群体对于医生也是有利的,医生可以利用群接触到有需求的人群,理解患者思考问题的视角,以及患者处理健康关切时候的情感策略。[1]这一点说明,医生建立微信群和参与到在线支持群体中不仅仅是一种利他行为,自身也可以从中获得收益。

基于上述研究,我们在传统的在线社会支持群体论坛,以及新兴的在线社会支持群体(微信群)中,发布的信息包括了哪些类型?这些类型的信息满足了用户的何种支持需求?这些信息对于医生和患者有什么样的差异?

研究问题1:在线支持群体中发布的信息类型是什么?信息所表达的对应支持需求是什么?

一些研究发现,当患者对线下支持群体不满足时就会形成优先使用在线互动的倾向。医生、使用者和网站设计者应警惕这种过度依赖。[2]由于群成员的人员流动,线上形成的关系存在得较为短暂。[3]这说明,对于在线群体而言,其原初的功能并不是为了长久的社会关系网络。

先前研究也发现,帮助行为除了信息支持之外具有强大的心理上的积极效果,有研究专门提到了归属感。[4]还有研究惊奇

---

[1] Chung J.E, "Social Networking in Online Support Groups for Health: How Online Social Networking Benefits Patients," *Journal of Health Communication*, Vol. 19, No. 6(2014), pp. 639–659.

[2] Chung J.E, "Social interaction in online support groups: Preference for online social interaction over offline social interaction," *Computers in Human Behavior*, Vol. 29, No. 4(2013), pp. 1408–1414.

[3] Galston W.A, "Does the Internet Strengthen Community?," *National Civic Review*, Vol. 89, No. 3(2010), pp. 193–202.

[4] Brown S.L, Nesse R.M, Smith V, "Providing Social Support May Be More Beneficial than Receiving It: Results from a Prospective Study of Mortality," *Psychological Science*, Vol. 14, No. 4(2003), pp. 320–327.

地发现，群成员致力于建立和维护他们与之互动的网络。[1]甚至，即使是在使用过程中不发言发帖的潜水行为也是积极的目标驱动行为，可以让人们与群体产生一种社区感，来自属于在线群体的价值对于潜水者具有长期的效果。[2]在一段相对短的时间里，发帖者能够获得更多的知识，应对情感抑郁，建立与其他相似病人的关系。但是在三个月后，潜水者开始表现出更好的社会心理效果、产生更多的自我效能和归属感，这些归属感和效能感具有更为长期的影响。[3]过去的研究对之的解释在于，潜水能够帮助病人集中在内容和话题上，而不必有发帖的压力，因此可让病人更好地理解他们的疾病，从不同的视角来考量他们的状况。[4]另外的研究也发现了相似结果。[5]

　　这些研究可以很好地解释为什么很多人在解决了需要的信息支持之后，仍然经常到论坛或者不退出微信群。从现实来看，对于同类患者，不退出群就可以在别人讨论病历或者治疗的时候

〔1〕　Newman M.W, Lauter Ba Ch D, Munson S.A, et al. "It's not that I don't have problems, I'm just not putting them on Facebook": Challenges and Opportunities in Using Online Social Networks for Health// Acm Conference on Computer Supported Cooperative Work. ACM, 2011: 341–350.

〔2〕　Mazuro C, Rao N, "Online discussion forums in higher education: Is lurking working?" *International Journal for Cross-Disciplinary Subjects in Education*, Vol. 2, No. 2(2011), pp. 364–371.

〔3〕　Han J.Y, Hou J, Kim E, et al., "Lurking as an Active Participation Process: A Longitudinal Investigation of Engagement with an Online Cancer Support Group," *Health Communication*, Vol. 29, No. 9(2014), pp. 911–923.

〔4〕　Dennen V.P, "Pedagogical lurking: Student engagement in non-posting discussion behavior," *Computers in Human Behavior*, Vol. 24, No. 4(2008), pp. 1624–1633.

〔5〕　Mckenna K, Bargh J A, "Coming out in the age of the Internet: Identity 'demarginalization' through virtual group participation," *Journal of Personality & Social Psychology*, Vol. 75, No. 3(1998), pp. 681–694.

进行对照，这依然是一种工具性的信息需求满足。那么，对于网络社群而言，什么样的信息建构产生了社群的认同感，并带来了归属感，这种社群的社区感是如何被建构出来的？

研究问题2：网络群体中包含众多具有健康需求的个体，他们共同参与到社群的构建中。从文化上看，这种社群的社区感是如何被建构的？

医生在群中是一个主导的存在，那么如何维持着群的运作？在整个过程中如何构建自己的权力等级，以及如何完成自己的角色扮演？在群体中，让个体能够顺从医生的建议，个体参与强化了医生的权威，并由此可能改善医患关系。有研究利用保罗·利科的文本解释的四个原则，对文本生产过程进行了分析。研究发现，集体身份的构建是采用了共同的历史和未来，共同的希望。同时，意识到共享的目标是集体赋能的一个表征。在社交媒体的使用中，交流的目的是动员彼此顺从治疗，而不是去改变作为患者群体的权利和可能性。这就涉及了医生的霸权问题。基于对元叙事的分析，发现在文本生产中医生主导问题，医生是给予者，患者是接收者。在这个过程中，患者被建构了集体的身份。医生作为权威者的形象被患者群体集体建构出来。[1]

研究问题3：网络社群中有医生也有患者，在这种混杂的社群中，医生和患者的权威（权力）等级如何被建构并维持？或者说权力是如何再生产的？

[1] Wentzer H.S, Bygholm A, "Narratives of empowerment and compliance: Studies of communication in online patient support groups," *International Journal of Medical Informatics*, Vol. 82, No. 12(2013), pp. e386–e394.

二、研究方法及研究案例

基于研究问题中涉及信息生产场域中构建的支持关系和心理状态，同时关照网络社区文化上社区感的形成以及医生权威等级等身份问题，本章研究采用带有参与观察性质的虚拟民族志方法。同时，也为了分析的便利和完整性，我们选取两种类型的在线社会支持群体类型，一种是传统的论坛形式，另外一种是当前更为流行的微信群。

（一）虚拟民族志

运用民族志这一质性研究方法探究网络事项及其社会文化价值，由此产生了虚拟民族志（virtual ethnography）这一新的质性研究方法。它与民族志、传记、自传、生活史等人类学的叙事方法有着较大的差异，着重于诠释由互联网技术而塑造的一种全新的社会文化形态。[1]虚拟民族志逐渐成为一种重要方法和研究领域。虚拟民族志的方法，虽然不同步，但仍然相互影响，因为在文本层面，依然保持着共在。从民族志的角度看，网络不仅仅是文本的，而且是在场的、空间的，社会空间、社会互动发生于其中。文本是空间中的行动者，而且必须在互动的语境下被体验。民族志强调涉入和在场去理解空间。民族志的涉入和在场对理解社会空间依然重要。这种空间依然在生产新的社

---

[1] 陈纪、南日：《虚拟民族志：对象、范围、路径及其实践应用》，《世界民族》2017年第4期。

会等级。[1]在网络空间中，论坛和各种群就是在线社会支持群体的研究"田野"，里面的言说和互动体现着场域、关系、身份和权力。

（二）研究案例

根据研究的目标，研究选择糖尿病论坛"甜蜜家园"和浙江大学妇幼保健医院的微信群"花样年华1_浙大妇院"作为研究案例。两者中前者作为传统的在线社交支持社群已经受到很多患者和研究者的关注，后者作为近两年发展出来的在线支持社会社群同样值得研究。研究中，除了参与式观察和文本分析，我们也选取一些重要的事件和互动片段，比如节日、会议、群里出现广告、冲突等作为重点观察和分析素材进行解读和阐释。

1. 糖尿病论坛"甜蜜家园"

"甜蜜家园"糖尿病论坛创建于2005年9月9日，成立至今已吸收超过17万的注册会员，发展成为中国最大的糖尿病人交流网站。论坛定位为"糖尿病患者的网上家园"，为非盈利、公益性网络交流平台。不仅提供糖尿病治疗专家咨询、糖尿病新闻资讯、最新研究进展信息、糖尿病饮食食谱、并发症预防与控制、胰岛素注射、口服降糖药方法、血糖监测方法与仪器选择等方面的专业知识，并且提供糖尿病患者及家属情感交流的平台、糖尿病人交友群等信息，缓解患者压力，使其认识新的朋友，相互支持及鼓励。

在论坛的管理方面，由站长及管理委员会负责。其中管理委

---

[1] Hybye, Mette, Terp, "Engaging the Social Texture of Internet Cancer Support Groups," *Journal of Contemporary Ethnography*, Vol. 45, No. 4(2016), pp. 451–473.

员会由论坛的管理员（站长）、版主及普通会员组成，人数在7人左右。普通用户可通过邮箱注册为论坛的会员，不收取任何费用。成为会员后即可发帖寻求糖尿病治疗方面的帮助与支持或参加感兴趣话题的会员讨论。除此之外可选择使用QQ账号或微信账号快速登录。所有论坛内容均可一键分享给QQ好友及好友群、微信、QQ空间、微博等。论坛建立之初，运营资金由站长提供，随着影响力的加大，现已能吸收部分赞助资金维持论坛运作。并且为了适应移动终端用户逐渐增多的趋势于2014年5月4日推出安卓系统的测试版，2015年2月12日在应用商店（App Store）中正式上线，巩固原有用户群并吸引新用户的加入。

论坛主要设置有5大版块：糖尿病专科、糖友服务区、糖尿病交流区、多彩生活及站务专区，但版块间区分较模糊。"甜蜜家园"论坛中主要设置有以下功能：1）讨论园区功能。会员们可以在此发布帖文并参与感兴趣话题的讨论。帖文内容不限，一般以纯文字的形式呈现。2）图片分享功能。会员可在论坛中分享与抗击糖尿病有关的图片或记录日常活动的照片。管理员会选择优秀照片放在首页滚动照片墙的位置。3）个人主页功能。与QQ空间等大众社交媒体的个人主页相似，"甜蜜家园"的会员们也可在论坛中建立自己的个人主页，布置属于自己风格的空间首页。在个人主页中记录自己的心情及日常，分为空间首页、动态、记录、日志、相册、主题、分享、留言板、个人资料9个小版块。对与自己有相同经历或感兴趣的会员可通过关注其个人主页页面进行进一步的了解及交流。并且可以通过加好友的方式实现长期的关注及互动。4）交友功能。论坛门户首页设置有"找朋友"功能，并设置了条件筛选的功能，比如性别、年龄等，会员们可根据自己的期望条件进行筛选，与条件相符的"糖友"

进一步结交为新朋友。同时，论坛可使用 QQ 账号或微信账号进行快捷登陆，增添的即时信息互动功能，进一步满足了会员们的交友需求。5）投票功能。投票这一功能在家园建设中应用较多，主要是请会员们献计献策，表达对论坛发展的看法。也可应用于征求大家对某一问题的看法或观点，如论坛中正在进行的"糖尿病人适合开车吗"的问题讨论。

2. 微信群"花样年华 1_ 浙大妇院"

浙江大学医学院附属妇产科医院（浙江省妇女保健院、浙江省妇女医院）是浙江省妇产科医疗、教学、科研及计划生育、妇女保健工作的指导中心，是在华东区乃至全国有较大影响力的三级甲等妇产科专科医院。2016 年 3 月，浙江大学医学院附属妇产科医院妇三科主任周坚红作为牵头人之一，设立了浙江大学关爱女性健康公益基金，成立花样年华健康科普讲师团，并在浙江省 11 个市先后成立工作站，建立了"省—市—县"点面结合的浙江省更年期保健网络和服务体系。

浙大妇院提供了全国第一个实现多维度网络化，并辐射至全国多地区的女性更年期健康的青年志愿服务项目。经过七期讲师培训，团队已有近 200 名热心公益事业的讲师。该团队收到包括学习强国平台、《人民日报》、《浙江日报》在内的媒体的广泛赞誉，获得"敬佑生命荣耀医者——科普影响力奖"。浙江大学医学院附属妇产科医院妇三科主任周坚红、浙江大学医学院附属妇产科医院主任医师马麟娟、浙江大学关爱女性健康公益基金"花样年华"讲师团讲师孔会娟等多名医护人员是群成员和管理员。

该微信群是医患联络平台。群公告称：1）该群是周坚红主任领衔的内分泌团队创建。2）主要是让更年期姐妹有一个互相沟通和交流的平台，传播正能量。分享更年期知识、治疗心得经验、养身保健经验和生活点滴。3）群里医务人员发布的就诊信息和疾病知识，请大家及时收藏。4）群里不预约挂号，不看病。5）群内都是医务人员利用业余休息时间，解答群友问题，答案仅供参考，不负法律责任。也没有权利与义务，必须要回答，一般看到，基本上都会解答你的疑问。6）在群里不准发布任何广告、销售、投票及涉及敏感话题等有违安定团结的信息！违反者请自动退群！请大家一起维护和珍惜群！（据 2019 年 8 月 19 日晚 23:00 发布）

三、在线支持群体的文化建构策略

通过对两个平台长期的虚拟民族志观察，以及对发言文本的解读，我们发现通过信息提供的支持包括了诊疗信息、疑问解答等。通过长期的互动，大家也形成了良好的互动关系，社区感在即时的互动中逐步形成和强化。专业性的宣传和专业的解答构建了其权威身份，对于不当行为的管控构建了医生本身的权力。

（一）多元支持信息形成支持文化保障了群体互助的可持续

首先，信息支持是发言和互动的主要信息类型。在"甜蜜家园"论坛中通过随机抽样选择了几个在讨论区提问的会员，通过对他们的活动记录及使用方式的追踪调查发现，他们有很强的寻求知识的愿望，所以活动范围仅仅限制在对"讨论区"功能的使用上，个人主页并没有任何更新信息，朋友圈也仅有个位数的朋友甚至根本没有可以互动的朋友。强烈的信息获取者尽可能将自己使用论坛中的"在线社交"功能的频率降到最低，但其使用

"讨论区"获取疾病信息的频率却相当高。

　　通过对样本数据的内容分析发现，在论坛中询问最多的是关于糖尿病治疗方面的信息，学习更多的关于个人健康护理等方面的知识，寻求医生专家或与自己有相同经历的"糖友"的意见与建议。如"上传自己的检测报告，希望得到专家的分析""二甲联合哪种药好？"……这与之前对 OSG 的使用动机的研究结果相符，但在增加"在线社交功能"后，论坛成员往往希望通过提出疑问寻求解答与帮助这种形式与专家和其他"糖友"形成互动，更详细、深入地了解相关信息。如用户"再见 XX"发布的求助帖："餐后血糖超过 10，二甲联合'来得时'治疗……问一下糖友们怎么控制餐后血糖？"在此求助帖发布后的 8 小时内有 169 人浏览、回复，给出参考建议。论坛专业医生"C 大夫"在其后回复询问详细情况："'来得时'多大剂量？"并就当时了解的信息给出通用建议"餐后高的话，首先分析饮食问题"。在药物选择方面给出"降低餐后血糖，阿卡波糖应该比二甲双胍要好些"的建议。医生询问病情的信息发出后，信息寻求者马上予以回复"十个单位，二甲一日三次一次 0.5"。随后医生继续询问身高、体重等相关信息，希望为求助者提供最符合自身状况的诊疗方案。"再见 XX"通过此方式与其他参与回答的会员进行互动，进一步获取自己希望得到的信息。同时，浏览帖子内容的会员在看到医生回复后也参与到与医生的讨论、取经中。

　　以抽取的样本中一篇主题为"检查结果，能帮忙分析一下吗"的帖文为例，发现这是一个有着强烈信息寻求动机的帖子，在"讨论区"中由会员"a33629XX"发起。该用户上传一份检查报告图片，并询问"检查结果，能分型吗？""怎么样了啊，吃药还是胰岛素？胰岛功能可以挽救吗？"语气较急切，有明显的获取信息的紧迫感。论坛"糖友"们在其后进行回复，回复内容大致可分为两种类型：一是鼓励安慰，如 12 楼回复"血糖值不高，糖前注意饮食等，放轻松"；二是较多的专业分析类的解答，在 30 条回复中占 90% 左右，如 8 楼回复"糖前，胰岛素分泌不足，分泌延迟"等。在楼主与大家的互动中也可以发现，其回复的所有帖文都是专业类解答后的进一步讨论，如楼主在 8 楼回复后进一步询问"是 1 型还是 2 型啊""可医生说我胰岛功能很差，胰岛功能会不会衰竭得很快？"……类似的互动在其他专业解答后均有出现，而在本身就占少数的鼓励帖后楼主却并未回复表示感谢。进一步追踪楼主的个人主页发现，楼主因体检报告中血糖异常而加入论坛，随后发布的帖文均是"发布检查结果寻求专业分析"类的。该用户只使用了"讨论区"一项功能，个人主页中也无进行互动的好友。由此可见楼主发帖具有明确的获取信息的目的性，不愿与论坛会员产生过多的互动，因此选择"讨论区"功能寻求帮助。

在"花样年华"微信群同样有大量的患者将自己的诊断报告上传到群内，并直接 @ 个别医生，邀请她们对自己的报告进行解读。而且门诊的开放时间、医生的坐诊时间等都会被患者提问，并得到满意的回复。

此外，情感支持于平台之中是一种弥散传播。通过追踪"甜蜜家园"论坛活跃者"XX 雪"的发帖及回复记录，发现其每天均有 10 条左右的参与记录，主要形式为提供建议或给予鼓励，提供情感支持。如回答"幸福 XX"关于"同一滴血，两次测量结果不同"的问题"不用担心，小误差可以忽略"；为家有糖尿病孩子的父亲加油，提供安慰；为"275421XX"患者提供自己的控糖方案；当论坛中起争执时进行调解……除了参与讨论外，也时常发布自己的生活日常、控糖成果，以此来勉励及鼓励更多的患者。其发布的帖子内容多为情感分享类，以积极勉励为主，少有寻求信息支持类的内容，反而更像是帮助的给予者角色。他们活跃在论坛的主要动机转变为单纯的参与，为他人提供帮助，从而寻求自己的价值，获得情感的支持。通过观察论坛中的活跃者群体及每天的发帖量发现，论坛中半数以上的帖文都有这些活跃者参与，这些人构成了论坛中的主要因素。因此，这部分活跃者的使用意愿及动机不容忽视。通过对他们的调查研究发现，他们大部分是长期的糖尿病患者，"久病成医"应对糖尿病经验十分丰富，并且心理十分强大，也经常充当其他患者的心理医生的角色。他们已经脱离了刚开始加入论坛希望获得疾病信息及情感支持等的阶段，仍继续使用论坛的主要动机是"为其他用户提供支持"。根据"社会支持"相关的理论基础，分析他们的动机行为发现，他们在帮助论坛中其他患者的同时获得了存在感与归属感，帮助他人可以变为一种强大的力量，减轻疾病带来的痛苦，并给人提供了一种"可以变为更好的人"的感觉。

　　信息支持和情感支持是密切相关的。一位之前得过妊娠糖尿病的妈妈在生产 1 年后被检测出餐后两小时血糖略高，咨询医生得到了两种不同的说法，由于之前有过肾病史，检测结果使她十分紧张。于是她将检测报告上传希望得到专家医生及有经验的"糖友"的帮助。在发帖后的 3 个小时内收到了 16 条回复，有人从专业的角度分析了检测报告，给出诊疗意见及生活中的注意事项；有人从感情安抚的角度出发，甚至列举一些糖尿病患者的例子，安慰发帖者不必慌张，勇敢面对。发帖者也在回复后与大家进行下一步的互动。从回复的内容看，发帖者得到了权威的解释并受到了大家的鼓励，心态越来越放松，与医生及"糖友"们讨论，积极制定预防糖尿病的计划。这是一个使用论坛中"讨论园区"功能同时收到信息及情感两方面支持的典型例子。

（二）共同身份、相互支持和长期共在构建了群成员社区感

有一个像推特这样的系统可以让人们聚在一起交流信息，这并不一定会让人们觉得自己属于一个社区。为此，他们需要一种社区意识。[1]根据麦克米伦（McMillan）和查文斯（Chavis）的研究，社区成员如果觉得自己属于社区（成员），就会有一种社区感；他们可以改变社区（影响）；他们提供支持，并得到其他成员的支持（整合和满足需求）；他们共享历史，住共同的地方，共享时光，具有相似的经历（共同的情感联系）。[2]依照这种分析框架来阐释社区感更能让我们看清在线支持社群何以构建出长期的关系纽带。

首先，从共同的社区成员身份看。在线支持群体所构建的社群首先是相同疾病患者共在的平台，相同的患病经历是他们最显著的"共同身份"。由于"沉默的螺旋"现象的存在，对可能受到排挤及不公平待遇的担心，许多患者在现实生活中隐瞒自己"糖尿病患者"的身份。论坛中一位甚至在长达7年的住校生活中一直隐瞒了自己"糖尿病患者"的身份。而论坛为大家提供了一个很好的结交新朋友的平台，在这里大家有着相类似的患病经历，营造出一种"患有糖尿病是一种常态"的氛围，更容易使人敞开心扉、结交友伴，并通过线下活动加深这种友伴关系。

---

[1]　Gruzd A, Wellman B, Takhteyev Y, "Imagining Twitter as an Imagined Community," *American Behavioral Scientist*, Vol. 55, No. 10(2011), pp. 1294–1318.

[2]　Mcmillan D.W, Chavis D.M, "Sense of community: A definition and theory," *Journal of Community Psychology*, Vol. 14, No. 1(1986), pp. 6–23.

　　"甜蜜家园"中的"在线社交"功能为他们寻求更多的相同身份提供了可能。不同于其他大众社交媒介的主要动机是维持线下的朋友关系，大家希望到论坛中认识更多有着相同经历的人。主题为"都来说说自己是哪的人，也许能找到老乡"的帖子已有16276人次的浏览，会员们留下自己的家乡或现居地地址，通过现实的区域联系相识并进一步了解，结交友伴。如患者"微XX"回复寻找老乡的帖子后，发布自己的坐标"武汉"马上有同为武汉老乡的患者回复，交换地址坐标，交流当地的糖尿病相关政策信息等，建立武汉地区的患者交流群，加深联系建立新的友谊。论坛中的相亲交友专区为患者们提供相亲交友的平台。以主题为"90年女糖友征婚"的帖子为例，该帖自2015年11月发布，至今仍有患者的关注、回复，由于主题明确，回复该帖的会员大致分为两类：一类表示祝福，予以鼓励与支持；另一类则明确表达了交友的意愿，并主动留下联系方式希望加深了解。由于现实生活中对糖尿病患者的歧视及误解仍然存在，因为患病而感到自卑不愿主动交友甚至导致分手的现象仍旧存在，到患者论坛中寻找同病相怜的病友结合的人越来越多。通过对交友意向相关主题的帖子统计，相亲交友、寻找同区域老乡糖友所占比例最高，均占30%左右，其余为寻找爱好相同者及相同经历糖友的分享鼓励等。

　　其次，从对社群和社群成员的影响看。在社群中，只要有成员提出问题，即便成员@了医生或者其他人，知道这一信息或者知识的其他成员也会积极回应。2021年1月27日，昵称为"雪莲"的网友@阿孔（群管理员之一，医生）咨询在省妇保配药是否可以一次配两个月的用量。在阿孔没有回答前，昵称山风很快回复道："自从疫情开始一次可以配两个月的量。"后雪莲又追问，两人展开互动四个话轮。在线支持社区中这种互动在不断强化大家的关系，并推动互帮互助的氛围，维系大家的社区感。在论坛上，有强烈的社会互动愿望的会员则会更多地使用"照片分享""个人主页"及"交友"的功能。论坛中每天会根据会员参与讨论的频率、更新个人信息的频率、发帖数等来统计评选当日的"今日之星"。通过一个周期的持续观察发现，"董XX""飘XX"等几位会员一直榜上有名，而继续追踪他们参与的回帖发现，其回复方式诙谐幽默，以鼓励性的情感支持为主。他们个人主页信息也较为丰富，且互动的朋友很多，每人均有近万人访问过其空间主页，固定持续联系的朋友有近百人。他们有着很强的遇见新朋友的动机，通过帮助他人、展示个人主页、加好友积极维持关系等功能及方式来满足自己的使用需求。

以会员"董XX"为例，该会员于2013年2月注册会员号，至数据采集前累计在线时间为2511小时，每天均有5条左右与论坛其他会员互动的记录，虽近60岁年纪较长，从其在论坛中的言语中也发现该会员对电脑操作并非很熟悉，但其个人主页内容仍较丰富，有保持联系及互动的好友，且好友数量在研究期间仍在不断增多。关注其发帖的内容，目前鲜有寻求专业知识帮助类的，较多的是在个人主页自己生活状态的分享，并积极尝试使用照片分享功能在论坛记录自己的点滴生活。如在主题为"我的双胞胎孙女"的心情分享帖文中，"董XX"积极回应会员们要求其发布孙女照片的要求，并主动学习发布照片的步骤，主动与大家互动。从大家的回复内容看，有近50%的回复者与之互动的语气较为熟稔。在"董XX"发布的其他帖文或参与的讨论中也能看到他们互动的情形，可以发现这些用户已经与"董XX"形成了固定的朋友关系，会定期进行交流并互相关注空间动态，相互留言鼓励。以"董 XX"为代表的有着较强社会互动愿望的会员，其空间使用率及更新速度明显高于一般的信息获取者。

第三，从整合及需求满足看。在群中的每一个人，都会伴随着对于他人的支持以及获得他人的支持，这是一个互利的社群。当人们相信某些功能能满足自己的信息获取、社交或情感支持的需求时，人们会加大对这一功能的使用频率。如会员"a33629XX"在论坛"讨论区"发布求助帖后基本都能通过其他会员回复及讨论得到满意的答案，于是在"获取信息"动机的推动下，重复使用"讨论区"功能，由于"获取信息"的动机一直未变，所以这也是"a33629XX"在论坛中唯一使用的功能。而"董XX"在个人主页的分享及互动中加深与病友的联系，在提供帮助中结交新朋友，获得社会互动的满足感，于是成为论坛的活跃用户，继续并强化原有的使用习惯，这从其个人主页更新频率中可以得到证实。通过对会员们使用不同功能的目的及最终结果的反馈和内容分析相结合的方式，发现一个较有意思的现象：当用户使用"讨论园区"功能时，可以得到信息支持、情感支持及尊重的支持；而当使用"个人主页"与"交友"功能时，会得到更多的友伴支持与情感支持。"图片分享功能"会得到相应的情感支持。

最后，从共享的情感联结看。论坛和微信群的成员在论坛和群中体验着大家的共在，这里成为一个大家互动的平台。作为大家共享的空间，大家分担对于疾病的负面影响，分享各自的快乐，相互帮助，相互扶持。时间的度过构建了共同的历史，也在开创共享的未来。一些重要的节点构建了他们的共享时光。在"花样年华"微信群中，2019 年 8 月 19 日是"中国医师节"，群里成员不断在向医生祝福。从 8 月 19 日上午 8 点开始一直持续到 8 月 21 日上午 9 点，有 30 多条。这种重要的时间节点，成为构建社区感的重要仪式。在"甜蜜家园"论坛上，分设了不同的使用功能，在线社交功能的使用，如"个人主页"和"交友"功能等，会使用户更强烈地感受到情感上的支持及友伴支持。通过空间的互相关注及互加好友，可以形成一种较紧密的关系网，可以了解对方的近期状态。通过对个人主页回复的文本分析及追踪发现，个人主页中的留言会使用户感觉更亲切更有力，如已形成空间互动关系的朋友在节日时会相互问候等。然而在线社交功能强调的是结交朋友或保持联系，侧重提供情感支持，在抽取的样本中，无论是以"寻求信息"为主要动机的会员还是以"结交朋友""提供帮助"为主要动机的会员，在其个人主页中均较难看到有关专业信息交流的内容，多以鼓励、问候内容为主。在线社交功能的使用会使用户感到较强的情感的支持及友伴的联结。

（三）专业知识和规制建构权力等级实现了社群有序运转

在论坛中，不同的成员本身带有一定的标签，比如有的成员标记为"签到 1819 天、连续签到 188 天、[LV.Master] 传奇人物"、有的成员标记为"签到天数 77 天、连续签到 1 天、[LV.6]家园支柱"，或者标记为"该用户从未签到"。通过这种方式，其权威性和等级已经标识清楚，对于那些级别高的用户，其身份和信息的权威性、可信度、权力等级会更高。在微信群中，这种等级性的建构相对复杂。从微信群中成员的互动可以看出，医生往往作为全能视角下的问题解决者形象出场，问题解决之后往往伴随着其他患者的感谢，医生的职业活动，比如坐诊预约、讲座等会在群中受到大家的回应，而从来不会冷场。这些都说明即便医生群体没有刻意建构自己的权力，但是在整个互动过程中，患者群体默认了线下医患交往中的权力等级，并在长期的互动过程中确认、强化了这种等级层次。

医生在解答问题时候的专业性和不容置疑性，形成了互动的权力架构，在整个互动空间中医生作为知识权威而存在。同时，对于诸多患者需要的信息的控制和过滤，也体现了医生群体作为信息权威的一面。比如，对于就诊时间、医生坐诊排班情况、医院的工作流程等，医生所接触到的此类信息要优于群中的患者群体。在"花样年华"群中，有一次一个药剂师提出"是不是把药房的值班情况公布一下"。也就是说，对于此类信息是不是要公布是一种信息控制的选择行为，当然可能是有意，也可能是无意。但是，对于患者而言，同样形成了信息不对称，这种偏差也构建了医生的权威。

权威及其代表的等级感以及由此可能带来的距离感，当与微信群这种在线支持群体共在空间的氛围和气质不符时，会破坏掉群体的社区感。为了消解和对冲这种距离感，医生在群里面会经常发一些问候的话、生活感悟、健康常识等消融知识垄断和信息垄断带来的距离感。医生群体作为群里面的管理者、维护者、服务者身份在不停地进行转换，从而保持群的和谐稳定。管理者身份表现为对于发广告者的管理和控制。维护者身份表现为不断的每日问候、节日问候、生活感悟、生活激励等，维系大家的共在感。服务者的身份体现为对于咨询的专业回答，同时，也基于相应信息的专业解读。此外，医生群体的信息支持和情感支持相互交替，能够让医生群体在不同角色中进行转换。维护微信群作为正式医患互动场所的非正式的补充，这有别于医院情境。这种区别，让在线的支持群体更像是患者共在的家园。

除了通过专业知识构建权威和等级感，作为管理者对群互动行为中的偏差行为进行规制也是体现和构建权威的方式。在2019年8月17日22点17分，有群成员发布推介性内容，请群内为一篇帖文点赞。二十多分钟后再次补充，邀请在留言中点赞。6分钟后管理员之一@本人并提醒她"群里不允许发这个"，之后发言人道歉并表示"不好意思，打扰大家！我已删了"，紧接着管理员以较为严肃的文本表示"你只能在两分钟之内撤回。你删了大家还是能看到的，只是你自己没看见"，并同时在群内发布"群公告"，声明群的宗旨以及不准发布广告的管理规定。这种对于群成员偏离行为的规制也强化了医患之间的权威等级。

四、在线支持群体支持效果提升路径

在线支持群体的出现和发展代表着患者的信息需求、工具需求、情感需求等在现实社会支持群体不被满足的尴尬境遇。同时，也代表着技术发展对于原有医疗生态的变革。作为现实中患者支持的有益补充，其积极意义已经被理论和经验验证。社交媒体的蓬勃发展，网民人数的不断攀升肯定会带来更多的社群出现和互动强度的提升。如何进一步发展好、利用好在线社会支持群体，研究结果给了我们诸多启发。

（一）管理者应聚焦于提升患者的整体健康知识和情感支持感知水平

我们在研究中发现患者在虚拟的空间中同样可以获得信息支持、情感支持等需求上的满足。大量的在线支持社群的存在将在整体上提升病患的健康知识水平和情感支持感知水平，提升病

患的健康自我效能，更好地进行自我健康管理。尤其对于那些医疗资源不足的地方，参与到微信群和论坛中可以接触到优秀的医生和良好的医疗资源，弥补现实医疗资源严重不平衡的现状，加快推进全民范围内的以人民为中心的"健康中国"战略。

从其他的研究中也发现，与医生的关系能影响患者从其他患者那里寻求信息和情感支持的方式，同时也能够影响在线支持群体的使用方式。[1]一个对于在线群体使用者的调查发现，有十分之七的人会在看医生后上网。尤其是那些感到医生提供信息较少、诊疗质量不佳或者信息不准确的患者更会在看医生之后重度依赖网络。[2]当医生被认为使用缺乏以患者为中心的沟通方式时，患者很可能会参与各种在线健康活动。[3]当患者对来自医生的信息质量和数量不满意时，将会上网确认诊断并阅读其他患者的经历。[4]当患者对医疗照顾和服务的质量不满意时，更愿意选择网络作为信息来源。[5]这些研究说明，医患关系、就医

［1］　Ommen O et al., "Trust, social support and patient type-associations between patients perceived trust, supportive communication and patients preferences inregard to paternalism, clarificationand participation of severely injured patients," *Patient Education & Counseling*, Vol. 73, No. 2(2008), pp. 196–204.

［2］　Bell R.A, Hu X, Orrange S.E, et al., "Lingering questions and doubts: Online information-seeking of support forum members following their medical visits," *Patient Education & Counseling*, Vol. 85, No. 3(2011), pp. 525–528.

［3］　Hou J, Shim M, "The Role of Provider-Patient Communication and Trust in Online Sources in Internet Use for Health-Related Activities," *Journal of Health Communication*, Vol. 15, No. sup3(2010), pp. 186–199.

［4］　Alghamdi K.M, Moussa N.A, "Internet use by the public to search for health-related information," *International Journal of Medical Informatics*, Vol. 81, No. 6(2012), pp. 363–373.

［5］　Tustinsupa N, "The Role of Patient Satisfaction in Online Health Information Seeking," *Journal of Health Communication*, Vol. 15, No. 1(2010), pp. 3–17.

体验、沟通方式、诊疗质量、诊疗满意度等都会影响到患者选择在线支持的行为。因此，在构建在线社群的同时，也应该从线下入手，在医疗机构和医生中优化医患关系，提高诊疗质量，提升患者满意度。

此外，研究也发现，前人的情感支持有助于患者的生活质量提升和忧郁缓解，但提供的信息支持却不明显。因为相似患者提供信息支持的效果还不明显，医生在在线支持群体中应该发挥更大的作用。[1]这也意味着，在此类站点中应该鼓励更多的同类患者参与提供情感支持，同时，也应该鼓励医生和专业人士加入，提高信息支持水平。

（二）管理者应该做好群内言语互动以营造良好的群内关系

在"甜蜜家园"论坛我们发现，由于论坛的特殊性，论坛成员中糖尿病患者占据较大比例，自身疾病的压力使得部分患者较敏感，言辞过激等现象相较普通论坛更普遍。因此需要管理员加强对论坛中言辞的控制，及时予以疏导，传递论坛积极向上、与疾病抗争的正面情绪，使患者们感受到被支持、受尊重的力量。但由于论坛的"公益性"，为糖尿病患者自发创办，虽不断完善发展，但管理方面仍存在许多不足。论坛管理员大多是在会员中选拔，时间精力的限制使得他们不能对论坛中的帖文进行细致的把控。以收集到的样本数据为例，其中存在言辞不当的主题占 10% 左右，且较严重的会引来大量会员关注，最终

---

[1] Moon T.J, Chih M.Y, Shah D.V, et al., "Breast Cancer Survivors' Contribution to Psychosocial Adjustment of Newly Diagnosed Breast Cancer Patients in a Computer-Mediated Social Support Group," *Journalism & Mass Communication Quarterly*, Vol. 94, No. 2(2017), pp. 486–514.

变为当日的热门帖，对论坛产生一定的负面影响。如新入会员"NcienXX"在咨询讨论区发布的主题为"恐惧无助，能不能帮帮我"的帖文中写到因为怀疑自己得了糖尿病而产生的种种担忧及恐惧，希望得到专业的指导建议。但会员"仲XX"的回复"呵呵，滚"带有明显的情绪色彩，使得原本就精神压力较大的求助者对论坛产生抵触心理，之后也未在论坛中有过发言。言辞过激现象在"甜蜜家园"论坛中较为常见，特别是2015、2016年较显著，也使得许多老会员对论坛的气氛产生怀疑，如"XX雪"发表感慨"最近论坛的气氛好紧张"等等。长此以往，不仅无法吸引新会员加入，甚至会使多年的老会员、论坛中的活跃力量流失。

　　个别微信群中有医生出现收费咨询行为，改变了互助的本质，也伤害了微信群这种支持社群的接受度，不利于患者的整体福祉。对于医生收费咨询，市民的观点"公立医院的医生其实也算是吃公家饭的"自然是"不能私下收费"，医院医护人员认为"公立医院医生提供互联网医疗咨询是新生事物，鼓励发展，但还没有具体框架，但医生私下微信收咨询费的这种情况，是需要禁止的"。[1]这些看法都说明了，社会上医生和民众对于医患微信群的期许。因此，良好的管理和开放的运营才是符合社会需求的最好发展方式。

　　此外，研究也发现，充分激活群内互动有利于群成员获得社会支持。论坛中会员的活跃程度也显著影响着用户所能感知到

---

　　[1]　吴祖坚：《附二医医生开"微信门诊"收咨询费被叫停！网友看法不一……》，《温州都市报》2019年1月29日，参见 https://baijiahao.baidu.com/s?id=16239488 43896307174。

的社会支持的程度。活跃度越高，越接近论坛的中心位置，所能感知到的社会支持的程度越大。以普通会员"linXX"和活跃会员"XX雪"为例，"linXX"是典型的以"获取信息"为主要动机的会员，发布的帖文均为在"讨论区"的求助帖，除此之外基本没有与其他会员的互动。他发布的一篇主题为"糖尿病肾病二期能治好吗"的帖文，仅有71人浏览，得到1条回复；而同样时间内"XX雪"发布的一篇"午饭后血糖又发飙了"的求助分享类帖文则收获了486次查看，38条回复。由此可见活跃度不同的用户所能感知到的社会支持差异明显。即使是以"获取信息"为主要动机的用户，因其活跃度不高，所能得到的帮助也是有限的。这个事实充分说明，长期的、活跃的互动对于社区感的形成和稳定有很好的帮助。真正的社区感是彼此存在的感知、有具体的互动差别的感知、有相互帮助的意愿等。

（三）管理者应平衡好权威等级和平等以构建长久网络共在

我们在研究中考察了不同的平台构建权威等级的方式。在论坛中，用户的标签标记行为实际上构建了一种社交化的装置，这些装置能够提高用户的参与动机，同时也会激励身边的人提升自己的互动频度，或者帮助他人的意愿。但是区分等级和等级的不同也会带来等级高者对于新进入者的不屑和不尊重，前面提到的例子说明了这种可能。因此，作为管理者需要考虑这种不良因素，不能一味追求等级的区分来带动论坛流量。

微信群中医生身份权威的构建是必要的，因为权威可以引导患者对于诊疗方案的遵从，以及对于专业知识的尊重和敬畏。但是，作为互助的微信群，树立明显的等级距离会伤害到社群本身社区感的构建和家园感的体验。通过小知识的分享、及时准确的指导、日常的关心问候、平等的姿态和温和言语可以维护微信群和睦关爱的氛围，构建长久可持续的社会支持。

本章小结与下章提要

本章考察的在线支持群体具有广泛的社会普及率和好感度。在电影《爱情与灵药》中，男朋友的爱和支持并未让主人公走出疾病的阴影，而偶然遇到的帕金森症患者群体的一次聚会和分享让主人公彻底找回生活的自信。这一桥段正是社会支持群体对病人产生知识、信念和情感支持的生动诠释。在网络出现之后，构建网络社群更加便利，不管是各种论坛还是专门的网站、贴吧、频道、微信群，都已经或正在成为支持群体的线上活动平台。伴随"健康中国"战略的稳步推进，这些医疗"硬件"之外的"软件"会越来越受到重视，也必将在现实的患者生活中产生越来越大的作用。

在考察了社交媒体使用给患者个体带来工具性和精神性收益之后，下一章将考察患者在不当使用社交媒体过程中带来的身体和心理上的不良影响。"健康中国"战略的最终目标是保障民众的健康权益，提高社会的健康水平，因此，在充分利用社交媒体的同时，也要防范被其"反噬"。

第九章　社交媒体传播对健康的
负面影响及其应对

　　大量的研究和实践已经证明社交媒体传播对个人和社会整体健康水平提高所产生的积极影响。正如我们前面的研究所示，在诸多层面，社交媒体传播正在且将会带来更多的健康福利。但是，社交媒体传播同样具有两面性。过度的社交媒体使用会对个体，尤其是青少年的生理和心理带来双重伤害。本章主要考察社交媒体对民众和社会健康产生的不良影响，并分析如何在社交媒体使用中发挥其正向作用，规避、抑制其负效应。

　　为了考察社交媒体传播对于个体健康的危害以及对于如何抵抗传播负效应带来的伤害，本章研究访谈了40名大学生，被访谈对象通过邮件方式直接反馈给研究者，避免了相互之间的群体压力和相互影响。研究收集他们对于社交媒体传播或者社交媒体使用与身心健康及应对的看法，以此作为分析研究的素材。对于这些学生，相对充分的书面交流提供了丰富、深入的信息和叙述。同时，充足的时间也让他们可以进行较为系统的思考，从而表达出自己的思想、情感和经验。此次访谈属于半结构性的访谈，这种半结构性表现为两点，一是学生通过观看《智能陷阱：监控资本主义》纪录片，对社交媒体的影响有所认知；二是给定

276

了三个讲述体验和观点的问题，即对于健康负面作用的表现、对于健康的危害、如何对抗这些健康危害（见附录 3）。此外，采用这种访谈方式，也可以从用户的个人体验中发现其关注的细微之处，这些细节比问卷调查更能够使我们看到未来需要采用的应对举措和回避之策。

一、社交媒体对健康产生负面影响的研究回顾

社交媒体传播的勃兴发展推动研究者不断探索其对健康的正反双向影响。在反向影响层面，许多研究继承了对于传统媒体和网络传播负面效果的研究逻辑，通过调查、个案、焦点访谈小组等路径考察对于身体、心理的负面影响。也有研究聚焦于对个体身心之外的工作和人际关系带来的负效应。此外，2020 年初以来的新冠肺炎疫情，带来了社交媒体信息传播量和需求量的激增，其引发的"信息疫情"也备受关注。

（一）社交媒体传播对身体层面的影响

作为一种信息传播平台或者工具，使用社交媒体或者参与社交媒体的传播对于身体层面的影响不会像物质伤害那样直接和直观。

社交媒体上讨论处方药滥用的推特用户会处在相同的关系圈子中。他们的相关讨论会强化负面行为和不良的社会规范，且更高的社交参与度与更高的滥用有关。[1]研究结果显示，在网

---

[1] Hanson C.L, Cannon B, Burton S, et al., "An Exploration of Social Circles and Prescription Drug Abuse Through Twitter," *Journal of Medical Internet Research*, Vol. 15, No. 9(2013), pp. e189.

上社交的青少年使用烟草的可能性会高出五倍，饮酒的可能性高出三倍，吸食大麻的可能性高出两倍。[1]

与对于传统媒体中不良行为传播的多重控制相比，社交媒体中的内容审查往往使用较为宽松的管控标准。这导致了社交媒体上不良行为的广泛传播。油管并不限制年轻人创作或观看"电子烟"的视频。油管的社交网络能力可能为同龄人对青少年电子烟使用的影响提供一个新的论坛，潜在地增加了他们使用的风险。[2]相同的研究也发现，油管上的电子烟视频突出了电子烟的经济和社会效益，具有低水平的恐惧力量和负面信息，以及高水平的电子烟产品营销信息。它们还传达了一些被美国食品和药物管理局禁止的健康声明。虽然积累关于电子烟可能对人体健康影响的确凿证据至关重要，但烟草控制专家应该了解人们在互联网和社交媒体上可能遇到的关于电子烟的各种信息和有说服力的信息。因此，他们应该监测营销人员提供的潜在误导信息。特别是对于公共卫生和相对较新的产品，社交媒体可能作为传播错误信息和混乱的平台发挥适得其反的作用。为了避免这些问题，应制定更适当的准则，以监测社交媒体向公众提供的产品信息和说服信息。[3]

————————

［1］ Califano J.A, You've got drugs!: prescription drug pushers on the internet. New York, NY: National Center on Addiction and Substance Abuse, Columbia University, 2004.

［2］ Seidenberg A.B, Rodgers E.J, Rees V.W, et al., "Youth Access, Creation, and Content of Smokeless Tobacco ("Dip") Videos in Social Media," *Journal of Adolescent Health*, Vol. 50, No. 4(2012), pp. 334–338.

［3］ Paek H.J, Kim S, Hove T, et al., "Reduced harm or another gateway to smoking? source, message, and information characteristics of E-cigarette videos on YouTube," *J Health Communication*, Vol. 19, No. 5(2014), pp. 545–560.

其他的研究发现，关于个人大麻使用的推特推文增加时，对大麻的积极看法也会增加。推特上的青少年和其他人都暴露在大麻正常使用的积极讨论中，且推特越来越多地被用来披露大麻的使用情况。推特上记录的大麻使用就代表了一个强大的暴露源，使吸食行为正常化。[1]

不良行为的模仿如果还可以通过介入干预的话，那么对于自杀的影响是致命的，因为没有可能的机会来挽回逝去的生命。越来越多的证据表明，互联网和社交媒体可以影响自杀相关行为。[2]在美国奈菲公司 2020 年 8 月出品的纪录片《智能陷阱：监视资本主义》中同样有所描述。

（二）社交媒体传播对心理层面的影响

虽然脸书可能会提供各种好处，但也会表现出一个阴暗面，并可能会对用户造成有害的后果。比如，花在社交媒体上的时间越多，他们的生活质量就越低。[3]相似结论在其他研究中得到了确证，脸书互动与自尊、认知超载和痛苦感有关[4]；随着时

---

［1］ Thompson L, Rivara F.P, Whitehill J.M, "Prevalence of Marijuana-Related Traffic on Twitter, 2012–2013: A Content Analysis," *Cyberpsychol Behav Soc Netw*, Vol. 18, No. 6(2015), pp. 311–319.

［2］ Luxton, David D. and June, Jennifer D. and Fairall, Jonathan M, "Social Media and Suicide: A Public Health Perspective," *American Journal of Public Health*, Vol. 102, No. S2(2012), pp. S195–S200.

［3］ Bevan J.L, Gomez R, Sparks L, "Disclosures about important life events on Facebook: Relationships with stress and quality of life," *Computers in Human Behavior*, Vol. 39, No. oct(2014), pp. 246–253.

［4］ Chen W, Lee K.H, "Sharing, Liking, Commenting, and Distressed? The Pathway Between Facebook Interaction and Psychological Distress," *Cyberpsychology Behavior & Social Networking*, Vol. 16, No. 10(2013), pp. 728–734.

间的推移，更高的脸书使用水平与幸福感的显著下降有关。[1]
最糟糕的情况是，脸书被用作网络欺凌、跟踪和网络骚扰的渠
道。[2]伴随脸书的走红，其带来的心理问题越来越受到重视。
研究者通过对于成年脸书用户的焦点小组进行整合分析，发现了
与社交网站及其传播便利（例如连通性、可见性、可访问性、持
久性和社会反馈）相关的个人负面心理，五种类型的不良影响包
括管理不适当或烦人的内容、被拴住、缺乏隐私和控制、社会比
较和嫉妒以及关系紧张和冲突。[3]相关的问题也受到国内学者
的关注，对于女性的研究发现，暴露在社交媒体信息中的女性会
将接触的信息内化，与其已有的观念结合，变成自己认可的标准
来评价自己，从而导致负面身体意象。内化程度越高，对于自身
整体、相貌等负面评价就越高。各个年龄段的社交媒体女性用户
都存在对自身的负面评价，单身女性的负面身体意象水平更高，
女性的身体意象障碍倾向普遍存在。[4]

　　与使用者生活质量的下降不同，另一个重要的心理问题是沉
迷和上瘾。不管是社交媒体使用的娱乐动机、信息动机还是社交
动机都会导致错失恐惧和沉迷。[5]社交媒体成瘾与心理健康问

---

　　[1]　Kross E, Verduyn P, Demiralp E, et al., "Facebook Use Predicts Declines in
Subjective Well-Being in Young Adults," *PLoS ONE*, Vol. 8, No. 8(2013), p. e69841.

　　[2]　Grace Chi En Kwan and Marko M. Skoric, "Facebook bullying: An extension of
battles in school," *Computers in Human Behavior*, Vol. 29, No. 1(2013), pp. 16–25.

　　[3]　Jesse Fox and Jennifer J. Moreland, "The dark side of social networking sites:
An exploration of the relational and psychological stressors associated with Facebook
use and affordances," *Computers in Human Behavior*, Vol. 45(2015), pp. 168–176.

　　[4]　宋素红、朱雅琪：《社交媒体使用与女性负面身体意象的关系研究》，《当代传
播》2019 年第 6 期。

　　[5]　叶凤云、徐孝娟：《青少年移动社交媒体使用动机与沉迷：错失焦虑的中介作
用》，《情报理论与实践》2020 年第 10 期。

题有关，如焦虑、抑郁和压力。[1]过度使用社交媒体也可能会促进负面结果，如上瘾、分心、积极情绪减少、低表现欲和健康状况不佳等。[2]社交媒体成瘾对个人的健康而言，减少了增进工作成效、增强健康的积极情绪，对个人工作而言，社交媒体成瘾会导致任务分散，从而抑制绩效。[3]有研究对比了社交媒体的习惯性使用和成瘾性使用，发现因为聚焦于沉浸感受和关注社会接受的独特前提，成瘾会促使个人提高与个体目标不一致的社交媒体使用。[4]社交媒体成瘾可能被认为是网瘾的一种亚型，它包括对社交媒体的沉迷、退缩、过度投入、情绪控制和失败控制使用。[5]大学生过度使用智能手机和社交媒体网络可能会上瘾，并对睡眠质量产生负面影响[6]，增加对社交网站的依赖会导致睡

[1]　Meena P.S, Soni R, Jain M, et al., "Social networking sites addiction and associated psychological problems among young adults: a study from North India," *Diabetes & Metabolism*, Vol. 6, No. 1(2015), pp. 14–16.

[2]　Bevan J.L, Gomez R, Sparks L, "Disclosures about important life events on Facebook: Relationships with stress and quality of life," *Computers in Human Behavior*, Vol. 39, No.oct(2014), pp. 246–253.

[3]　Moqbel M, Kock N, "Unveiling the dark side of social networking sites: Personal and work-related consequences of social networking site addiction," *Information & Management*, Vol. 55, No. 1(2017), pp. 109–119.

[4]　Seo D.B, Ray S, "Habit and addiction in the use of social networking sites: Their nature, antecedents, and consequences," *Computers in Human Behavior*, Vol. 99, No. oct(2019), pp. 109–125.

[5]　Ryan T, Reece J, Chester A, et al., "Who gets hooked on Facebook? An exploratory typology of problematic Facebook users," *Cyberpsychology: Journal of Psychosocial Research on Cyberspace*. Vol. 10, No. 3(2016), article 4.

[6]　Gundogmus I, Tasdelen Kul A, et al., "Investigation of the relationship between social network usage and sleep quality among university students," *Anadolu Psikiyatri Dergisi-Anatolian Journal of Psychiatry*, Vol. 21, No. 2(2020), pp. 141–148.

眠质量的下降。[1]

社交媒体对于个体的身心伤害，也会波及他们的工作环境。比如，员工很容易被欺骗，其中语境中的元素为攻击者提供心理触发因素。[2]在更为广阔的环境中，社交媒体传播还会影响在社会层面对于健康介入效果的消解。因此，基于内容的社交平台上的公共卫生干预必须意识到社交网络动态可能会破坏其干预的效果。[3]

（三）公共卫生事件中的信息流行病

2020年初，新冠肺炎疫情自出现以来，迅速传播，引发"全球大流行"。在新冠肺炎疫情严重侵害世界各国人民生命健康的同时，另一种疾病也逐渐被人们所关注，那就是"信息流行病"（infodemics）。所谓的"信息流行病"尤其是指在社交媒体平台上，由于信息过载，真假难辨，人们很难在第一时间获取可靠的信息来源与指导而造成的恐慌。[4]在信息流行病中，污名化现象、虚假性信息等在社交媒体的作用下像"病毒"一样迅速传播，民众的恐慌情绪被进一步放大，也严重阻碍了疫情防控工作。

---

［1］ Xanidis N, Brignell C.M, "The association between the use of social network sites, sleep quality and cognitive function during the day," *Computers in Human Behavior*, Vol. 55, No. FEB(2016), pp. 121–126.

［2］ Mario Silic and Andrea Back, "The dark side of social networking sites: Understanding phishing risks," *Computers in Human Behavior*, Vol. 60(2016), pp. 35–43.

［3］ Elad Yom-Tov et al., "Pro-Anorexia and Pro-Recovery Photo Sharing: A Tale of Two Warring Tribes," *Journal of Medical Internet Research*, Vol. 14, No. 6(2012), pp. 1–16.

［4］ World Health Organization. Call for Action: Managing the Infodemic. https://www.who.int/news/item/11-12-2020-call-for-action-managing-the-infodemic.

信息流行病表现之一是"污名化"。在国内，一些社交媒体贴文和评论中对于愈后患者以及疫情地民众的标签、歧视、不接纳都是信息流行病表现形式。疾病的污名化现象早已有之，这并非"信息疫情"的独有症状，但随着现代技术与社交媒体的发展，"污名化"问题被互联网这一"放大镜"进一步放大，其传染性进一步增强，危害性进一步扩大。

第二种表现是信息过载下的事实让位。在"人人都有麦克风"时代，信息生产与发布的门槛降低，每个人都可以在社交媒体上发布与转载信息，庞大的网民规模参与信息生产使得信息的产出已经超过了个人或系统有效利用的范围。在这样的信息大爆炸时代，网民很难在庞杂的、真假难辨的信息中获取有需求的内容。《人物周刊》2020年3月刊封面"发哨子的人"被删帖，随即网友制作出100多个版本的"发哨子的人"，这种没有信息价值的文本大量占用渠道资源，占用民众注意力资源，为科学、理性的疫情防治、防控信息触达民众制造了重重障碍。

第三种表现为虚假信息大肆传播。2020年新冠肺炎疫情肆虐，社交媒体以前所未有的速度压缩疫情信息，包括其中的错误信息，进一步加剧了人们的恐慌、歧视与种族主义等情绪。新冠肺炎疫情期间的谣言量激增，根据中国互联网联合辟谣平台，截至2021年3月19日，有关"疫情"的辟谣量达到1744条。学者曾向红的研究实验表明："处于焦虑水平时，对信息的接受程度更高，即便是非专业性的信息也会更加容易接受。"[1]也就是说，在疫情期间，人们普遍处于恐慌、焦虑的心理状态，在信息接受

[1] 曾向红、李琳琳：《国际关系中的污名与污名化》，《国际政治科学》2020年第3期。

上会更加宽容，对于信源的真实性与专业性的要求会降低，因此会更加容易相信那些未经证实的，带有煽动性与污名化的言论，这也导致谣言等虚假信息的大肆传播。

二、社交媒体对健康产生负面影响的现实表现

上述的研究回顾基本上反映了当前社交媒体传播在健康层面产生负效果的主要表现。这也为我们研究该话题提供了基本框架。下面主要从社交媒体传播对民众产生的身体和心理危害进行分析，重点考察被访谈对象所感受和体验到的危害及其特征。本章研究选择 40 名大学生作为访谈对象，依据访谈结果分析个体经历或者体验到的负面健康影响。

（一）社交媒体传播及其使用的身体危害

与前述研究回顾中看到的相对较为严重的伤害相比，访谈对象所提出的危害，既包含了对身体危害的认知，也包含了自己的亲身体验。

在访谈的 40 人中，有 27 人明确提出使用社交媒体会对身体产生伤害。共识最大的是社交媒体使用对于眼睛和视力的伤害。在写明具体身体伤害的 27 人中，24 人提出了视力的伤害。对于眼睛伤害的认识中轻的是眼睛酸涩，视力下降，夜盲和玻璃体混浊，严重的写到了失明，如提出：

> 长时间使用社交媒体会对我们的身体产生不良影响，过度使用手机，屏幕使用时长过长，使用方法不当都会对我们的

眼睛产生危害，使眼睛酸涩，长此以往会导致近视甚至失明！现在年轻人都很喜欢熬夜，尤其是熬夜玩手机，晚上关了灯躲在被窝里玩手机，对眼睛的伤害尤其严重。（访谈对象 36）

在提到的身体伤害中，提到较多的有大拇指腱鞘炎和小拇指弯曲、脊柱弯曲。其他的伤害还包括腰部伤害、心脑血管伤害、内分泌失调、失眠、虚胖、心肺功能衰退、记忆力减退、掉头发、自杀和抑郁。其中有访谈者谈到了自己的"一个朋友就曾因为深夜躺在床上刷手机，手机不慎掉落，砸到了鼻梁，而使得鼻梁骨折，饱受折磨"（访谈的对象 18）。有的访谈者自己就是受害者。

　　因为长时间使用手机等电子设备，我的右手有腱鞘炎，今年寒假刚刚因为坐姿不正确，腰伤到现在还没好；更严重的是，对社交媒体的依赖让我在做事情的时候动不动想打开手机看一眼，不然心里就会不安宁，我可以坚持在上课时间不打开手机，但下课我必须马上查看我的微信、微博，如果好几个小时不看手机，我可能会崩溃。（访谈对象 19）

也有的访谈对象生动地描述了社交媒体使用的过程，以及对身体产生负面影响的整个因果机理。

　　洗漱之后，带着手机来到寝室的床上，拿出手机，打开社交软件，不管是豆瓣、抖音、小红书还是微博，都会诱使我无休止地刷下去。甚至有的时候真的很困了，眼睛疲惫、大脑疲惫，感觉内容无聊，手还是会习惯性地下滑，继续看手机，直到实在撑不住了，才会放下手机睡觉。这带来的直接后果就是熬夜晚睡，剥夺了本身正常的睡眠时间，只能用白天的时间补上，而这又进而剥夺了工作学习的时间，如此恶性循环往复。长久下去，原本健康的身体也会出现状况：视力下降；免疫能力下降，身体不堪一击；皮肤暗黄粗糙；加上熬夜都是久坐不动，增加了患上心血管疾病、高血压、糖尿病等疾病的可能。简而言之，就是"不要脸，也不要命"。（访谈对象 16）

（二）社交媒体传播及其使用对个体的心理危害

在社交媒体使用中，他人成为自己的"镜中我"，不管人们主动寻找评价还是不经意看到，对比和评价成为社交媒体使用中的首要心理来源。在被访谈对象中，35%（40位访谈对象中13位明确表达）的被访谈对象谈到了使用社交媒体过程中，由于相互之间的比较和评价带来的压力、情绪低落和负面情绪。而且，与进行问卷调查的研究方法相比，访谈性的考察能够发现更为生动的细节。首先，对比带来的落差，使得生活陷入焦虑。当人们收到信息的时候，会主动与现实中的自己进行比较。假如发现别人成绩优秀、漂亮、生活奢华等都会对自己的信心形成"打压"，从而焦虑。此外，被访谈者还认为，使用社交媒体是想要"窥视"别人生活，"窥视"之后的比较会带来"落差感"或是"距离感"，可能带来持续的焦虑。

> 朋友圈里的种种动态也让我觉得焦虑，社交媒体上每个人的生活都是那么美好，在刷朋友圈时，仿佛只有自己过得不好，似乎诗和远方只是属于别人的，而自己只有眼前的苟且。朋友圈、公众号里的文章，微博博文等等都在说着多少

学生保研考研上岸，又有多少优秀的学生考了什么证书，找到了好工作。他们带给我动力的同时，给我更多的是压力，让我觉得无所适从。（访谈对象6）

其次，自己发表言论之后收到的正反评价都会带来心理上的起伏。得到的正面评价会让人产生强烈的满足感。如果得不到正面的评价，就会"心生悲伤"。但不管评价如何，发布内容之后因为害怕负面评价，就会处在一种焦虑和恐惧之中。一旦发现负面评价，会对"自身产生大量的负面想法"，从而失落、自卑、自我怀疑，变得"神经质"。这种心理伤害的可怕之处在于，即便是正面的回复，依然会有负面的结果。

（社交媒体）利用了人渴望与他人建立联系、得到他人认同的天性，每次获得"赞"或回复都会激起一阵喜悦，深层需求却并未得到满足。短暂的满足后会让你更加空虚，把我们再次推向社交媒体的怀抱。如此看来，社交媒体就是我们孤独、不安或悲伤时的数字"奶头乐"，也可以说是饮鸩止渴。（访谈对象13）

最后，自己发出信息后，期待点赞和别人的关注也会带来巨大的困扰。

我曾经最喜欢的社交软件是QQ，经常在QQ上进行分享，但是QQ不仅有点赞的功能，还能看到有哪些人看过你的分享，当你看到有很多人看过你的分享却没有点赞时，就有产生烦躁的情绪，时间久了就会陷入自我怀疑。不明白为什么会有这么多人浏览我的内容却不愿意点一个小小的赞以表示认可，是大家不喜欢我的内容还是对我这个人本身产生意见了呢？负面情绪一旦出现，就会在心里埋下种子，后面的每一次分享，都在唤醒这次负面的情绪，助长种子发芽。（访谈对象21）

在访谈对象的认知和体验中，使用社交媒体带来的孤独感以及造成的社交恐惧也较为普遍。社交媒体带来的孤独感源于多方面的情绪状态，有的受访者表示因为"害怕错过任何社交媒体上的信息而不敢放下手机，甚至影响到平日生活里的自我认知、自我表达等"。有的因为使用社交媒体从而"与真实世界中的人际关系孤立、隔绝起来，沉溺在虚拟的人际网络中"，也会因为"一旦没有了手机，便会浑身不适，脱离了手机的我们会产生孤独感"。更有甚者，因为现实社交焦虑、障碍，开始对社交媒体产生更大的依赖性。社交媒体的大量使用，也影响了受众现实生活中的社交，进一步导致了现实生活中的孤独感，形成了恶性循环。但是，虚拟世界里不仅社交过程不稳定，而且社交关系也不稳定，带来的孤独感可能会更强。

很多人喜欢宅在家里，不出门也不跟别人打交道，只通过社交媒体在网上冲浪，但是在网上所产生的人际关系的质量是不稳定的。今天我们是好友，明天可能就因为我追的明星你不喜欢而讨厌对方。在互联网上，很多情绪都被放大化了，人际关系也非常的不稳定，脱离互联网就会觉得只有自己一个人，孤独感也就随之加剧。（访谈对象36）

　　年轻人在社交媒体上非常活跃，可以与人侃侃而谈，但是现实生活中则害怕与人沟通。社交媒体并没有因为训练了讲话而提升了讲话自信和讲话技巧，而是变得更不会与人交往。

　　　　年轻人越来越不敢和陌生人交际，越来越难以启齿，谁能说这和常年在网上打字交流脱得了干系呢？这一个危害在我身上最明显的体现就是，在网络上我妙语连珠，但在现实中我甚至不知道该如何开启朋友间的对话。（访谈对象 22）

　　有研究发现，不管是社交媒体使用的娱乐动机、信息动机还是社交动机都会导致错失恐惧和沉迷。[1]在访谈对象中，过度依赖、成瘾等的心理问题，包括各种体验："对手机使用产生强烈、持续的渴求感与依赖感"，"无法从社交媒体抽身"，这种沉迷"使得与现实生活的距离被拉远，三餐颠倒、缺乏运动，疏于情感联络"。"对手机的依赖程度与抑郁水平的关系"研究回收到 116 份调查问卷，据分析显示"对手机的依赖程度"与"抑郁情绪水平"两个变量的相关系数 r 值是 0.32，P 值小于 0.01，即二者呈正相关。

　　实际上，心理和身体伤害往往是一体两面。有访谈者谈到了这种并生关系：

　　　　拖延导致的焦虑进一步造成了失眠、食欲不振等生理性后果。我的确清楚自己不应该再看别的东西了，也的确坐在

---

　　［1］　叶凤云、徐孝娟：《青少年移动社交媒体使用动机与沉迷：错失焦虑的中介作用》，《情报理论与实践》2020 年第 10 期。

桌前、电脑前做好了完成任务的准备，但效率还是很低，注意力仍然不集中，而这就导致了坐在电脑前的时间过长，眼睛、颈椎、肩背、腰部都出现了过度疲劳的症状。（访谈对象33）

3号访谈对象对心理危害产生的机制作了形象的描述："社交媒体不断地刺激着我们的大脑，产生持续的快感，这就跟小老鼠的电流实验一样。我们不自觉地去接受电击，在一次次快感中，丧失了很多对更深度的事物的感知。"深刻的感悟依然无法很好地控制社交媒体的使用，恰恰说明了这种作用机制的负面性，因为诸多建立在自省、自知、自律的解决办法都是失效的。

（三）社交媒体传播的社会负效应

信息流行病的出现严重危害了民众的身心健康，也妨害了党和政府对于疫情的科学、精准防控。

其首要的危害在于民众恐慌情绪的传染放大。恐慌是人们面对危险情境的一种自然反应，很大程度上来源于不确定性，尤其是面对突发公共卫生事件，对于新型病毒的未知以及对于自身和他人生命安全的考虑，往往容易导致个体的焦虑与群体行为的恐慌。新冠肺炎疫情加剧了民众的恐慌心理，社交媒体的传播作用能够进一步放大这种恐慌情绪。研究表明，社会中存在着情绪感染，个体或群体可以通过有意无意的情绪状态和态度行为，影响其他个体或群体的情绪和行为，进而在某一群体或整个社会中产生特定情境或时段内的社会情绪。[1]一旦恐惧与焦虑通过社

---

[1] 曾向红、李琳琳：《国际关系中的污名与污名化》，《国际政治科学》2020年第3期。

交媒体平台被传播和放大，便会形成群体情感上的焦虑和行为上的非理性。疫情期间，民众跟风抢米、抢面、抢口罩、抢双黄连等现象，其背后的诱因是焦虑和恐慌的泛滥。被访谈者详细记述了自己的感受：

> 2020年初，疫情暴发之初，几乎全国上下都陷入一种茫然的状态，每天社交媒体上充斥着的就是对于病毒的猜测和一些不怀好意的"夸张式陈述"。对于在信息时代成长起来的我而言，对于了解新冠疫情发展情况的渴望就转化成每天刷新社交媒体的行为，铺天盖地的负面消息直接击破了我的心理防线，让我对这一次的疫情十分恐惧，甚至担心自己和身边的人随时就会有感染的风险，即使我们未曾离开过我们的居住地。无边的焦虑让我的身心都饱受折磨。后来当我分析我的这一种情况时，我认为社交媒体在这一过程中不断给我传递着空虚的焦虑，它大大多于有效的信息。（访谈对象18）

其次，信息流行病妨碍政策"上传下达"。主流媒体是政府向公众传递公开信息的重要平台，但是面对草根力量的崛起，主流媒体的权威被稀释。疫情期间，对于大多数官方的辟谣，尤其是影响力比较小的官方媒体的辟谣，其阅读、点赞、转发的行为寥寥无几，而某些具有情感煽动性的博主却能获得数万的点赞与支持。被访谈者谈到了身边的人，以及相信谣言的缘由。

> 2020年疫情严重的时候，由于社媒上传播更快更广，也缺少官方的消息认证，家里长辈很多时候相信了一些谣言。对于他们来说使用网络的时间还少、对网络传播还不那么熟

悉，容易受到虚假信息的误导。当时封闭在家，很多人都会选择通过网络社媒第一时间了解信息，就出现了许多"盲目跟风"的情况。与现实生活脱离越久，网络舆论的负面效应就越明显，很多网民缺乏理智的思考，在网络上寻求"满足感""成就感"等，出现党同伐异、网络暴力等行为。（访谈对象 34）

同时，政府的官方信息往往会埋没在海量的信息之中，民众不能在第一时间获取正确有效的信息。虚假信息的泛滥与民众的集体恐慌行为也会干扰政府的疫情防控举措，如凭空捏造故事、添油加醋夸大疫情危害等故意制造社会恐慌，恶意诋毁党和政府的治理能力等。在被访谈者看来，这会阻碍"社会的健康发展和民主健全"。

社交媒体不仅对个体的影响巨大，也深刻影响着社会。海量信息的涌入也使得"虚假新闻"更加猖狂，信息应接不暇，"造谣""传谣"的速度比"辟谣"还快；道德伦理被忽视……所有这些都将导致社会陷入混乱和无序，极大地阻碍了社会的健康发展和国家真正意义上的民主健全。（访谈对象 30）

最后，信息流行病阻碍民众积极防控。对于个体而言，信息流行病会在一定程度上阻碍民众参与疫情防控的积极性。民众大量接触到与新冠肺炎疫情有关的虚假的、恶意的信息，很可能陷入虚假信息所造成的假象中。假象的社交传播可能会导致"超真实"，从而让人信服，并在圈层中传播，因为亲朋的"背书"，这种信息误导性更强，因为"背书"的内容在渠道内"不容质疑"：

社交媒介还会影响我们对信息真实性的判断力，如果说我们这些大学生更容易相信那些情绪化的、极端的信息。老年人就更容易相信假消息，假消息本身就具有能引起人们关注、传播速度快的特点。社交媒体的出现无疑助长了虚假消息的传播，导致人们的恐慌和社会的混乱。社交媒体上一些信息确实也给我的生活带来了很多麻烦，我自己还好，但是我的父母、外婆特别容易被那些推荐的虚假消息迷惑。那些奇奇怪怪的养生套路就不说了，我比较难理解的是一些涉及科技、社会的信息，那些消息明明那么荒谬，为什么他们还是会信，不仅信了，还在家庭群转发（好吧虚假消息就是这么传播的），每次我就负责在家庭群打假，然后我就被踢出群了……（访谈对象 19）

在危机中，如果官方渠道传播不力，社交媒体的各种信息就会"过载"，官方媒体的传播力、影响力和公信力被进一步削弱，民众不相信或不关注那些科学的疫情防控信息，转而相信那些虚假的、伪科学的疫情防控手段。同时，如果新冠肺炎疫情期间污名化得不到有效控制，参与疫情防控者可能会遭遇污名与歧视，个别民众可能会为避免遭遇异样的眼光与差异化的对待而怠慢疫情防控工作。

三、社交媒体负面影响的协同应对

对于如何才能化解社交媒体传播带来的负效应，很多的研究将目标转向了人类自身。一种研究认为,个体可以通过行为来控制自己对于社交媒体的使用。用户应该意识到可见性、连接性、持久性、可访问性和社会反馈的后果,因为这对心理和社会福祉都有影响。最后,用户应该意识到通过社交媒体持续进行社会比较的有害影响,懂得如何提供选择性自我呈现并避免寻找供比较的目标,阻止这些连接或将它们从可见的订阅源中删除,可能有助于用户控制自我比较的冲动,并避免随后的负面情绪。[1]这种自我控制和自我调节的对策,并没有考虑到对于大多数社交媒体出现问题的使用者而言,其自控能力已经失效。

此外,提升媒介素养水平也是研究者提出的一种方案。比如,研究者提出,至少在教育领域,增加媒介素养和文化理论方面的课程数量,令青少年和大学生对工具论式的所谓"互联网思维"有更加清醒的认识,培养针对互联网文化的批判性思维。[2]在我们的访谈中,访谈对象大多聚焦于个体的行为自律和意识觉醒。同时,在反观自身之余,也提到了政府对于平台的监管和平台自身的责任和自律。

实际上,对于问题的解决而言,任何一个因素都无法解决社交媒体传播给健康带来的复杂的负效应。寻求一种更为整体和系统的协同方式才是解决问题的正道。信息疫情与平台、政府、民众密切相关,需要三者的协同治理。

---

[1] Jesse Fox and Jennifer J. Moreland, "The dark side of social networking sites: An exploration of the relational and psychological stressors associated with Facebook use and affordances," *Computers in Human Behavior*, Vol. 45(2015), pp. 168–176.

[2] 常江:《互联网与精神健康》,《青年记者》2020 年第 22 期。

（一）政府：完善平台监管强化信源主导权

一些访谈对象认为平台对于社交媒体传播负效应负有责任，因此，应该通过立法"让社交媒体平台担起责任，将平台纳入制度的管理范围，让平台为使用数据资源纳税等"（访谈对象1），"完善立法，向政府提议对软件经营商进行严格的把控，对其权限进行限制"（访谈对象3）。40号访谈对象认为政府"立法监管，让社交媒体平台担负起责任"。但是也同时认为，"这无疑将是最有效、也是最漫长的一步"。漫长是一种委婉的表达，立法的作用只能从宏观进行约束，且直接效果相对有限。与立法相比，政府监管会更加直接。被访谈者认为，可以通过有力度的审查，"让这些巨型的互联网公司依据持有的数据资产交税、针对具体的数码隐私问题设立更具体可行的规章制度"（访谈对象26），"对于互联网企业所拥有的数据资产实行征税制度，从而从经济角度限制资本家无限度的攫取"（访谈对象35）。强调政府对于平台的立法和行政监管，主要是因为访谈者明确意识到靠平台的道德约束无法解决问题。

在监管之外，对于在危机环境中的虚假信息和不良信息管理，研究者同样将目光转向了政府。有研究者认为，可以通过公共信息的供给对冲虚假信息的不良影响。在社交媒体容易出现错误信息和"虚假新闻"的时代，准确的公共信息，更重要的是科学信息，应该在引导个人的社会参与方面发挥核心作用。关于实现日常生活活动的最佳方式的具体、实用和容易理解的信息不仅有助于公民保护自身健康，而且对于保障公共健康至关重要。实质上，信息需要真实、准确、透明和有分寸，以便不传播恐慌或淡化情况的严重性，而且至关重要的是让民众意识到迫在眉睫或未来的风险。[1]其实类似的方案，我们在社交媒体的信息监控层面已有专门的分析，这里不再赘述。科学、准确、及时地公开疫情信息、防治方案、应对举措等信息是治疗"信息疫情"的良药。政府要成为权威信息发布平台，掌控新闻报道中的信源。要主动出击，建立专门、专业、系统的危机管理和危机传播系统，邀请医学专家、传播专家构建公共卫生事件中的传播智库和团队。充分利用政府和社会的舆情监测、网络监测及时发现民众的信息需求、情感关切、情绪状态，精准投放科学、准确、有趣、有效、有力的科学信息、政府举措、情感关怀、责任承诺等，扫清"信息病毒"和"病毒"信息。

政府要成为权威信息发布平台，一方面要确保信息发布的真实性与准确性，使政府信息公开平台成为民众获取真实信息的有效渠道，正如《国务院办公厅政府信息与政务公开办公室关于规范政府信息公开平台有关事项的通知》给出的意见，要让政府信息公开平台成为社会公众便捷、全面获取重点政府信息的权威渠道；另一方面要加强信息的公开透明，只有当回应足够及时，事件足够透明，与民众足够"贴近"，且人们愿意相信时，谣言才能得到有效遏制。

（二）平台：要担负社会责任克制上瘾机制设计冲动

许多访谈对象都表达了对于社交媒体设计上的上瘾机制。比如，"社交媒体的设计充满了上瘾机制"（访谈对象2），"产品以设计得让人越发上瘾沉迷为目标（访谈对象1）"。因此作为社交媒体的经营者，应该克制过盛的盈利欲望，在产品用户体验和

---

[1] 知识分子：《联合国教科文组织：新冠全球大流行，生物伦理学如何发挥关键作用？》，2020年4月27日，https://tech.ifeng.com/c/7w0drSqVPkl。

上瘾沉迷之间寻找更为科学的平衡点。平台上设置提醒、对影像进行审核等，访谈对象提出的这些问题，是一些平台正在进行的做法。比如，研究发现，预防自杀的社交网站可以促进具有类似经验的同龄人之间的社会联系，并提高对预防方案、危机帮助热线以及其他支持和教育资源的认识。国家预防自杀生命线脸书页面、美国预防自杀基金会脸书页面已经聚集了大量粉丝，这两个脸书页面都提供了自杀预防网站和热线的链接，以及有关自杀警告迹象的信息。[1]

　　但是，问题依然层出不穷，一些访谈者认为"社交媒体的设计者，媒体内容的发布者把 KPI 看得过于重要，而失去了社交媒体的初心。注意力经济时代，流量至上"（访谈对象 6）。因此，一些访谈对象呼吁社交平台能"有更多的人道主义关怀，出现在我们的软件设计中"（访谈对象 3），"关注公众利益，不能把自身利益凌驾于公众利益之上"（访谈对象 4）。

　　对于关注公共利益的举措，一些访谈者认为算法是关键环节。比如"优化算法，注重对聚合类信息在公共领域的适度投放"，"根据用户兴趣标签精准发放信息的同时，也应注重丰富公共领域内容"（访谈对象 32）。同时，通过算法优化，可以对信息来源进行审查，对于低可信度的信源进行"降权"，"降低假新闻的推送概率，并增加多元化内容的推送，并且加大对平台内容的审核力度，及时处理、屏蔽不良内容和评论"（访谈对象 35）。此外，治理虚假信息，大的、有影响力的互联网平台可通过技术和

---

[1]　Luxton, David D. and June, Jennifer D. and Fairall, Jonathan M, "Social Media and Suicide: A Public Health Perspective," *American Journal of Public Health*, Vol. 102, No. S2(2012), pp. S195–S200.

人工手段实时监测舆情，一旦谣言或者不良信息出现，平台要在第一时间溯源、追踪，并遏制谣言的传播，避免民众被各类虚假信息所误导，尤其要重点关注平台内关键意见领袖的舆论动态，引导营造科学、清朗的网络舆论环境。同时，大平台可与政府达成合作，开通辟谣专栏、专区，以平台影响力扩大政府防控信息的传播力。平台也可转发主流媒体辟谣信息，开通辟谣专栏，如中国互联网辟谣平台成立"新冠肺炎疫情防控辟谣专区"，新华社客户端推出"求证"互动平台等，使得民众能够及时获得准确信息，有效进行科学防疫。

企业和用户是一种共生关系，良好的发展模式和发展环境是相互获益的基础。因此，访谈者认为企业应该避免盲目和过度发展，否则会走入"双输"的困境。

应当果断采取实际行动，从源头上避免智能技术应用带来的社会化媒体的盲目实践和过度发展。技术的控制行为应有一个合理限度，资本市场要与人类的未来生存联系在一起，否则就是"你亡我也亡"的悲惨结局。（访谈对象 5）

（三）民众：加强传播自律提升信息鉴别力

许多的访谈者在谈到如何抵抗社交媒体传播带来的危害时，更多地回归到了自身。可能在他们看来，只有自己才是真正能够控制的因素，而政府和平台公司都无法掌控，因此是"不现实的"。

把戒除掉手机瘾的希望完全寄托在诸如手机公司等外物身上，显然是不现实的。我们与手机的战争，似乎只能依靠我们的意志力来战斗。可是有多少人的意志力足以抵抗一个对你了如指掌不断向你扔出甜蜜陷阱的对手呢？我们唯一能做的，只有尽量不要去点击那些令你心动的推荐，不把自己的缺点暴露出来。把视线从手机上移到外界来，让自己的思维不被局限。把生活的重心放到生活本身，让网上的世界成为生活的调剂品，而非全部的生活。（访谈对象 20）

即便意识到自身的重要性，许多访谈对象也表达了其中的困难。首先是短时间内不容易，因为"要依靠人自身去对抗人的本性不是短时间能解决的问题，要意识到它的困难，要有足够的素质与意志力去主动完成对抗"（访谈对象 8）。除了主观上的困难，还有一些外部的障碍。39 号访谈对象列出了两个因素：

一是社交媒体本身的设计，那些令人上瘾的技术无疑是让人沉迷其中的一大助推剂。二是社交媒体深深扎根于人们日常生活的现状。我们在很多情况下不得不使用社交媒体来获取重要的信息，例如工作中的沟通、学校的通知等。这两个难点都是客观因素，个体并无力去改变它，但我们可以从自己的自控力下手。比如设定使用社交媒体的时段和时间，注意使用时的姿势，去观看聆听不同的观点，等等。（访谈对象 39）

25 号访谈对象指出，"在社交媒体诞生到普及的过程中形成的社交模式似乎已经根深蒂固，它不再只是一个单纯的工具，而是一个聚合着多种社会关系、承担着多种社会功能的庞大系统，其产生的影响也是不可逆的。所以，个人主观意识的转变也会面临巨大的客观阻力,一旦陷入社交媒体沼泽,可能很难自拔"(被访谈对象 25)。但是,认识到困难,并不意味着不可以尝试,许多被访谈对象给出了具体的应对之策。

首先,在知识和意识层面,提升社交媒体时代的媒介素养。了解社交媒体平台的信息传播特点。在面对虚假信息时,要提升民众的信息甄别力与敏感力,促使民众在庞杂信息中能够避免接触与分享虚假信息,增强民众对于谣言的免疫力。民众要相信科学,不传播虚假、不良信息,避免掉进传播的娱乐狂欢中。许多被访谈者认为需要对社交媒体"保持理智""保持自控",对技术环境"保持敏锐和警惕","有意识地控制自己的行为与情绪"。对于前面所描绘的社会问题,一些被访谈者提出要"专注当下与现实,接受生活的不完美"。对于不良信息,访谈者认为要学会甄别和挑选,避免成为"人工智能的提线木偶"。

其次,在行动上,许多被访谈对象给出了抵抗社交媒体的行动建议。比如将手机推送通知关闭,将手机移出自己的视线,参与现实的谈话而不是隔着屏幕聊天,不把手机带到床上,看书,不要评价他人。甚至有被访谈者提出了以回归大自然的方式,摆脱社交媒体的依赖感,并描述了自己的亲身感受:

> 或许是略有些奢侈但对我很有效的一个对策:体验真实的线下生活,最好是到自然中去。有一次我偶然坐在黄浦江西岸的滨江绿地上,无论是理清论文思路还是阅读之前怎么也静不下心来读的书籍,都变得轻而易举。我甚至不需要刻意抑制自己想要查看手机的冲动,手机就放在面前的草地上,但我一个下午都没有把它拿起来过,好像所有的浮躁、焦虑都消失在草坪里了。(被访谈对象 33)

　　这属于短期的偶然隔离行为。对于长期的习惯，还是需要其他的行动。与之相应的是被访谈对象提出要回归到线下的生活中去，或者人群的互动中去，其依循的道理是一样的，但对于社交媒体负面作用的抵抗可能更有效。

　　政府、平台和个体构成了约束社交媒体负面效应的核心架构。除此之外，有的被访谈者提到要发挥家长和教师的作用，帮助孩子养成好的使用习惯，规避使用中的负效应。比如，4号被访谈对象提到，"家长可以指导孩子使用社交App，帮助孩子养成好习惯"，28号被访谈对象则认为，可以让"教师提出相关要求来规定上课期间不允许使用手机"。有几位被访谈者提到了自己偶然利用屏幕使用时间这种软件去监测自己的手机使用行为，会给自己提醒并警醒自己的不当使用行为，带来反思，并带来改变。比如，

　　　　在看完这部纪录片后我更多的感受是来自个人层面。有一天我偶然打开手机查看的"屏幕使用时间"，发现竟然在微博、bilibili等平台上一天花费了7个多小时，我问自己能回想起在这7个小时接收的信息里提炼出什么，答案是没有。从那个时候起我才开始意识到个人对于信息和时间管理的自主性在平台的信息推荐中丧失了，然后我开始了一些自主的抵抗：我把所有社交平台的弹窗式及锁屏通知全部关掉、打开一个软件时先在内心预设自己要使用多久，等等。在积极的应对之后，效果是可观的，我做事情变得更加专注，不再需要时时查看有没有人发信息给自己。经过这样的一次改变，我深刻地感受到沉浸于碎片化、娱乐化信息带来

的快感是一种虚假的快乐，无节制的感官刺激之后围绕我们的常常是一种虚无。而只有戒绝对这种信息的依赖，我们才能重新感觉由自己管理时间所带来的充实。（访谈对象 14）

鉴于此，政府可出台相应的规定，要求使用一定时长的时候自动提醒，各个平台也可以设计此类小插件，用于善意提醒用户所可能面临的过度使用问题。这些也是解决问题的有益尝试。正如有被访谈者提到的，社交媒体已经构成我们现实生活的一部分，将社会链接在同一个网络中，任何一方单独解决都不是良策，更多的利益相关者协同去解决问题，各自承担分内责任也许是构建社交媒体和谐环境的出路。

为了研究的便利，本章访谈对象聚焦于大学生群体。这一群体高强度的社交媒体使用使得大学成为社交媒体负效应的重灾区，但是他们身上展现出来的自觉和自省同样让这一问题的解决充满了希望。

本章小结与下章提要

本章主要从患者个体角度考察社交媒体使用带来的身心不良影响，以及给社会带来的冲击。社交媒体的传播和使用改变着每一个人和身边的群体以及其中的关系，因此其负面效应从个体开始向更为广阔的社会传导。所以，要进行负面影响的应对，个体、家庭、社交媒体平台和社会都需要行动起来，从各自的领域采取行动，规约和抵制社交媒体使用带来的负面影响。

下一章作为本书的结束语，我们将对社交媒体的发展进行展望,并从新的动向出发观察其对"健康中国"构建的影响。同时,作为政府干预举措的"健康中国"战略需要政府不断与时俱进,更新优化协调机制,充分发挥社交媒体的作用,推进社会健康水平不断提升。

结语：社交媒体升级与"健康中国"中的政府职能优化

如果患者想做皮疹的评估检查，需要做的仅仅是使用智能手机拍张照，再下载一个医疗应用程序来处理这张照片。不出数分钟，一个被验证过的比大多数医生的诊断还要准确的计算机算法就可以对他／她的皮疹给出书面评估。这是《未来医疗：智能时代的个体医疗革命》书中描写的情景，作者托普认为新时代医疗的本质是：以移动数字化为技术特征，以智能手机为中心平台。[1]实际上，当前的医疗实践比上述案例更为方便。华为腕部心电血压记录仪 WATCH D 在 2022 年 1 月开卖，附带六大功能：血压测量；心电采集；动脉硬化风险筛查；心律失常风险筛查；血氧、睡眠、压力、体温监测；三甲医院专家在线问诊。两项筛查项目分别配套"血管健康研究 App"和"心脏健康研究App"。这意味着，佩戴这款手表的心脏病患者通过社交平台可以将心电图转给三甲医院的专家，在购买产品的第一年免费获得在线问诊。

---

[1] （美）埃里克·托普：《未来医疗：智能时代的个体医疗革命》，郑杰译，浙江人民出版社 2016 年版，第 5 页。

"健康中国"还在路上，但未来医疗已经到来。与平台型社交媒体庞大的服务场景和生活方式变革相比，我们前面这些章节的论述所涵盖的社交媒体作用还没有脱离信息传播的视野，但社交媒体显然早已超出信息的"传递观"和"共享观"，进入更为宽广的社会场景。当然，以信息传播和共享为主旨的社交媒体平台不会退场，它依然在医疗领域伴随网民获取健康信息、获得社会支持，但以服务和场景打通为主旨的社交媒体平台将会在医疗体系中扮演更多的角色，并成为医疗体系的一部分。同时，面对功能日益强大的升级版的社交媒体体系，作为政府主导的"健康中国"战略构建需要对其更充分的利用，也需要在其中发挥更为优化的协调职能。

一、社交媒体的发展升级

社交媒体是当前大多数人获取信息的首选入口，对于健康领域的传播而言，怎么强调社交媒体的重要性都不为过。因为社交媒体作为一种泛在性的传播，其作用于健康领域的方式更多是通过个体或者具体的场景来发生，因此，本书的研究把健康领域在社交媒体传播生态中的变革当作一种大的社会环境，更多将研究的焦点落在微观层面，去考察政府、医疗领域和个体对于社交媒体的利用，以此来考察社交媒体对于"健康中国"的构建作用。

但是互联网思维的一个重要指向在于其自我颠覆和更新迭代。当社交媒体在商业的生存和竞争逻辑之下不断发展，其必然不满足于仅仅充当信息传输通道。平台型社交媒体的出现，是以信息传播为抓手向服务、支付、物联、生活场景控制的进一步延伸。这种延伸也正在变革当前的医疗体系，从医疗领域的"软件系统"变成医疗服务的"硬件设施"。

（一）社交媒体的传播维度与"健康中国"构建的再审视

"健康中国"规划除了医学上的指标和数据，也体现了一种生活理念、生活方式和生活愿景，其背后是人们日益强烈的健康需求。"健康中国"不仅需要"病有所医"，更要实现"病有所防"[1]，而防治疾病需要大众健康意识的增强、知识的增加。这一点恰恰是王陇德院士的忧虑，他认为"我国国民的健康素养极其缺乏"，绝大多数人都不具备健康的基本知识和理念，缺乏健康生活方式所要求的行为与基本技能素养[2]。因此，从构建"健康中国"的现实需要看，传播，尤其是当下具有社交功能、人人互联的社交媒体传播所具有的宣传、分享、动员功能，与"健康中国"建设具有本质上的勾连。

从研究上看，"健康中国"战略涉及政治体制、社会结构、文化氛围等领域，需要整个社会的沟通协调，需要大众相关意识的增强。但是如何通过宣传、传播、动员、营销等手段达成目标，需要进行研究上的前瞻性指引，而这些正是传播学研究的核心议题。就目前来看，传播研究者较少从"健康中国"角度进行研究，倒是一些医疗领域的研究者对社交媒体进行考察，议题涉及社交媒体与大众健康行为、社交媒体在医学教学和医疗实践中的应用、社交媒体在医患沟通中的作用、医生社交媒体使用与医疗伦

---

[1] 刘涌：《2020年中国健康要达到的95个目标》，《21世纪经济报道》2012年10月9日，第29版。

[2] 王陇德：《健康生活方式与健康中国之2020》，《北京大学学报》（医学版）2010年第3期。

理等。传播研究者一定程度上的缺位，与传播在"健康中国"战略中所承担的实际价值不匹配。

美国在制定健康战略时注重将健康传播的研究成果吸纳到政策制定中。面对 IT 技术在健康领域的迅猛发展，从公共卫生机构的监测、跟踪、管理、预防，到个人信息的自我生成、收集、掌握、使用，健康信息的来源已经远远超过传统的医疗保健服务领域。[1]因此，在"健康人民 2020"战略中，美国政府首次将健康信息技术与有效的健康传播进行战略性的结合，由联邦政府出面，统筹各部门，逐步推进健康 IT 战略计划，为全美范围内的人口提供高质量的电子健康信息，已经成为"健康人民"计划健康传播主题领域的重要组成部分。

"健康中国"战略尽管没有专门指出利用健康传播或者社交媒体传播，但是在健康素养、健康促进等环节都明文确认了传播和社交媒体的重要性。在"健康中国"行动中，医患沟通、参与性健康决策、健康介入等都在政府、社会、家庭、个人等层面有所涉及。在近两年，对于新冠肺炎疫情中出现的"社交媒体信息疫情"，有学者采用爬虫程序，采集有关新冠肺炎疫情的网络虚假信息数据集，构造出网络虚假信息传播的时间序列，并运用统计分析、文本分类和主题挖掘技术，从数量、来源和主题维度发现了"信息疫情"下网络虚假信息随时间变化的动态传播特征及演化规律。[2]利用大数据和人工智能技术，对疫情传播路线和潜在感染者进行精准定位，疫情防控工作可以更加及时、准确和

[1] ONC. Federal Health IT Strategic Plan 2015–2020. Referrence:https://www.healthit.gov/policy-researchers-implementers/health-it-strategic-planning.

[2] 张帅、刘运梅、司湘云：《信息疫情下网络虚假信息的传播特征及演化规律》，《情报理论与实践》2021 年第 8 期。

严密,疫情防控的社会成本也会大幅降低。[1]

正是从我国的"健康中国"战略所要解决的具体的问题出发,结合当前健康传播中的问题指向和流行理论,本书重点选择了政府层面的社交媒体健康监测、健康介入,医疗领域的"家长制"作风与决策民主、医务人员传播伦理、医患沟通,以及网民(患者)个体层面的健康素养、在线支持群体、使用社交媒体负面影响这八个问题展开研究。可以预见,传播层面的"健康中国"构建仍将在未来扮演重要的角色,这也是本书的研究意义所在。

(二)平台型社交媒体向"健康中国"建设之"硬件设施"的延伸

《"健康中国2030"规划纲要》提出,要"建设健康信息化服务体系","完善人口健康信息服务体系建设"。还提出,全面建成统一权威、互联互通的人口健康信息平台,规范和推动"互联网+健康医疗"服务,创新互联网健康医疗服务模式,持续推进覆盖全生命周期的预防、治疗、康复和自主健康管理一体化的国民健康信息服务。实施健康中国云服务计划,全面建立远程医疗应用体系,发展智慧健康医疗便民惠民服务。建立人口健康信息化标准体系和安全保护机制。到2030年,实现国家省市县四级人口健康信息平台互通共享、规范应用,人人拥有规范化的电子健康档案和功能完备的健康卡,远程医疗覆盖省市县乡四级医疗卫生机构,全面实现人口健康信息规范管理和使用,满足个性化服务和精准化医疗的需求。尽管里面没有明确涉及社交媒体,但许多

---

[1] 唐凤:《重大突发公共卫生事件中的信息疫情管理研究》,《情报探索》2021年第3期。

"互联网＋健康医疗"服务的落地会依托于社交媒体平台，或者具有社交媒体功能的机构 App。从国家的规划不难看出，社交媒体的平台化发展，至少在以下两个方面可以惠及"健康中国"。

1. 个人健康管理

利用数据挖掘技术和大数据处理技术，可以通过对社交媒体网络上的个人信息进行汇总处理。这些信息包括用户所有的帖子、帖子发布的时间和方式、用户的喜好和评论、用户的点赞、得到评论最多的帖子、用户所有朋友的人口统计学资料，包括他们的地理位置，他们生活所在的当地时间和生日等，信息处理的结果就是个人的社交网络地图。已有的研究发现，社交图谱对肥胖、吸烟以及其他多方面的行为和生活方式有重要影响。[1]随着数据类型越来越多，以及共享数据数量的增长，社交网络很有可能在未来的健康管理中扮演更重要的角色。如今的医疗圈还没有把这些信息视为个人健康背景的重要组成部分。假如这些信息在某种授权的情形下可以由医生或者健康专家来用于患者的健康管理或者健康管理咨询，那么这些信息将成为诊断和治疗决策的一部分。

在托普所设计的个人"全组学"信息系统中，上述的社交信息仅仅是一个开端。整个信息系统还包括了生理组（个人生理度量的集合，如心率和血压）、解剖组（对身体的解剖）、基因组（组成每个人 DNA 序列的约 60 亿个碱基）、蛋白质组（人体内所有的蛋白质）、代谢组（人体的代谢产物）、微生物组（寄居在人体内的微生物）、表观基因组（在 DNA 双链水平上研究基因组修饰

---

[1]（美）埃里克·托普：《未来医疗：智能时代的个体医疗革命》，郑杰译，浙江人民出版社 2016 年版，第 87 页。

对遗传的影响）、暴露组（人身体暴露过的所有环境）。这些参数构建了一个个体的健康"信息云"。在托普看来，目前我们还处在一个相当粗糙、仓促的数据收集阶段，病历、用药记录、实验室检查、影响扫描结果等都散落在不同的机构部门，并基本上都由医生和医疗机构拥有和控制。[1]如果把这些数据整合到大的互联网平台公司手中，用大数据分析的方式将数据与社交媒体的日常行为数据进行结合分析，得到有关健康的结论，并将这些结论通过社交网络的连接提醒、传送、移交给特定的个体，用于对个人的健康管理。那么，健康管理可能会变得更加自动化和智能化，从诊断到简单的治疗，有可能就像开车时候将大灯的开启设置为自动模式一样，一旦监测到身体不适，健康管理就像车辆感应到光线不够为人们自动打开大灯一样开启身体自动诊疗。

托普书中 2015 年提到的设想，在 2019 年 11 月出现了现实版本。当年，谷歌公司在美国 21 个州秘密收集了数百万份患者病历，被称为"夜莺计划"（Project Nightingale）。其目的是利用所搜集的数据设计软件，用"先进的人工智能和机器学习"来定制个人患者的医疗服务。这个系统会实现：纠正治疗计划、检查建议、标记治疗中的异常偏差；为患者更换或增加医生的建议；开药建议；针对不同的程序收取更多费用。而且，谷歌 2019 年 11 月宣布以 21 亿美元收购可穿戴健身设备生产商 Fitbit。Fitbit 生产可以跟踪人体心率等健康信息的手表和手环。此外，2019 年 9 月，谷歌宣布与梅奥诊所签署了一项为期 10 年的协议，存储该医院系统的基因、医疗和财务记录。从产业布局看，个人的

---

[1]（美）埃里克·托普:《未来医疗: 智能时代的个体医疗革命》，郑杰译，浙江人民出版社 2016 年版，第 86—110 页。

全程健康数据被谷歌一网打尽。这项代号为"夜莺计划"的项目似乎是迄今为止硅谷巨头们以处理患者医疗数据的方式进军医疗行业的最大努力。亚马逊、苹果和微软也在积极推进医疗行业，尽管他们还没有达成类似谷歌这样的协议。[1]从大公司的布局可以预见，尽管面临个人隐私、伦理方面的巨大争议，但这种趋势并不会停止，社交媒体数据和个人健康数据一道会成为未来个人健康管理的密码体系，社交媒体在健康管理领域会发挥更多的作用。

2. AI 医疗体系

当网络传播进入智媒时代，万物互联、万物皆媒且进行着智能化传播。在不同的应用场景中，互联网公司都在精心布局，从新零售到社区团购，从云服务到支付体系，用户的生活场景在哪里，社交媒体就会延伸到哪里。就医疗领域而言，国内最大的两家社交媒体公司腾讯和阿里巴巴早已"谋篇布局"。根据"腾讯医疗健康"官方网站提供的信息可知，其为医疗机构和患者提供的服务包括微信医保支付、电子健康卡、肿瘤助手、处方安全流转平台。在区域医疗层面可以提供微信电子健康卡开放平台、全民健康信息平台、区域智慧医疗平台、区域大数据云、区域影像云平台。阿里巴巴除了提供与腾讯大致相当的服务之外，还提供基因与生命科学的解决方案。

根据艾瑞咨询网提供的报告，AI+核心医疗产业链可以分为 AI 基础层，AI 医疗技术层与应用层：1）基础层，包括数据服务，芯片与通信等基础核心领域；2）技术层，算法、框架以及通用技

---

[1] 新智元：《谷歌"夜莺计划"曝光：秘密采集数百万医疗隐私数据》，2019年11月13日，https://tech.sina.com.cn/csj/2019-11-13/doc-iihnzahi0332081.shtml。

术；3）应用层，应用层可触达全医疗服务场景，如院内临床决策系统、手术机器人、智慧病案系统、医疗影像、药企新药研发与基因检测（见图10-1）。[1]三个层面上，带有社交性质的互联网平台公司都有其独特的介入优势。

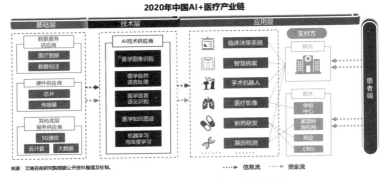

图 10-1　中国 AI 医疗产业链结构图

在基础层，带有社交媒体性质的互联网公司大多可以提供数据服务、通信、大数据、云计算，因此，平台型的社交媒体会进入AI 医疗体系。在技术层，作为技术基础的机器学习与深度学习，需要算法和数据喂养，而数据搜集不仅来自平台的合作单位，同时也来自社交媒体用户生产的内容。在应用层，医院的挂号、预约、支付体系已经通过各种程序与社交媒体连接。作为社交媒体的用户其信息搜索行为、医医互动、医患互动、患患互动，网上预约、网上支付、网上购药（平安医生、淘宝、京东、美团等都有医药商城专区）都已经成为社交媒体平台主导业务或衍生业务的

---

[1]　艾瑞网：《中国AI+医疗行业研究报告（2020年）》，2021年1月7日，https://www.iresearch.com.cn/Detail/report?id=3722&isfree=0。

一部分。在各种各样的数据算法和数据处理中，个体的行为数据、个性数据、位置数据、关系数据被收集和处理，成为社交媒体公司介入 AI 医疗行业的"数据资本"。可以说，依托庞大的用户流量、沉淀数据和场景控制能力，社交媒体的平台公司已经成为智慧医疗不可分割的一部分。

二、"健康中国"构建中政府协调职能的优化

社交媒体的传播样态在不断变化，技术、功能也在不断迭代升级，其对于"健康中国"的影响和作用也会发生变化。"健康中国"作为一种国家战略，从提出到执行体现的是政府职能的发挥，以及对于社会发展的干预。因此，不管是对作为传播通道的社交媒体还是对"硬件设施"的社交媒体，都应该在政府的主导下发挥其"健康中国"的构建作用。面对不断变化的社交媒体，以国家卫健委为代表的政府部门应该与时俱进，优化协调职能和干预举措，充分发挥社交媒体的建设性作用。

在统筹"健康中国"战略稳步推进的过程中，协调职能具体表现为协调国家卫健委与其他政府职能部门之间、卫健委与社会公众之间、当前利益与长远利益之间的关系。从这个角度来看，卫健委在"健康中国"战略中，肩负着发挥职能部门间的能动性和协调性、架构政府部门与个体之间良好的沟通桥梁、协调个体与个体之间的矛盾等职责。

（一）部门与部门之间：以卫健委为中心的核心部门形成联动

"健康中国"战略是一个跨部门、跨领域、跨行业的系统性

工程。在实践过程中，需要多个政府职能部门共同参与、协同治理。在"健康中国"战略相关工作的开展中，已经初步形成以卫健委为中心、各核心职能部门形成联动的机制。

依托于卫健委，围绕明确的核心职能部门，各政府部门依据自身职能特点参与行动，形成多部门的合作伙伴关系。《健康中国行动（2019—2030年）》确定了101项针对"重大行动"的具体举措和5项确保"健康中国"稳步推进的保障举措。针对每一项举措，文件都明确了牵头或负责的相关政府职能部门。为进一步探究"健康中国"推进过程中政府部门的协作情况，我们使用社会网络分析法对相关数据进行处理。选取健康中国101项"重大行动"的行动主体，形成51×51的矩阵，并使用UCINET6和NetDraw进行中心度的可视化分析，得到主体协同网络图（见图10-2）。

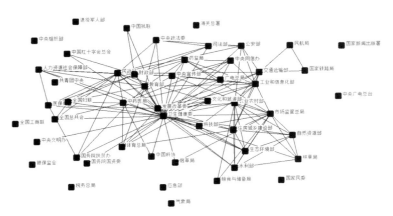

图10-2　101项健康中国"重大行动"的主体关系网络图

从图10-2可知，"健康中国行动"基本形成了由国家卫生健康委牵头，发展改革委、教育部、财务部、民政部、中药医局、科技部、市场监管总局、工业和信息化部等部门广泛参与的多部门联动机制。随着"健康中国"战略的不断推进，政府职能部门间已经形成较为稳定的合作伙伴关系，并且这种合作伙伴关系之间的维系愈加趋向于科学化。目前已经逐渐细化到具体的行动中，针对每一项行动，各个政府部门在结合自身职能特点的基础上认领分工，并且紧紧围绕着一个明确的核心职能部门，展开具体的工作。

除了卫健委之外，中央宣传部、中央网信办、广电总局、文化和旅游部等对于社交媒体进行网络和内容管理的政府部门处在重点行动计划工作的核心位置。在"健康中国"战略总目标的指导下，应该紧紧围绕重点任务，在各司其职的基础上，做好管理协同、服务协同和创新协同。

（二）部门与公众之间：构建"上下通达"的互动机制

部门与公众之间的协调，关键在于构建"上情下达""下情上达"的良性机制。

信息公开是"上情下达"过程中非常关键的政府行为，也是让政策规章得以顺利推行的重要举措。近年来，国家卫健委持续推进信息公开工作，公开范围不断扩大，公开渠道日益多元。除了新闻发布会和政府网站之外，还应充分利用政务微博、政务微信、政务抖音等社交媒体传播矩阵，构建快速的传播和互动通道。

网络时代信息量呈现出爆炸式的增长，在众声喧哗的环境中，很多学者疾呼"后真相时代"或已经到来。在扑朔迷离的信息化浪潮中，很多人会陷入拟态环境所营造的信息旋涡中，真相让位于情感，理性让位于感性。在这样的背景下，健康信息的真实性变得越来越重要和必要，官方建设的信息传播渠道或具有官方属性的权威媒体成为破解这一困境的重要路径。国家正在逐步推进"互联网＋健康中国"的行动，建设信息公开网站，开发移动终端应用程序（App），在多个媒介平台上创建政府官方账号。目前，国家卫生健康委正在努力打造完备的媒体矩阵。2017年9月，健康中国App正式上线，旨在"打造国家级全媒体健康传播服务平台，服务公众需求、普及健康知识、提升健康素养、促进全民健康"。健康中国App中以"健康号"的形式，吸纳了全国多个医疗卫生主管机构、医疗卫生机构、权威媒体等单位入驻，整合了包括微信官方公众号、官方App、官方微博、官方网页等在内的多媒介渠道发布的信息。并且健康中国App中收录了部分常见疾病的词条，公众可以通过搜索功能，查询到该疾病基本信息（包括病因、临床表现、检查、诊断、治疗等）和"健康号"发布的相关文章。

此外，公共政策必须考虑其"公共性"，政策的制定过程中期望寻求与公众价值观在某种程度上的契合。研究表明，公众参与公共政策的制定过程，有利于增强公共政策的公众价值导向性、推进决策的民主化与科学化、限制公权力的失范行为。[1]因为公共健康政策议题的特殊性，加之"健康中国"战略具有"全人群""全周期"的站位特点，公众对公共健康政策的关注度一直保持在较高的水平，但并未表现出较大的参与热情。

公众意见的收集是形成合议的重要前提。如今，征求意见稿已经频繁使用于公共健康政策的制定。在国家卫健委网站中，可以查询到大量关于公开征求意见的通知。一般在通知发出1—2

---

[1] 徐元善、居欣：《公共参与公共政策制定过程的问题及对策研究》，《理论探讨》2009年第5期。

个月内，相关部门会通过多种方式和渠道收集社会公众意见，包括网站提交、邮件、传真、邮寄等。但是，与公众的参与热情相比，征求意见中真正得到的公众反馈却很少，根本原因是网站的影响力不够，公众的知晓率低。在社交媒体传播时代，未来政府也可以通过社交媒体账号收集公众意见和建议，构建日常互动渠道，快速了解公众诉求，形成广泛的民主决策，更好践行全过程民主。

（三）当前利益与长远利益之间：运用技术赋能并防范“发展悖论”

技术的发展具有双刃剑的性质，既要充分利用社交媒体传播技术和传播平台，发挥其技术赋能的优势，同时又要防范可能出现的发展“偏差”。

1. 运用技术赋能，创新“健康中国”的实践

运用技术赋能，创新“健康中国”的实践形式，提供便民、惠民服务。当前正在经历一场前所未有的信息革命，社交媒体上使用的大数据、区块链、人工智能等高新技术时刻酝酿着传播的颠覆性变革。身处高速变化的社会中，社会公众的个性与共性正在呈现出新的表现形式。一方面，得益于社会生产力的提高，个性化被尊重、被强调，定制化服务促生了新的产业链；另一方面，媒介技术创造的拟态环境正在逐渐打破现实中的藩篱，“地球村”的概念愈加深化，大数据推荐、智能搜索等功能正在将某些共性放大。面对新时期社会公众表现出的复杂性、多变性、多元性，政府需要积极采用科技手段，促进全社会范围内健康文化的良性发展。浙江省就利用了以阿里巴巴为首的互联网企业的优势，为智慧医疗的创新和发展创造了较好的土壤。早在 2017 年

12 月，浙江省政府就印发了关于《浙江省新一代人工智能发展规划》的通知，指出要加强智能健康管理，研发相应的可穿戴设备和家庭监测设备。浙江在国内智慧医疗领域已经形成了较好的辐射带动作用。2019 年 7 月，"浙里办 App"上线了具有"两卡融合"（电子健康卡和电子社保卡互相绑定）功能的电子"健康医保卡"。用户通过电子"健康医保卡"的二维码可以完成挂号、诊疗、取药、查询报告、移动支付等多项内容。[1] 如今，很多新的技术已经逐渐商业化，像大数据、物联网、云计算、人工智能、区块链等技术已经进入创新孵化阶段。"大健康"产业如果搭上了这趟技术的"快列"，将大大提高公共健康的效率，也有望在一定程度上解决目前区域间不公平的健康资源配置情况。

2. 防范健康保护与隐私保护的悖论

精准公共卫生是以人群为中心，通过基因组学、生物信息技术与大数据、人工智能等工具的交叉应用，评估人群的疾病发生风险，确定可行的干预措施，以精准预测和预防疾病的发生发展，促进人群健康。[2] 由此概念可知，其精准得益于这一干预措施是建立在人群最基础也是最核心的隐私数据之上的。要促进这一领域的发展，势必要求社会各方进行医疗数据和个人数据的共享，然而这一分享过程不仅隐含着隐私数据泄露的风险，更为重要的是其间存在着隐私保护的悖论。其在突发公共卫生事件领域的运用能清楚表明这一悖论，如疫情期间公开感染者的活动轨迹，其初心本在于保护大多数未感染者的健康，帮助民众规避

---

[1] 陈宁：《浙江省推广"健康医保卡"》，2019 年 8 月 9 日，http://www.gov.cn/xinwen/2019-08/09/content_5419985.htm。

[2] 杨瑛莹、傅传喜：《精准公共卫生研究进展及挑战》，《中国公共卫生》2021 年第 2 期。

可能会造成感染的风险地区。但是成都女孩、哈尔滨女孩等感染者在被公开个人活动轨迹之后却遭到了网络暴力，对她们来说个人活动轨迹乃是个人隐私，她们为了公共利益让渡个人隐私却遭到了网暴，给她们带来了二次伤害，引发了健康保护与隐私保护的悖论。

此外，为防止青少年沉迷网络游戏，保护青少年身心健康，2021 年 8 月 31 日国家新闻出版署下发《关于进一步严格管理切实防止未成年人沉迷网络游戏的通知》，要求游戏公司采取行动保护青少年。为了控制青少年游戏时间，游戏上线了人脸识别功能，对用户进行判断其是否为青少年来弥补青少年防沉迷系统的不足，但是人脸识别给予了公司更大的个人信息采集权力。视频—游戏公司正被迫扫描用户的脸，用以执行禁止儿童每周玩超过三个小时的网络游戏的禁令。人脸数据及虹膜信息作为个人隐私数据，在人脸识别技术普遍用于日常生活的当下极具价值，然而这也意味着隐私泄露的高风险。如何平衡好隐私保护和健康保护是横亘在我们面前的难题。破解该难题需要政府在监管和利用之间寻找平衡，这需要勇气，更需要政府的执政智慧。

2021 年 3 月 6 日，习近平总书记在看望参加政协会议的医药卫生界教育界委员时强调，人民健康是社会文明进步的基础，是民族昌盛和国家富强的重要标志。这次抗击新冠肺炎疫情的实践再次证明，预防是最经济最有效的健康策略。将预防作为最有效的健康策略，这也是我国"健康中国"战略的重要目标。真正的预防需要在微观层面推动全社会健康素养和健康意识的提升，也需要数据层面的精准监测。做到这些，归根结底需要政府通过政策供给和部门协调充分利用作为信息传播通道的社交媒体和作为医疗"基础设施"的社交媒体平台。

三、更多健康议题等待研究回应

《"健康中国2030"规划纲要》指出，工业化、城镇化、人口老龄化、疾病谱变化、生态环境及生活方式变化等，也给维护和促进健康带来一系列新的挑战，健康服务供给总体不足与需求不断增长之间的矛盾依然突出，健康领域发展与经济社会发展的协调性有待增强，需要从国家战略层面统筹解决关系健康的重大和长远问题。从上述"健康中国"构建面临的挑战不难看出，健康研究需要做得更多。本书从设计之初就聚焦于"健康中国"中的具体事务问题，从传播视角进行分析，以期为"健康中国"构建提供参考。尽管，从社交媒体传播出发，涉猎了较为多元的健康领域和社会群体，但仍有许多议题"力所未逮"。

比如，国际社会广泛关注的健康不均衡问题，在社交媒体时代引发了健康"知识沟"和健康"数字沟"。美国"健康人民2020"中新纳入并提升了全面的"社会决定因素"观点，明确阐明了"创造促进人人健康的社会和物质环境"这一新的总体目标和一个专门界定健康方法的社会决定因素的新专题领域。该计划强调需要考虑贫困、教育和社会结构等许多方面的因素，这些因素不仅影响人口的健康，而且限制许多人实现健康公平的能力。[1]因此面对社交媒体在使用广度、频度和强度上的城乡差异，在预防过度使用人群的社交媒体传播负效应之外，也要考虑因为社交媒体使用带来的健康"知识沟"，因为这同样是社交媒

---

[1] Koh Howard K et al., "Healthy people: a 2020 vision for the social determinants approach," *Health education & behavior: the official publication of the Society for Public Health Education*, Vol. 38, no. 6(2011), pp. 551–557.

体传播的负效应，同样值得进行深度关注。

再比如，在疫情期间，社交媒体传播引发的社交媒体"信息疫情"治理问题。新冠肺炎疫情作为突发重大公共卫生事件，打乱了人们的工作、生活秩序，尤其是以"居家隔离"和"社交距离"为代表的抗疫举措，让人们对线上线下信息传播的质、量产生了超出常态的需求。与之相对应，传播作为双刃剑在发挥告知信息、健康教育、缓解焦虑积极作用的同时，也带来了以信息过载、谣言、污名、阴谋论等为症状之"信息疫情（Infodemics）"的流行。信息过载和虚假信息会增加民众的焦虑和恐慌，也会妨害政府对于疫情的及时、有效防控。过多的信息也会导致一种迷失方向的感觉，这可能会导致人们失去信心，失去他们对自己身上发生的事情有任何掌控的感觉，或者使他们无法采取行动。[1]信息过多带来的无所适从感，会降低公众参与疫情防控的积极性，政府的科学应对举措宣传会淹没在各种真假信息中，降低行动效果，从本质上讲这都是民众行动方向和行动能力丧失的后果。当前研究发现从不同主体探究各自职责，一定程度上回应了"信息疫情"治理问题，但作为在社交媒体语境中发生的重大突发流行病伴生的传播乱象，以往研究较为笼统的对应建议无法回应当下"信息疫情"的丰富内涵和复杂外延，有效应对和高效治理需要进行更具创新性的研究支持。

如果继续延展开去，将会有更多话题呈现在面前，社交媒体的发展、民众日益增高的健康期待为健康研究学者提供了无限拓展的学术空间，也召唤更多研究者投身其中，提供智力支持。这是"健康中国"所期，也正是健康研究学者所行！

---

[1] World Health Organization, "WHO public health research agenda for managing infodemics", 2021. Licence: CC BY-NC-SA 3.0 IGO.

参考文献

［1］（美）埃里克·托普：《未来医疗：智能时代的个体医疗革命》，郑杰译，浙江人民出版社 2016 年版。

［2］（法）爱弥儿·涂尔干：《职业伦理与公民道德》，渠东，付德根译，上海人民出版社 2001 年版。

［3］艾瑞网：《中国 AI+ 医疗行业研究报告（2020 年）》，2021 年 1 月 7 日，https://www.iresearch.com.cn/Detail/report?id=3722&isfree=0。

［4］Angela Coulter，陈雷等：《病人眼里的好医生 医生必须赢得病人的信任》，《英国医学杂志》(中文版) 2003 年第 3 期。

［5］安宝洋：《大数据时代的网络信息伦理治理研究》，《科学学研究》2015 年第 5 期。

［6］曹辉、张依洁：《基于柯式模型的企业高管培训评估体系及其应用》，《山西财经大学学报》2019 年第 S2 期。

［7］常江：《互联网与精神健康》，《青年记者》2020 年第 22 期。

［8］常驻日内瓦联合国代表团经贸处：《改变我们的世界——2030 年可持续发展议程》(中英文)，2016 年 4 月 13 日，http://genevese.mofcom.gov.cn/article/wjysj/201604/20160401295679.shtml。

［9］陈丹：《与疾病的隐喻抗争：网络社群媒介"肝胆相照"论坛的健康传播实践研究》，复旦大学硕士学位论文，2010 年。

［10］陈洪波：《新媒体背景下传播伦理的困境与重构探究》，《新闻知识》2014 年第 7 期。

［11］陈纪、南日：《虚拟民族志：对象、范围、路径及其实践应用》，《世界民族》2017 年第 4 期。

［12］陈娟、郭雨丽：《社交媒体与疫情：对公共卫生事件的预测、沟通与干预》，《新闻记者》2020 年第 4 期。

〔13〕陈宁:《浙江省推广"健康医保卡"》,2019 年 8 月 9 日,http://www.gov.cn/xinwen/2019-08/09/content_5419985.htm。

〔14〕陈汝东:《论传播伦理学的理论建设》,《伦理学研究》2004 年第 3 期。

〔15〕陈晓强:《虚拟社群:一种新的、真实的社会群体形式》,《苏州大学学报》2002 年第 4 期。

〔16〕陈叶、陈文华:《新媒体社交网络对大学生人际交往的影响及对策》,《考试周刊》2014 年第 44 期。

〔17〕程方平、冯芳芳:《非医学专业大学生健康素养的基本构成与培养路径——基于新冠肺炎疫情应对的思考》,《教育与教学研究》2020 年第 10 期。

〔18〕崔焱:《探索医学伦理培训新模式——基于临床医生对临床实验过程中伦理问题认识程度的调查分析》,《医学教育管理》2016 年第 S1 期。

〔19〕(英)丹尼斯·麦奎尔:《麦奎尔大众传播理论(第四版)》,崔保国、李琨译,清华大学出版社 2006 年版。

〔20〕洞悉世界:《基层医疗迎来"智变",百度大脑把 AI 带到北京平谷社区医院》,2019 年 7 月 5 日,https://www.echang.cn/news/china/2019/0705/2287.html。

〔21〕杜建军、罗琳:《青少年锻炼行为促进模型建构与干预策略研究》,《武汉体育学院学报》2017 年第 3 期。

〔22〕杜毅贤、徐家鹏、钟琳颖等:《网络舆情态势及情感多维特征分析与可视化——以 COVID-19 疫情为例》,《地球信息科学学报》2021 年第 2 期。

〔23〕(美)E.M. 罗杰斯:《创新的扩散(第四版)》,辛欣译,中央编译出版社 2002 年版。

〔24〕范瑞平:《如何建立生命伦理学普适规范?——联合国教科文组织国际生命伦理学委员会第十一次会议述评》,《医学与哲学》2004 年第 10 期。

〔25〕方秋明:《汉斯·约纳斯的责任伦理学研究》,复旦大学博士学位论文,2004 年。

〔26〕高启胜、陈定湾、刘盼盼:《美国〈健康人民 2020〉概述》,《中国健康教育》2012 年第 7 期。

〔27〕高申春:《自我效能理论评述》,《心理发展与教育》2000 年第 1 期。

〔28〕甘春梅、梁栩彬、李婷婷:《使用与满足视角下社交网络用户行为研究综述:基于国外 54 篇实证研究文献的内容分析》,《图书情报工作》2018 年第 7 期。

〔29〕共青团中央:《这些 App 让大学生很是无奈!》,2018 年 11 月 12 日,https://mp.weixin.qq.com/s/vBcdsr3vwjNbGpzvaJB_6A.2018-11-12/2018-11-12。

〔30〕谷玥：《我国每100人中具备健康素养人数不足10人》，《中国青年》，2015年12月14日，参见：http://news.xinhuanet.com/politics/2015-12/14/c_128526274.htm。

〔31〕规划发展与信息化司：《解读：〈"健康中国2030"规划纲要〉》，2016年10月26日，http://www.nhc.gov.cn/guihuaxxs/s3586s/201610/a2325a1198694bd6ba42d6e47567daa8.shtml。

〔32〕郭莉萍：《从"文学与医学"到"叙事医学"》，《科学文化评论》2013年第3期。

〔33〕郭莉萍：《临床工作中的叙事伦理》，《医学与哲学》（A）2018年第5期。

〔34〕国务院办公厅：《国务院办公厅关于强化学校体育促进学生身心健康全面发展的意见》，2016年5月6日，http://www.gov.cn/zhengce/content/2016-05/06/content_5070778.htm。

〔35〕杭敏、张亦晨：《2020年全球传媒产业发展报告》，《传媒》2020年第10期上。

〔36〕何权瀛：《我眼中的"伙伴医学"》，《中国医院院长》2015年第5期。

〔37〕何荣威、张诗苗、林博德：《新媒体健康信息传播对大学生健康素养的影响调查》，《中国社会医学杂志》2019年第4期。

〔38〕何炜：《西方政府职能理论的源流分析》，《南京社会科学》1999年第7期。

〔39〕何文炯、杨一心：《医疗保障治理与健康中国建设》，《公共管理学报》2017年第2期。

〔40〕贺雯、陈昕、徐璐璐：《医患关系道德发展模型及启示》，《医学与哲学》2018年第2期。

〔41〕H.M.萨思、戴庆康：《生物医学研究中的伦理与犯罪问题》，《江海学刊》2003年第5期。

〔42〕侯胜田、张玲华、王海星：《医院社交媒体使用现状调查》，《医院院长论坛—首都医科大学学报》（社会科学版）2014年第6期。

〔43〕侯玉波、葛枭语：《使用社交媒体能提升用户的社交自我效能感吗？》，《北京大学学报》（自然科学版）2019年第5期。

〔44〕华颖：《健康中国建设：战略意义、当前形势与推进关键》，《国家行政学院学报》2017年第6期。

〔45〕黄宇、秦国宾：《变迁与整合：医患关系的社会学视角分析》，《中国医学伦理学》2006年第5期。

〔46〕黄政昌：《男女大学生网络自我暴露、网络社会支持与寂寞感之差异

研究——以实时通讯为例》，中国文化大学硕士学位论文，2008年。

〔47〕（法）加布里埃尔·塔尔德：《传播与社会影响》，何道宽译，中国人民大学出版社2005年版。

〔48〕金帅岐等：《用户健康信息搜寻行为的影响因素研究——基于社会认知理论三元交互模型》，《情报科学》2020年第6期。

〔49〕（美）克利福德·G.克里斯琴斯、马克·法克勒：《媒介伦理：案例与道德推理》，孙有中、郭石磊等译，中国人民大学出版社2014年版。

〔50〕（德）克里斯多夫·库克里克：《微粒社会》，黄昆、夏柯译，中信出版集团股份有限公司2018年版。

〔51〕（美）莱斯莉·A.巴克斯特等：《人际传播：多元视角之下》，殷晓蓉、赵高辉等译，上海译文出版社2010年版。

〔52〕李可：《流感下的北京中年》，2018年2月12日，https://www.sohu.com/a/222370210_359980。

〔53〕李强：《社会支持与个体心理健康》，《天津社会科学》1998年第1期。

〔54〕李蓉、李军：《中美国家健康战略比较研究——基于〈"健康中国2030"规划纲要〉和〈健康国民2020〉文本》，《南京体育学院学报》（社会科学版）2017年第1期。

〔55〕李亚明：《"生前预嘱"与死亡的尊严》，《哲学动态》2014年第4期。

〔56〕李亚明：《从医患关系模式的角度分析中国医疗领域中的"自主性原则"》，《中国医学伦理学》2014年第4期。

〔57〕（美）丽塔·卡伦：《叙事医学：尊重疾病的故事》，郭莉萍译，北京大学医学出版社2019年版。

〔58〕梁佳、刘进：《从巴赫金"广场"理论看微博空间》，《新闻界》2011年第2期。

〔59〕梁雪等：《焦虑和自我效能对中青年冠心病患者健康素养的影响》，《山西医药杂志》2019年第5期。

〔60〕刘兵：《情感分析：挖掘观点、情感和情绪》，刘康、赵军译，机械工业出版社2018年版。

〔61〕刘晨曦：《中国人群健康素养概念模型及其测量研究》，博士学位论文，华中科技大学，2018年。

〔62〕刘刚：《非典十年调查：流言倒逼信息公开影响深远》，2013年3月25日，http://news.sina.com.cn/c/2013-03-25/023926627766.shtml。

〔63〕刘海文、张锦英：《心灵的挑战：医生责任伦理问题与诉求》，《医学与哲学》2020年第6期。

〔64〕刘介民：《哈拉维"赛博人"理论的新视野》，《广州大学学报》（社会

科学版）2009 年第 4 期。

［65］刘俊荣:《医患冲突的沟通与解决:理论审视·沟通调适·冲突解决》,广东高等教育出版社 2004 年版。

［66］刘联、蓝云:《国内外叙事医学研究综述》,《锦州医科大学学报》(社会科学版）2017 年第 1 期。

［67］刘蕤、贺册:《国外健康素养测评工具系统综述》,《现代情报》2020 年第 11 期。

［68］刘卫萍:《主动脉夹层病人术前疾病不确定感与信息需求的相关性研究》,《全科护理》2021 年第 6 期。

［69］刘新兰:《影响青少年体育锻炼行为的动机因素研究》,《沈阳体育学院学报》2006 年第 6 期。

［70］刘涌:《2020 年中国健康要达到的 95 个目标》,《21 世纪经济报道》2012 年 10 月 9 日, 第 29 版。

［71］刘忠宝、秦权、赵文娟:《微博环境下新冠肺炎疫情事件对网民情绪的影响分析》,《情报杂志》2021 年第 2 期。

［72］龙佳怀、刘玉:《健康中国建设背景下全民科学健身的实然与应然》,《体育科学》2017 年第 6 期。

［73］鲁传颖:《网络空间中的数据及其治理机制分析》,《全球传媒学刊》2016 年第 4 期。

［74］鲁英:《当代中国医生角色道德病症及其原因探析》,《医学与哲学》(人文社会医学版）2008 年第 6 期。

［75］陆爱红:《论网络隐私权保护的现实困境及决策应对》,《黑龙江省政法管理干部学院学报》2010 年第 1 期。

［76］陆红霞、诸玲、李霞、万付梅、徐晓俊:《新时期医学职业精神影响因素及重建路径探索》,《南京医科大学学报》(社会科学版）2013 年第 3 期。

［77］罗晓兰:《社交媒体中的健康信息分析与健康促进》,《中华医学图书情报杂志》2017 年第 10 期。

［78］(美) 马克斯维尔·麦库姆斯等:《议程设置: 大众媒介与舆论》,郭镇之等译, 北京大学出版社 2008 年版。

［79］毛荣建:《青少年学生锻炼态度——行为九因素模型的建立及检验》,北京体育大学硕士学位论文, 2003 年。

［80］美国运动医学学会:《ACSM 运动测试与运动处方指南》,王正珍译,北京体育大学出版社 2014 年版。

［81］牛金玉等:《新冠肺炎疫情下的公众风险沟通满意度: 信息需求、渠道偏好、媒介信任与情绪的影响》,《中国科学基金》2020 年第 6 期。

［82］（美）欧文·戈夫曼：《日常生活中的自我呈现》，黄爱华等译，浙江人民出版社 1989 年版。

［83］潘锐：《虚拟社区中的社会支持研究——以百度帖吧乙肝吧为例》，硕士学位论文，安徽大学，2015 年。

［84］潘曙雅、邱月玲：《移动端网络健康互助群组的参与度对成员感知社会支持和抑郁程度的影响研究——以癫痫病症 QQ 群为例》，《国际新闻界》2019 年第 2 期。

［85］蒲信竹、王宇、刘彦廷：《社交媒体使用与大学生科学素养——以科学自我效能为中介变量的实证研究》，《科技传播》2020 年第 24 期。

［86］秦磊、谢邦昌：《谷歌流感趋势的成功与失误》，《统计研究》2016 年第 2 期。

［87］邱守蕊：《大学生社交媒体使用对孤独感的影响研究》，大连理工大学硕士学位论文，2019 年。

［88］邱文彬：《社会支持因应效果的回顾与展望》，《国家科学委员会研究汇刊》（人文社会科学版）2001 年第 4 期。

［89］荣光：《基于信息流行病方法构建补充替代医学流感发病预测模型》，北京中医药大学博士学位论文，2016 年。

［90］上海市健康促进委员会办公室编：《上海市民居家健康知识读本》，上海科学技术出版社 2019 年版。

［91］上海市卫生健康委员会：《健康上海行动（2019—2030 年）》，2019 年 9 月 16 日，http://wsjkw.sh.gov.cn/agwsjkcj2/20190916/65223.html。

［92］沈迪君：《健步走对大学生体质健康的影响研究》，《青少年体育》2016 年第 4 期。

［93］宋素红、朱雅琪：《社交媒体使用与女性负面身体意象的关系研究》，《当代传播》2019 年第 6 期。

［94］孙广辉：《运动世界校园 App 对大学生体育锻炼坚持性及中长跑能力的影响》，《河南教育学院学报》（自然科学版）2020 年第 2 期。

［95］孙玮：《赛博人：后人类时代的媒介融合》，《新闻记者》2018 年第 6 期。

［96］孙拥军、刘岩、吴秀峰：《大学生〈身体自我效能量表〉的初步修订——自我效能实践测量操作中的分歧》，《体育科学》2005 年第 3 期。

［97］檀琳：《社交媒体健康传播现状及伦理责任分析》，《中国医学伦理学》2016 年第 5 期。

［98］唐凤：《重大突发公共卫生事件中的信息疫情管理研究》，《情报探索》2021 年第 3 期。

［99］田冬霞、张桂锋：《医务人员应如何迎接社交媒体时代的挑战——英国医学总会〈医师使用社交媒体伦理指南〉的分析与启示》，《医学与哲学》（A）2016 年第 5 期。

［100］田训龙：《论当代医生伦理角色的重塑——基于高新医学科学技术的视角》，《管理工程师》2012 年第 3 期。

［101］涂光晋、刘双庆：《社交媒体环境下医患暴力冲突事件的媒介呈现研究》，《国际新闻界》2015 年第 11 期。

［102］涂炯、梅笑：《患者"自主权"再思考——基于 G 市 Z 医院癌症患者的疾病告知实践研究》，《东南大学学报》（哲学社会科学版）2019 年第 5 期。

［103］王海明：《利他主义与利己主义辨析》，《河南师范大学学报》（哲学社会科学版）2001 年第 1 期。

［104］王华峰、高玮、邹明明、杨晓霖：《中国医学人文的叙事赋能——第二届"全国叙事医学与临床实践研讨会"综述》，《医学与哲学》2020 年第 1 期。

［105］王籍慧：《个人信息处理中同意原则的正当性——基于同意原则双重困境的视角》，《江西社会科学》2018 年第 6 期。

［106］王金礼：《公共善、个体善与新闻伦理——新闻传播与人类普遍善之关系论略》，《中国地质大学学报》（社会科学版）2013 年第 5 期。

［107］王君平等：《健康中国，新时代新起步》，人民日报，2017 年 10 月 23 日，第 4 版。

［108］王坤：《大学生体育锻炼习惯概念模型、测评方法和教育干预的研究》，华东师范大学博士学位论文，2011 年。

［109］王利明：《公共人物人格权的限制与保护》，《中州学刊》2005 年第 3 期。

［110］王陇德：《健康生活方式与健康中国之 2020》，《北京大学学报》（医学版）2010 年第 3 期。

［111］王楠、吴艳平：《社区中老年人群自我效能对健康素养的影响》，《解放军护理杂志》2012 年第 5 期。

［112］王萍：《国内外健康素养研究进展》，《中国健康教育》2010 年第 4 期。

［113］王深、张俊梅、刘一平：《运动类 App 促进大众锻炼坚持性的有效因素研究》，《福建师范大学学报》（哲学社会科学版）2018 年第 6 期。

［114］王晟：《我国微博用户注册量超 1 亿　改变公共舆论走向》，《法制晚报》2011 年 1 月 7 日，第 6 版。

［115］王思北等：《新时代网络强国建设的坚强指引——解读习近平总书记在全国网络安全和信息化工作会议上的重要讲话》，2018 年 4 月 21 日，

http://www.xinhuanet.com/politics/2018-04/21/c_1122720324.htm。

［116］王小万、代涛、朱坤:《"健康国家"战略发展的过程与国际经验》,《医学与哲学》(人文社会医学版)第29卷第11期,2008年11月。

［117］王玮、潘霁:《"强制"与"说服":关于校园跑App技术干预体育锻炼的解释现象学分析》,《新闻大学》2020年第10期。

［118］王一方:《不可爱的现代医学及其根源》,《医学与哲学》(人文社会医学版)2010年第7期。

［119］卫健委:《2020年全国居民健康素养水平升至23.15%》,2021年4月1日,http://www.gov.cn/xinwen/2021-04/01/content_5597287.htm。

［120］卫健委:《2020中国卫生统计年鉴》,2021年12月6日,http://www.nhc.gov.cn/mohwsbwstjxxzx/tjtjnj/202112/dcd39654d66c4e6abf4d7b1389becd01.shtml。

［121］卫健委:《健康中国行动2019—2030》,2019年7月15日,http://www.gov.cn/xinwen/2019-07/15/content_5409694.htm。

［122］(奥)维克托·迈尔·舍恩伯格、(德)托马斯·拉姆什:《数据资本时代》,李晓霞、周涛译,中信出版集团股份有限公司2018年版。

［123］卫生部:《"健康中国2020"战略研究报告》,2012年8月17日,http://www.gov.cn/gzdt/2012-08/17/content_2205978.htm。

［124］卫生部:《中国公民健康素养——基本知识与技能》,2019年4月28日,https://www.docin.com/p-2198017546.html。

［125］魏文欢:《罗杰斯"创新扩散"理论评析》,《传播与版权》2018年第10期。

［126］卫志民:《政府干预的理论与政策选择》,北京大学出版社2006年版。

［127］温春峰等:《当前我国医患关系紧张医源性因素分析及伦理探讨》,《中国医学伦理学》2015年第1期。

［128］William H. Schneider、郭莉萍:《医学人文学的历史与现状》,《医学与哲学》(人文社会医学版)2009年第1期。

［129］吴俊、叶冬青:《环境与疾病理论奠基人——希波克拉底》,《中华疾病控制杂志》2020年第2期。

［130］吴阳、李晓红:《网络直播中的伦理失范及其治理》,《南昌师范学院学报》2017年第5期。

［131］吴祖宏:《大学生手机社交媒体依赖的问卷编制及特点研究》,硕士学位论文,西南大学,2014年。

［132］吴祖坚:《附二医医生开"微信门诊"收咨询费被叫停！网友看法不一……》,《温州都市报》2019年1月29日,参见:https://baijiahao.baidu.com/

s?id=1623948843896307174。

［133］夏云等:《医务人员对医患冲突的认知与态度》,《中国卫生事业管理》2013 年第 6 期。

［134］肖军、万滋衡:《"班杜拉社会—认知理论"在大学体育教学中的应用》,《中国校外教育》(理论)2007 年第 11 期。

［135］(美)谢尔·以色列:《微博力》,任文科译,中国人民大学出版社2010 年版。

［136］谢枝丽、宋长英:《生态环境保护与治理中的政府干预手段探究》,《长春工业大学学报》(社会科学版)2014 年第 6 期。

［137］新华社:《"健康中国 2030"规划纲要》,2016 年 10 月 25 日,http://www.gov.cn/zhengce/2016-10/25/content_5124174.htm。

［138］新华网:《保护网络个人隐私有赖于法律防线》,2017 年 3 月 22 日,http://www.xinhuanet.com/2017-03/22/c_1120670948.htm。

［139］新智元:《谷歌"夜莺计划"曝光:秘密采集数百万医疗隐私数据》,2019 年 11 月 13 日,https://tech.sina.com.cn/csj/2019-11-13/doc-iihnzahi0332081.shtml。

［140］熊曼曼:《社交媒体对大众健康行为的影响研究》,硕士学位论文,华中师范大学,2013 年。

［141］徐青:《梅奥与 Hootsuite 联手　手把手教医生使用社交媒体》,2015年 9 月 8 日,https://www.cn-healthcare.com/article/20150908/content-477659.html。

［142］许同文:《"媒介特性"与"数据实践":基于位置媒体的"校园跑"》,《国际新闻界》2019 年第 11 期。

［143］徐元善,居欣:《公共参与公共政策制定过程的问题及对策研究》,《理论探讨》2009 年第 5 期。

［144］颜运英等:《健康素养的研究进展》,《循证理》2019 年第 1 期。

［145］央广网:《网络隐私安全及网络欺诈行为研究分析报告(2018 年上半年)发布》,2018 年 8 月 3 日,http://tech.cnr.cn/techgd/20180803/t20180803_524322877.shtml。

［146］阳欣哲:《媒体传播对医患关系影响研究》,上海交通大学博士学位论文,2012 年。

［147］杨剑、郭正茂、季浏:《锻炼行为理论模型发展述评》,《沈阳体育学院学报》2016 年第 1 期。

［148］杨仁伟、郑拯、张超:《基于跑步 App 的大学生自主课外锻炼效果研究》,《中国学校体育》(高等教育)2018 年第 11 期。

［149］杨晓霖:《疾病叙事阅读:医学叙事能力培养》,《医学与哲学》(A)

2014 年第 11 期。

［150］杨晓霖：《美国叙事医学课程对我国医学人文精神回归的启示》，《西北医学教育》2011 年第 2 期。

［151］杨晓霖：《医学和医学教育的叙事革命：后现代"生命文化"视角》，《医学与哲学》(人文社会医学版)2011 年第 9 期。

［152］杨瑛莹、傅传喜：《精准公共卫生研究进展及挑战》，《中国公共卫生》2021 年第 2 期。

［153］叶凤云、徐孝娟：《青少年移动社交媒体使用动机与沉迷：错失焦虑的中介作用》，《情报理论与实践》2020 年第 10 期。

［154］叶龙杰：《建设健康中国各部门领任务》，《健康报》，2017 年 3 月 31 日，参见：http://www.zjwjw.gov.cn/art/2017/3/31/art_1202103_6169162.html。

［155］一个有点理想的记者：《南航机场急救门：真正恶劣的是后来的事……》，2015 年 11 月 30 日，http://www.cannews.com.cn/2015/1130/141211.shtml。

［156］尹洁：《如何解构医患信任危机？》，《东南大学学报》(哲学社会科学版)2017 年第 2 期。

［157］喻婵：《大学生考试焦虑与学业成绩的关系：自我效能感的中介效应》，华中师范大学硕士学位论文，2019 年。

［158］于春艳：《青少年运动自我效能量表之初步编制与应用》，《首都体育学院学报》2014 年第 3 期。

［159］(美) 约翰·杜海姆·彼得斯：《奇云：媒介即存有》，邓建国译，复旦大学出版社 2020 年版。

［160］(美) 约翰·B.泰勒：《政策稳定与经济增长——大萧条的教训》，王云燕译，中国金融出版社 2019 年版。

［161］(美) 约瑟夫·A.德维托：《人际传播教程》，余瑞祥等译，中国人民大学出版社 2011 年版。

［162］曾向红、李琳琳：《国际关系中的污名与污名化》，《国际政治科学》2020 年第 3 期。

［163］曾莹：《新媒体视域下的社会角色转换》，《东南传播》2010 年第 12 期。

［164］张嫦慧、李双玲：《微信在居民健康素养促进中的应用探讨》，《健康教育与健康促进》2018 年第 1 期。

［165］张琛等：《基于用户情感变化的新冠疫情舆情演变分析》，《地球信息科学学报》2021 年第 2 期。

［166］张大亮、孙飞超、贺铭珠：《基于医生视角的医患知识转移行为模式

研究》,《中国卫生政策研究》2011 年第 8 期。

［167］张大庆:《理解当下医学的悖论:思想史的路径》,《历史研究》2015 第 2 期。

［168］张鼎昆、方俐洛、凌文辁:《自我效能感的理论及研究现状》,《心理学动态》1999 年第 1 期。

［169］张玲等:《重庆某军校大学生接受新媒体信息与健康素养的相关性》,《中国学校卫生》2020 年第 3 期。

［170］张明海:《社会化媒体时代网络传播伦理创新研究》,《当代传播》2017 年第 3 期。

［171］张钦:《2021 中国家庭健康指数报告》发布:过去一年我国居民健康意识显著提升,2021 年 12 月 17 日,https://new.qq.com/omn/20211217/20211217A0306200.html。

［172］张帅、刘运梅、司湘云:《信息疫情下网络虚假信息的传播特征及演化规律》,《情报理论与实践》2021 年第 8 期。

［173］张文燕:《医生直面社交媒体隐忧》,《中国医院院长》2013 年第 12 期。

［174］张肖阳、孔舒、肖巍:《临床医患关系中患者的"失语"》,《医学与哲学》2020 年第 23 期。

［175］张晓英:《阳光体育运动背景下高校健康体育模式的构建与实施》,《廊坊师范学院学报》(自然科学版)2011 年第 2 期。

［176］张心怡:《社会认知理论与在线社会资本整合视角下的微信新闻分享行为研究》,南京大学硕士学位论文,2018 年。

［177］张新宝:《隐私权的法律保护》,群众出版社 1997 年版。

［178］张秀:《智能传播视阈下伤害最小化伦理原则探讨——以智能人脸识别技术为例》,《当代传播》2020 年第 2 期。

［179］张汛滔、郭燕、徐晓霞:《医护人员对预先指示的态度及其影响因素分析》,《中国护理管理》2014 年第 8 期。

［180］张亚利、李森、俞国良:《社交媒体使用与错失焦虑的关系:一项元分析》,《心理学报》2021 年第 3 期。

［181］张妍妍:《医疗责任中的"告知同意"理论》,《国际商法论丛》2005 年第 00 期。

［182］张咏华、贾楠:《传播伦理概念研究的中西方视野与数字化背景》,《新闻与传播研究》2016 年第 2 期。

［183］张咏华、聂晶:《"专业"对大学生社交媒体使用及动机的影响——以上海大学生为例》,《国际新闻界》2013 年第 12 期。

［184］张咏华:《传播伦理:互联网治理中至关重要的机制》,《全球传媒学刊》2015 年第 2 期。

［185］张咏华:《使伦理共性与文化特殊性相得益彰——访世界著名传播伦理学者克里斯蒂安教授》,《新闻大学》2016 年第 3 期。

［186］张志安、胡诗然:《社交媒体传播风险及其管理策略——以"手术室自拍"事件为例》,《新闻与写作》2015 年第 3 期。

［187］张自力:《健康传播学:身与心的交融》,北京大学出版社 2009 年版。

［188］赵高辉:《网络与政府公共事务治理》,上海人民出版社 2017 年版。

［189］赵高辉、王梅芳:《人际扩散:"织里抗税"事件的微博传播模式分析——基于新浪微博的考察》,《新闻记者》2012 年第 3 期。

［190］赵环环:《医学伦理视野下医生的社交媒体行为研究》,《新闻世界》2015 年第 5 期。

［191］赵晓霜、李春玉、李彩福:《社区糖尿病患者健康素养和自我效能对健康状况影响的路径分析》,《中华护理杂志》2013 年第 1 期。

［192］郑杭生:《社会学概论新修》(第 3 版),中国人民大学出版社 2003 年版。

［193］知识分子:《联合国教科文组织:新冠全球大流行,生物伦理学如何发挥关键作用?》,2020 年 4 月 27 日,https://tech.ifeng.com/c/7w0drSqVPkl。

［194］中国产业信息网:《2017 年我国社交类 App 行业市场数据分析》,2017 年 11 月 20 日,http://www.chyxx.com/industry/201711/584252.html。

［195］中国工程院编:《健康中国,策略为先》,高等教育出版社 2019 年版。

［196］中国互联网络信息中心:《第 48 次中国互联网络发展状况统计报告》,2021 年 9 月 23 日,http://www.cac.gov.cn。

［197］中国健康促进与教育协会:《健康促进理论与实践》,上海交通大学出版社 2009 年版。

［198］中国青年网:《超 5 成大学生进入大学后体质下降运动减少是主因》,2018 年 11 月 23 日,http://edu.sina.com.cn/gaokao/2018-11-23/doc-ihpevhck2629425.shtml。

［199］中国医师协会:《中国医师执业状况白皮书》,2018 年 1 月 10 日,https://www.sohu.com/a/215762544_101096。

［200］钟瑛:《论网络传播的伦理建设》,《现代传播》2001 年第 6 期。

［201］周冲:《个人信息保护:中国与欧盟删除权异同论》,《新闻记者》2017 年第 8 期。

［202］周红磊等:《话题-情感图谱:突发公共卫生事件舆情引导的切入点》,《情报科学》2020 年第 7 期。

［203］周欢:《新媒体时代传者需要新的媒介素养教育》,《新教育时代电子杂志》(教师版)2017 年第 27 期。

［204］周建青、邓惠玲:《公民网络影像传播伦理原则分析框架的建构》,《现代传播》(中国传媒大学学报)2018 年第 7 期。

［205］周文霞、郭桂萍:《自我效能感:概念、理论和应用》,《中国人民大学学报》2006 年第 1 期。

［206］朱春磊:《青少年健康素养及影响因素分析》,华北理工大学硕士学位论文, 2016 年。

［207］朱俊等:《社交媒体在我国医疗实践中的应用》,《中华医学图书情报志》2014 年第 6 期。

［208］Adams T.E, "A Review of Narrative Ethics," Qualitative Inquiry, Vol. 14, no. 2(2008).

［209］Akcora C.G, Bayir M.A, Demirbas M, et al. SOMA 2010 — Proceedings of the 1st Workshop on Social Media Analytics. Aron Culotta. Towards detecting influenza epidemics by analyzing Twitter messages. 2010.

［210］Alghamdi K.M, Moussa N.A, "Internet use by the public to search for health-related information," International Journal of Medical Informatics, Vol. 81, no. 6(2012).

［211］American government. Health Communication and Health Information Technology［EB/OL］. https://www.healthypeople.gov/node/3508/data-details%20Health%20Communication%20and%20Health%20Information%20Technology%20Data%20Details.

［212］An Z, Mclaughlin M.L, Hou J, et al., "Social Network Representation and Dissemination of Pre-Exposure Prophylaxis PrEP: A Semantic Network Analysis of HIV Prevention Drug on Twitter," International Conference on Social Computing and Social Media, Vol. 8532(2014).

［213］Anderson J.G, Rainey M.R, Eysenbach G, "The Impact of CyberHealthcare on the Physician-Patient Relationship," Journal of Medical Systems, Vol. 27, no. 1(2003), pp. 67–84.

［214］Ashley, Sanders-Jackson, Cati, et al., "Applying linguistic methods to understanding smoking-related conversations on Twitter," Tobacco Control, Vol. 24, no. 2(2015).

［215］Aslam, A.A, Tsou, M.H, Spitzberg, B.H, An, L, Gawron, J.M, Gupta, D.K, ... Lindsay, S, "The reliability of tweets as a supplementary method of seasonal influenza surveillance," Journal of Medical Internet Research, Vol. 16, no. 11(2014).

［216］Bambina A, *Online Social Support: The Interplay of Social Networks and Computer-Mediated Communication*, Cambria Press, 2007.

［217］Bandura, A, "Health Promotion by Social Cognitive Means," *Health Education & Behavior*, Vol. 31, no. 2(2004).

［218］Bandura, Albert, "Self-efficacy mechanism in human agency," *American Psychologist*, Vol. 37, no. 2(1982).

［219］Bandura, A, "Self-efficacy: Toward a unifying theory of behavioral Change," *Psychological Review*, Vol. 84, no. 2(1977).

［220］Bandura, Albert, "Self-efficacy mechanism in human agency," *American Psychologist*, Vol. 37, no. 2(1982).

［221］Barrera M, Ainlay S.L, "The structure of social support: A Conceptual and empirical analysis," *Journal of Community Psychology*, Vol. 11, no. 2(1983).

［222］Beisecker, Analee E, "Patient Power in Doctor-Patient Communication: What Do We Know?," *Health Communication*, Vol. 2, no. 2(1990).

［223］Bell R.A, Hu X, Orrange S.E, et al., "Lingering questions and doubts: Online information-seeking of support forum members following their medical visits," *Patient Education & Counseling*, Vol. 85, no. 3(2011).

［224］Bevan J.L, Gomez R, Sparks L, "Disclosures about important life events on Facebook: Relationships with stress and quality of life," *Computers in Human Behavior*, Vol. 39, no. oct(2014).

［225］Bittlingmayer U.H, Harsch S, Islertas Z. Health Literacy in the Context of Health Inequality—A Framing and a Research Overview. Saboga-Nunes L.A, Bittlingmayer U.H, Okan O, Sahrai D(eds). New Approaches to Health Literacy. Springer VS, Wiesbaden, 2021: 11–43.

［226］Boyd, D.M, & Ellison, N.B, "Social network sites: definition, history, and scholarship," *Journal of computer Mediated Communication*, Vol. 13, no. 1(2008).

［227］Braithwaite D.O, Baxter L.A, Greene J.O, "Engaging Theories in Interpersonal Communication: Multiple Perspectives—Edited by Leslie A. Baxter and Dawn O," *Braithwaite. Journal of Communication*, Vol. 59, no. 4(2010).

［228］Brian L, "The Effects of Viewing Grey's Anatomy on Perceptions of Doctors and Patient Satisfaction," *Journal of Broadcasting & Electronic Media*, Vol. 53, no. 1(2009).

［229］Brown S.L, Nesse R.M, Smith V, "Providing Social Support May Be More Beneficial than Receiving It: Results from a Prospective Study of Mortality," *Psychological Science*, Vol. 14, no. 4(2003).

［230］C. Richard Hofstetter and Stephen Zuniga and David M. Dozier, "Media Self-Efficacy: Validation of a New Concept," *Mass Communication and Society*, Vol. 4, no. 1(2001).

［231］Califano J.A. You've got drugs!: prescription drug pushers on the internet. New York, NY: National Center on Addiction and Substance Abuse, Columbia University, 2004.

［232］Carillo K. Understanding IS Theory: An Interpretation of Key IS Theoretical Frameworks Using Social Cognitive Theory. Dwivedi Y., Wade M., Schneberger S. (eds). Information Systems Theory. Integrated Series in Information Systems. Springer, New York, 2012: 241–280.

［233］CDC. Healthy People 2010. https://www.healthy people.gov/2010/ Document/HTML/Volume1/11HealthCom.htm.

［234］CDC. Healthy People 2020. https://www.healthy people.gov/2020/ data-search/Search-the-Data#topic-area=3508.

［235］CDC. The State of the News Media 2013. http://www.pewresearch. org/topics/state-of-the-news-media/External Web Site Policy.

［236］CDC. Crisis and Emergency Risk Communication Best Practices Study. https://www.healthypeople.gov/2020/data-source/cdc-crisis-and-emergency-risk-communication-best-practices-study.

［237］CDC. Healthy People 2010 Focus Area 11: Health Communication Progress Review. Referrence:https://www.cdc.gov/nchs/healthy_people/hp2010/ focus_areas/fa11_health_communication2.htm.

［238］CDC. Healthy People 2030 Draft Framework: Background (Past and Present). https://www.healthypeople.gov/2020/About-Healthy-People/ Development-Healthy-People-2030/Draft-Framework.

［239］CDC. Healthy People 2030 Framework. https://www.healthypeople. gov/2020/About-Healthy-People/Development-Healthy-People-2030/Framework.

［240］CE Prue, Lackey C, Swenarski L, et al., "Communication monitoring: shaping CDC's emergency risk communication efforts," *Journal of Health Communication*, Vol. 8, no. sup1(2003).

［241］Chan B, Lopez A, Sarkar U, "The Canary in the Coal Mine Tweets: Social Media Reveals Public Perceptions of Non-Medical Use of Opioids," *PLOS*

ONE, Vol. 10, no. 8(2015).

［242］Chapman L.E and Tyson J.N, *Analysis and Interpretation of Surveillance Data*, John Wiley & Sons, Ltd, 2014.

［243］Chen W, Lee K.H, "Sharing, Liking, Commenting, and Distressed? The Pathway Between Facebook Interaction and Psychological Distress," *Cyberpsychology Behavior & Social Networking*, Vol. 16, no. 10(2013).

［244］Chew C and Eysenbach G, "Pandemics in the Age of Twitter: Content Analysis of Tweets during the 2009 H1N1 Outbreak," *Plos One*, Vol. 5, no. 11(2010).

［245］Chiu C.J, Menacho L, Fisher C, et al., "Ethics Issues in Social Media—Based HIV Prevention in Low- and Middle-Income Countries," *Cambridge Quarterly of Healthcare Ethics*, Vol. 24, no. 3(2015).

［246］Christy M.K. Cheung, Pui-Yee Chiu, Matthew K.O. Lee, "Online social networks: Why do students use facebook," *Computers in Human Behavior*, Vol. 27, no. 4(2011).

［247］Chung J.E, "Social interaction in online support groups: Preference for online social interaction over offline social interaction," *Computers in Human Behavior*, Vol. 29, no. 4(2013).

［248］Chung, Eun J, "Social Networking in Online Support Groups for Health: How Online Social Networking Benefits Patients," *Journal of Health Communication*, Vol. 19, no. 6(2014).

［249］Cialdini R.B. Influence: Science and practice. 4th ed. Boston:Allyn and Bacon, 2001.

［250］Cleary, P.D, "The increasing importance of patient surveys," *Bmj*, Vol. 319, no. 7212(1999).

［251］Cole-Lewis H, Pugatch J, Sanders A, et al., "Social Listening: A Content Analysis of E-Cigarette Discussions on Twitter," *Journal of Medical Internet Research*, Vol. 17, no. 10(2015).

［252］Compeau D.R, Higgins C.A, "Computer Self-Efficacy: Development of a Measure and Initial Test," *MIS Quarterly*, Vol. 19, no. 2(1995).

［253］Conroy D.E, Yang C.H, Maher J.P, "Behavior Change Techniques in Top-Ranked Mobile Apps for Physical Activity," *American Journal of Preventive Medicine*, Vol. 46, no. 6(2014).

［254］Coulter A, "Paternalism or partnership? Patients have grown up-and there's no going back," *Bmj*, Vol. 319, no. 7212(1999).

［255］Courtney, Judith, Cole, Galen, Reynolds, Barbara, "How the CDC is Meeting the Training Demands of Emergency Risk Communication," *Journal of Health Communication*, Vol. 8, no.sup1 (2003).

［256］Cristiano, Alicino, Luigi N, et al., "Assessing Ebola-related web search behaviour: insights and implications from an analytical study of Google Trends-based query volumes," *Infectious diseases of poverty*, Vol. 4, no. 1(2015).

［257］Cynthia Chew and Gunther Eysenbach, "Pandemics in the Age of Twitter: Content Analysis of Tweets during the 2009 H1N1 Outbreak," *Plos One*, Vol. 5, no. 11(2010).

［258］DD Luxton, June J.D, Fairall J.M, "Social Media and Suicide: A Public Health Perspective," *American Journal of Public Health*, Vol. 102 Suppl 2, no. S2 (2012).

［259］Dennen V.P, "Pedagogical lurking: Student engagement in non-posting discussion behavior," *Computers in Human Behavior*, Vol. 24, no. 4(2008).

［260］DOH. DO Health. Healthy lives, healthy people: our strategy for public health in England. Department of Health, 2010(8): 391.

［261］Eddie, S.K, et al., "Social Media as Social Capital of LGB Individuals in Hong Kong: Its Relations with Group Membership, Stigma, and Mental Well-Being," *American Journal of Community Psychology*, Vol. 55, no. 1–2(2015).

［262］Eichstaedt, J.C, Schwartz, H.A, Kern, M.L, Park, G, Labarthe, D.R, Merchant, R.M, ... Seligman, M.E, "Psychological Language on Twitter Predicts County-Level Heart Disease Mortality," *Psychological science: a journal of the American Psychological Society*, Vol. 26, no. 2(2015).

［263］Elad Yom-Tov et al., "Pro-Anorexia and Pro-Recovery Photo Sharing: A Tale of Two Warring Tribes," *Journal of Medical Internet Research*, Vol. 14, no. 6(2012).

［264］Ellison N.B and Heino R and Lanipe C, "The benefits of Facebook 'friends': Social capital and college students, use of online social network sites," *Journal of Computer-Mediated Communication*, Vol. 12, no. 4(2007).

［265］Erickson, Ingrid, "Geography and Community, New Forms of Interaction Among People and Places," *American Behavioral Scientist*, Vol. 53(2010).

［266］Eysenbach G, "Infodemiology and infoveillance tracking online health information and cyberbehavior for public health," *American Journal of Preventive Medicine*, Vol. 40, no. 5-supp-S2(2011).

［267］Eysenbach G, "Infodemiology and Infoveillance: Framework for an Emerging Set of Public Health Informatics Methods to Analyze Search, Communication and Publication Behavior on the Internet," *Journal of Medical Internet Research*, Vol. 11, no. 1(2009).

［268］Eysenbach G, "Infodemiology: Tracking Flu-Related Searches on the Web for Syndromic Surveillance," *Amia. annual Symposium Proceedings*, Vol. 244(2006).

［269］Eysenbach G, "Medicine 2.0: Social Networking, Collaboration, Participation, Apomediation, and Openness," *Journal of Medical Internet Research*, Vol. 10, no. 3(2008).

［270］Fanning J, Roberts S, Hillman C.H, et al., "A smartphone 'app'-delivered randomized factorial trial targeting physical activity in adults," *Journal of Behavioral Medicine*, Vol. 40, no. 5(2017).

［271］Fox S, Purcell K. Chronic disease and the Internet. Washington, DC: Pew Internet & American Life Project, 2010. Reference: http://www.pewInternet.org/Reports/2010/Chronic-Disease.aspx.

［272］Freimuth, Vicki, "Epilogue to the Special Issue on Anthrax," *Journal of Health Communication*, Vol. 8, no. sup1(2003).

［273］ Fry J.P and Neff R.A, "Periodic Prompts and Reminders in Health Promotion and Health Behavior Interventions: Systematic Review," *Journal of Medical Internet Research*, Vol. 11, no. 2(2009).

［274］Fukuoka Y, Vittinghoff E, Jong S.S, Haskell W, "Innovation to motivation: Pilot study of a mobile phone intervention to increase physical activity among sedentary women," *Prev Med*, Vol. 51, no. 3(2010).

［275］Galston W.A, "Does the Internet Strengthen Community?," *National Civic Review*, Vol. 89, no. 3(2010).

［276］Gillon, R, "Paternalism and medical ethics," *British Medical Journal*, Vol. 290, no. 6486(1985).

［277］Glanz K, Rimer B.K, Lewis F.M, Health Behavior and Health Education: Theory, Research, and Practice. 4th ed.Jossey-Bass, 2008:190.

［278］Glynn L.G, Hayes P, Casey M, "Effectiveness of a smartphone application to promote physical activity in primary care: the SMART MOVE randomised controlled trial," *British Journal of General Practice the Journal of the Royal College of General Practitioners*, Vol. 64, no. 624(2014).

[279] Godin G.S and Shephard R.J, "A Simple Method to Assess Exercise Behavior in the Community," *Canadian journal of applied sport sciences, Journal canadien des sciences appliquées au sport*, Vol. 10, no. 3(1985).

[280] Gollust Sarah E and Dwyer Anne M, "Ethics of clinician communication in a changing communication landscape: guidance from professional societies," *JNCI Monographs*, Vol. 2013, no. 47(2013).

[281] Grace Chi En Kwan and Marko M. Skoric, "Facebook bullying: An extension of battles in school," *Computers in Human Behavior*, Vol. 29, no. 1(2013).

[282] Gruzd A, Wellman B, Takhteyev Y, "Imagining Twitter as an Imagined Community," *American Behavioral Scientist*, Vol. 55, no. 55(2011).

[283] Gu H, Chen B, Zhu H, et al., "Importance of Internet Surveillance in Public Health Emergency Control and Prevention: Evidence From a Digital Epidemiologic Study During Avian Influenza A H7N9 Outbreaks," *Journal of Medical Internet Research*, Vol. 16, no. 1(2014).

[284] Gundogmus I, Tasdelen Kul A, et al., "Investigation of the relationship between social network usage and sleep quality among university students," *Anadolu Psikiyatri Dergisi-Anatolian Journal of Psychiatry*, Vol. 21, no. 2(2020).

[285] Gunther Eysenbach, "Infodemiology: the epidemiology of (mis)information," *The American Journal of Medicine*, Vol. 113, no. 9(2002).

[286] Haas S.M, Irr M.E, Jennings N.A, et al., "Communicating thin: A grounded model of Online Negative Enabling Support Groups in the pro-anorexia movement," *New Media & Society*, Vol. 13, no. 1(2011).

[287] Han J.Y, Hou J, Kim E, et al., "Lurking as an Active Participation Process: A Longitudinal Investigation of Engagement with an Online Cancer Support Group," *Health Communication*, Vol. 29, no. 9(2014).

[288] Hanson C.L, Cannon B, Burton S, et al., "An Exploration of Social Circles and Prescription Drug Abuse Through Twitter," *Journal of Medical Internet Research*, Vol. 15, no. 9(2013).

[289] Hou J, Shim M, "The Role of Provider—Patient Communication and Trust in Online Sources in Internet Use for Health-Related Activities," *Journal of Health Communication*, Vol. 15, no. sup3(2010).

[290] HM Government. Healthy lives, healthy people: a tobacco control

plan for England.NCSCT, 2011(3).

［291］Hybye, Mette, Terp, "Engaging the Social Texture of Internet Cancer Support Groups," *Journal of Contemporary Ethnography*, Vol. 45, no. 4(2016).

［292］Iii F, Sheps S, Ho K, et al., "Social Media: A Review and Tutorial of Applications in Medicine and Health Care," *Journal of Medical Internet Research*, Vol. 16, no. 2(2014).

［293］Jashinsky J, Burton S.H, Hanson C.L, et al., "Tracking Suicide Risk Factors Through Twitter in the US," *Crisis The Journal of Crisis Intervention and Suicide Prevention*, Vol. 35, no. 1(2013).

［294］Jesse Fox and Jennifer J. Moreland, "The dark side of social networking sites: An exploration of the relational and psychological stressors associated with Facebook use and affordances," *Computers in Human Behavior*, Vol. 45(2015).

［295］Jessica D, Austin, et al., "Implications for patient-provider communication and health self-efficacy among cancer survivors with multiple chronic conditions: results from the Health Information National Trends Survey," *Journal of Cancer Survivorship*, Vol. 13, no. 5(2019).

［296］Jucks R, Bromme R, "Choice of Words in Doctor—Patient Communication: An Analysis of Health-Related Internet Sites," *Health Commun*, Vol. 21, no. 3(2007).

［297］Julie M Shaw et al., "Social media used as a health intervention in adolescent health: A systematic review of the literature," *Digital Health*, Vol. 1 (2015).

［298］Kaplan A.M and Haenlein M, "Users of the world, unite! The challenges and opportunities of Social Media,"*Business Horizons*, Vol. 53, no. 1 (2010).

［299］Kim A.E, Hopper T, Simpson S, et al., "Using Twitter Data to Gain Insights into E-cigarette Marketing and Locations of Use: An Infoveillance Study," *Journal of Medical Internet Research*, Vol. 17, no. 11(2015).

［300］King A.C, Hekler E.B, Grieco L.A, Winter S.J, Sheats J.L, Buman M.P, et al., "Harnessing different motivational frames via mobile phones to promote daily physical activity and reduce sedentary behavior in aging adults," *Plos One*, Vol. 8, no. 4(2013).

［301］Kirk W. Duthler, "The Politeness of Requests Made Via Email and Voicemail: Support for the Hyperpersonal Model," *Journal of Computer-*

Mediated Communication, Vol. 11, no. 2(2006).

［302］Koh H.K, Piotrowski J.J, Kumanyika S, et al., "Healthy people: a 2020 vision for the social determinants approach," *Health education & behavior: the official publication of the Society for Public Health Education*, Vol. 38, no. 6(2011).

［303］Konstantinos, Kafetsios, Fotios, et al., "Doctors' Emotion Regulation and Patient Satisfaction: A Social-Functional Perspective," *Health Communication*, Vol. 29, no. 2(2013).

［304］Korda H, Itani Z, "Harnessing Social Media for Health Promotion and Behavior Change," *Health Promotion Practice*, Vol. 14, no. 1(2013).

［305］Kramish Campbell M, James A, Hudson M.A, et al., "Improving Multiple Behaviors for Colorectal Cancer Prevention Among African American Church Members," *Health Psychology*, Vol. 23, no. 5(2004).

［306］Kross E, Verduyn P, Demiralp E, et al., "Facebook Use Predicts Declines in Subjective Well-Being in Young Adults," *PLoS ONE*, Vol. 8, no. 8(2013).

［307］Kwak, H., Lee, C., Park, H., & Moon, S.. What is Twitter, a social network or a news media? Proceedings of the 19th International World Wide Web (pp. 591–600). Raleigh, NC: Association for Computing Machinery[EB/OL]. Available from: http://www.ambuehler.ethz.ch/CDstore/www2010/www/p591.pdf [last accessed 20 July 2017].

［308］Hyun Jung Oha & Byoungknan Leeb. "The effect of computer-mediated social support in online communities on patient empowerment and doctor-patient communication," *Health Communication*, Vol. 27, no. 1(2012).

［309］Lewis N, Gray S.W, Freres D.R, et al., "Examining cross-source engagement with cancer-related information and its impact on doctor-patient relations," *Health Communication*, Vol. 24, no. 8(2009).

［310］Li Y and Wang X, "Dilemma of Consumerism in China: An analysis based on survey on five 'Third Level 1st Class Hospitals' in Beijing," *Journal of Cambridge Studies*, Vol. 7, no. 3(2012).

［311］Liam G Glynn, Patrick S Hayes et al., "Effectiveness of a smartphone application to promote physical activity in primary care: the SMART MOVE randomised controlled trial," *British Journal of General Practice*, Vol. 64, no. 624(July 2014).

［312］Little M, Wicks P, Vaughan T, et al., "Quantifying Short-Term

Dynamics of Parkinson's Disease Using Self-Reported Symptom Data From an Internet Social Network," *Journal of Medical Internet Research*, Vol. 15. no. 1(2013).

［313］Loos A.T, "Health Literacy Missouri: Evaluating a Social Media Program at a Health Literacy Organization," *Journal of Consumer Health on the Internet*, Vol. 17, no. 4(2013).

［314］Luxton, David D and June, Jennifer D and Fairall, Jonathan M. Social Media and Koh Howard K et al., "Healthy people: a 2020 vision for the social determinants approach," *Health education & behavior: the official publication of the Society for Public Health Education*, Vol. 38, no. 6(2011).

［315］Luxton, David D and June, Jennifer D and Fairall, Jonathan M, "Social Media and Suicide: A Public Health Perspective," *American Journal of Public Health*, Vol. 102, no. S2(2012).

［316］MacGeorge Erina L. et al., "Understanding Advice in Supportive Interactions: Beyond the Facework and Message Evaluation Paradigm," Vol. 30, no. 1(2004).

［317］Maher C.A, Lewis L.K, Ferrar K, et al., "Are Health Behavior Change Interventions That Use Online Social Networks Effective? A Systematic Review," *Journal of Medical Internet Research*, Vol. 16, no. 2(2014).

［318］Maher C, Ferguson M, Vandelanotte C, Plotnikoff R, De Bourdeaudhuij I, Thomas S, et al., "A web-based, social networking physical activity intervention for insufficiently active adults delivered via facebook app: randomised controlled trial," *JMIR*, Vol. 17, no. 7(2015).

［319］Marcus B.H, Selby V.C, Niaura R.S, et al., "Self-Efficacy and the Stages of Exercise Behavior Change," *Research Quarterly for Exercise and Sport*, Vol. 63, no. 1(1992).

［320］Mario Silic and Andrea Back, "The dark side of social networking sites: Understanding phishing risks," *Computers in Human Behavior*, Vol. 60(2016).

［321］Marwick, Alice E. and Boyd, Danah., "I tweet honestly, I tweet passionately: Twitter users, context collapse, and the imagined audience," *New Media Society*, Vol. 13(2011).

［322］Marwick, Alice and Bboyd, Danah, "To See and Be Seen: Celebrity Practice on Twitter," *Convergence: The International Journal of Research into New Media Technologies*, Vol. 17(2011).

［323］Mazuro C, Rao N, "Online discussion forums in higher education: Is lurking working?" *International Journal for Cross-Disciplinary Subjects in Education*, Vol. 2, no. 2(2011).

［324］Mckenna K, Bargh J.A, "Coming out in the age of the Internet: Identity \'demarginalization\' through virtual group participation," *Journal of Personality & Social Psychology*, Vol. 75, no. 3(1998).

［325］Mcmillan D.W, Chavis D.M, "Sense of community: A definition and theory," *Journal of Community Psychology*, Vol. 14, no. 1(1986).

［326］MD Wood, Read J.P, Palfai T.P, et al., "Social influence processes and college student drinking: the mediational role of alcohol outcome expectancies," *J Stud Alcohol*, Vol. 62, no. 1(2001).

［327］Meena P.S, Soni R, Jain M, et al., "Social networking sites addiction and associated psychological problems among young adults: a study from North India," *Diabetes & Metabolism*, Vol. 6, no. 1(2015).

［328］Moon T.J, Chih M.Y, Shah D.V, et al., "Breast Cancer Survivors' Contribution to Psychosocial Adjustment of Newly Diagnosed Breast Cancer Patients in a Computer-Mediated Social Support Group," *Journalism & Mass Communication Quarterly*, Vol. 94, no. 2(2017).

［329］Moorhead S.A, Hazlett D.E, Harrison L, et al., "A New Dimension of Health Care: Systematic Review of the Uses, Benefits, and Limitations of Social Media for Health Communication," *Journal of Medical Internet Research*, Vol. 15, no. 4(2013).

［330］Moqbel M, Kock N, "Unveiling the dark side of social networking sites: Personal and work-related consequences of social networking site addiction," *Information & Management*, Vol. 55, no. 1(2017).

［331］Moubarak G, Guiot A, Benhamou Y, et al., "Facebook activity of residents and fellows and its impact on the doctor-patient relationship," *Journal of medical ethics*, Vol. 37, no. 2(2011).

［332］Msed M.A.M, Msed A.G, Lauren Kacvinsky B.S, et al., "College Students' Alcohol Displays on Facebook: Intervention Considerations," *Journal of American College Health J of Ach*, Vol. 60, no. 5(2012).

［333］Napolitano M.A, Hayes S, Bennett G.G, et al., "Using Facebook and Text Messaging to Deliver a Weight Loss Program to College Students," *Obesity*, Vol. 21, no. 1(2013).

［334］Nascimento T.D, Dossantos M.F, Danciu T, et al., "Real-time sharing and expression of migraine headache suffering on Twitter: a cross-sectional infodemiology study," *Journal of Medical Internet Research*, Vol. 16, no. 4(2014).

[335] Newman M.W, Lauter Ba Ch D, Munson S.A, et al. "It's not that I don't have problems, I'm just not putting them on Facebook": Challenges and Opportunities in Using Online Social Networks for Health// Acm Conference on Computer Supported Cooperative Work. ACM, 2011: 341–350.

[336] Nonnecke B, Andrews D, Preece J, "Non-public and public online community participation: Needs, attitudes and behavior," *Electronic Commerce Research*, Vol. 6, no. 1(2006).

[337] Nutbeam D, "Defining and measuring health literacy: what can we learn from literacy studies?," *International Journal of Public Health*, Vol. 54, no. 5(2009).

[338] Nutbeam D, "Health literacy as a public health goal: a challenge for contemporary health education and communication strategies into the 21st century," *Health Promotion International*, Vol. 15, no. 3(2020).

[339] O, O'Neill, "Paternalism and partial autonomy," *Journal of Medical Ethics*, Vol. 10, no. 4(1984).

[340] Okan O, Bollweg T.M, Bröder J. Health Literacy in Childhood and Adolescence: An Integrative Review[A]. Saboga-Nunes L.A., Bittlingmayer U.H, Okan O, Sahrai D (eds) New Approaches to Health Literacy. Gesundheit und Gesellschaft. Springer VS, Wiesbaden, 2021: 45–64.

[341] Ommen O et al., "Trust, social support and patient type-associations between patients perceived trust, supportive communication and patients preferences inregard topaternalism, clarificationand participation of severely injured patients," *Patient Education & Counseling*, Vol. 73, no. 2(2008).

[342] ODPHP. Federal Interagency Workgroup. https://www.healthypeople.gov/2020/about-healthy-people/federal-interagency-workgroup.

[343] ONC. Federal Health IT Strategic Plan 2015–2020. Reference: https://www.healthit.gov/policy-researchers-implementers/health-it-strategic-planning.

[344] Osborn C.Y, Cavanaugh K, Wallston K.A, et al., "Self-Efficacy Links Health Literacy and Numeracy to Glycemic Control," *Journal of Health Communication*, Vol. 15, no. sup2(2010).

[345] Paek H.J, Kim S, Hove T, et al., "Reduced harm or another gateway to smoking? source, message, and information characteristics of E-cigarette

videos on YouTube," *J Health Communication*, Vol. 19, no. 5(2014).

［346］Pálsdóttir Á. Senior Citizens Science Literacy and Health Self-efficacy Beliefs. Kurbanoğlu S., Boustany J., Špiranec S., Grassian E., Mizrachi D., Roy L. (eds). Information Literacy in the Workplace[M]. Springer, Cham, 2018: 398–406.

［347］Partridge S.R, McGeechan K, Hebden L, Balestracci K, Wong ATY, Denney-Wilson E, et al., "Effectiveness of a mHealth lifestyle program with telephone support (TXT2BFiT) to prevent unhealthy weight gain in young adults: randomized controlled trial," *JMIR Mhealth Uhealth*, Vol. 3, no. 2(2015).

［348］Partridge et al., "Process evaluation of TXT2BFiT: a multi-component mHealth randomised controlled trial to prevent weight gain in young adults," *International Journal of Behavioral Nutrition and Physical Activity*, Vol. 13, no. 1(2016).

［349］Pavlin A.J. Syndromic surveillance for Infectious Disease Surveillance. M'ikanatha Nkuchia M. et al. Infectious Disease Surveillance. Second Edition. Oxford, UK: John Wiley & Sons Ltd, 2013.

［350］Public Health Policy and Strategy Unit. lives, healthy people: a review of the 2013 public health workforce strategy. London: Policy Public Health Policy and Strategy Unit Richmond House, 2016: 2.

［351］Rains S.A, Young V, "A Meta-Analysis of Research on Formal Computer-Mediated Support Groups: Examining Group Characteristics and Health Outcomes," *Human Communication Research*, Vol. 35, no. 3(2010).

［352］Robert L. Trivers, "The Evolution of Reciprocal Altruism," *The Quarterly Review of Biology*, Vol. 46, no. 1(1971).

［353］Robinson J.D, Turner J, "Impersonal, Interpersonal, and Hyperpersonal Social Support: Cancer and Older Adults," *Health Communication*, Vol. 15, no. 2(2003).

［354］Rogers L.Q, Shah P, Dunnington G, et al., "Social Cognitive Theory and Physical Activity During Breast Cancer Treatment," *Oncology Nursing Forum*, Vol. 32, no. 4(2005).

［355］Rosenberg D, Mano R, Mesch G.S. Technology Experience, Health Beliefs or Background? Examining the Factors Affecting the Intention to Use Social Media for Health Purposes.Nguyen D, Dekker I, Nguyen S (eds) Understanding Media and Society in the Age of Digitalisation. Palgrave Macmillan, Cham, 2020: 209–231.

［356］Rovniak L.S, Anderson E.S, Winett R.A, et al., "Social cognitive determinants of physical activity in young adults: A prospective structural equation analysis," *Annals of Behavioral Medicine*, Vol. 24, no. 2(2002).

［357］Ryan T, Reece J, Chester A, et al., "Who gets hooked on Facebook? An exploratory typology of problematic Facebook users," *Cyberpsychology: Journal of Psychosocial Research on Cyberspace*. Vol. 10, no. 3(2016), article 4.

［358］Saboga-Nunes L.A, Jourdain D, Bittlingmayer U.H. Renewing the Conceptual Framework for Health Literacy: The Contribution of Salutogenesis to Tapered the Health Gap.Saboga-Nunes L.A, Bittlingmayer U.H, Okan O, Sahrai D. (eds). New Approaches to Health Literacy. Springer VS, Wiesbaden, 2021: 99–120.

［359］Sara Pourrazavi et al., "Theory-based E-health literacy interventions in older adults: a systematic review," *Archives of Public Health*, Vol. 78, no. 1 (2020).

［360］Scanfeld Daniel and Scanfeld Vanessa and Larson Elaine L, "Dissemination of health information through social networks: twitter and antibiotics," *American journal of infection control*, Vol. 38, no. 3(2010).

［361］Schiavo, Renata, *Health Communication: From Theory To Practice(Second Edition)*, San Francisco: Jossey-Bass a Wiley Brand, 2014.

［362］Schneider D.E, Tucker R.K, "Measuring Communicative Satisfaction in Doctor—Patient Relations: The Doctor—Patient Communication Inventory," *Health Communication*, Vol. 4, no. 1(1992).

［363］Schoeppe S, Alley S, Lippevelde W.V, et al., "Efficacy of interventions that use apps to improve diet, physical activity and sedentary behaviour: a systematic review," *International Journal of Behavioral Nutrition & Physical Activity*, Vol. 13, no. 1(2016).

［364］Schulz P.J, Rubinelli S, "Erratum to: Arguing 'for' the Patient: Informed Consent and Strategic Maneuvering in Doctor—Patient Interaction," *Argumentation*, Vol. 29, no. 4(2015).

［365］Schulz P.J. Erratum to: The Concept of Health Literacy. Zeyer A, Kyburz-Graber R. (eds). Science | Environment | Health:Towards a Renewed Pedagogy for Science Education.Springer, Dordrecht, 2018: 69–84.

［366］Seidenberg A.B, Rodgers E.J, Rees V.W, et al., "Youth Access, Creation, and Content of Smokeless Tobacco ("Dip") Videos in Social Media," *Journal of Adolescent Health*, Vol. 50, no. 4(2012).

［367］Seo D.B, Ray S, "Habit and addiction in the use of social networking sites: Their nature, antecedents, and consequences," *Computers in Human Behavior*, Vol. 99, no. oct(2019).

［368］Stajkovic A.D, F Luthans, "Self-Efficacy And Work-Related Performance: A Meta-Analysis," *Psychological Bulletin*, Vol. 124, no. 2(1998).

［369］Svec C, *After any Diagnosis:How to Take Action Against Your Illness Using The Best and Most Current Medical Information Available*, New York: Three Rivers Press, 2001.

［370］Szasz T.S and Hollender M.H, "A Contribution to the Philosophy of medicine: The Basic Models of the Doctor-Patient Relationship," *A.m.a.archives of Internal Medicine*, Vol. 97, no. 5(1956).

［371］Tamin Jacques, "GMC guidance on confidentiality: is it ethical?," *Occupational medicine (Oxford, England)*, Vol. 60, no. 1(2010).

［372］Thompson L, Rivara F.P, Whitehill J.M, "Prevalence of Marijuana-Related Traffic on Twitter, 2012–2013: A Content Analysis," *Cyberpsychol Behav Soc Netw*, Vol. 18, no. 6(2015).

［373］Tse C, Bridges S, Srinivasan D, et al., "Social Media in Adolescent Health Literacy Education: A Pilot Study," *Jmir Research Protocols*, Vol. 4, no. 1(2015).

［374］Tustinsupa N, "The Role of Patient Satisfaction in Online Health Information Seeking," *Journal of Health Communication*, Vol. 15, no. 1(2010).

［375］Uden-Kraan C, Drossaert C, Taal E, et al., "Self-Reported Differences in Empowerment Between Lurkers and Posters in Online Patient Support Groups," *Journal of Medical Internet Research*, Vol. 10, no. 2(2008).

［376］Jurecic A, *Illness as narrative*, Pittsburgh: Pittsburgh University Press, 2012.

［377］U.S. Department of Health and Human Services. Healthy People in Healthy Communities. https://www.healthypeople.gov/2010/Publications/HealthyCommunities2001/default.htm.

［378］U.S. Public Health Service. Office of the Surgeon General. Healthy People. The Surgeon General's Report on Health Promotion and Disease Prevention. Washington D, 1979: 179.

［379］Valle C.G, Tate D.F, Deborah K. Mayer..., "A randomized trial of a Facebook-based physical activity intervention for young adult cancer survivors," *Journal of Cancer Survivorship*, Vol. 7, no. 3(2013).

［380］Veil S, Reynolds B, Sellnow T.L, et al., "CERC as a theoretical framework for research and practice," *Health Promot Pract*, Vol. 9, no. 4 suppl(2008).

［381］Vicki Freimuth, "Epilogue to the Special Issue on Anthrax," *Journal of Health Communication*, Vol. 8, no. sup1(2003).

［382］Walker, Kimberly K, "A Content Analysis of Cognitive and Affective Uses of Patient Support Groups for Rare and Uncommon Vascular Diseases: Comparisons of May Thurner, Thoracic Outlet, and Superior Mesenteric Artery Syndrome," *Health Communication*, Vol. 30, no. 9(2015).

［383］Wang J.B, Cadmus-Bertram LA, Natarajan L, White MM, Madanat H, Nichols JF, et al., "Wearable sensor/device (Fitbit One) and SMS text-messaging prompts to increase physical activity in overweight and obese adults: a randomized controlled trial," *Telemed J E Health*, Vol. 21, no. 10(2015).

［384］Webb T.L, Joseph J, Yardley L, et al., "Using the Internet to Promote Health Behavior Change: A Systematic Review and Meta-analysis of the Impact of Theoretical Basis, Use of Behavior Change Techniques, and Mode of Delivery on Efficacy," *Journal of Medical Internet Research*, Vol. 12, no. 1(2010).

［385］Wentzer H.S, Bygholm A, "Narratives of empowerment and compliance: Studies of communication in online patient support groups," *International Journal of Medical Informatics*, Vol. 82, no. 12(2013).

［386］Wojcicki T.R, White S.M, Mcauley E, "Assessing Outcome Expectations in Older Adults: The Multidimensional Outcome Expectations for Exercise Scale," *The Journals of Gerontology Series B: Psychological Sciences and Social Sciences*, Vol. 64B, no. 1(2009).

［387］World Health Organization. Call for Action: Managing the Infodemic. https://www.who.int/news/item/11-12-2020-call-for-action-managing-the-infodemic.

［388］World Health Organization, "WHO public health research agenda for managing infodemics", 2021. Licence: CC BY-NC-SA 3.0 IGO.

［389］Xanidis N, Brignell C.M, "The association between the use of social network sites, sleep quality and cognitive function during the day," *Computers in Human Behavior*, Vol. 55, no. FEB(2016).

［390］Xu Q, Jia S, Fukasawa M, et al., "A cross-sectional study on associations of physical symptoms, health self-efficacy, and suicidal ideation among Chinese hospitalized cancer patients," *BMC Psychiatry*, Vol. 20, no. 1(2020).

［391］Zambrana R.E, Cristian M, Costellia T, et al., "Association between Family Communication and Health Literacy among Underserved Racial/Ethnic Women," *Journal of Health Care for the Poor and Underserved*, Vol. 26, no. 2(2015).

［392］Zeraatkar K and Ahmadi M, "Trends of infodemiology studies: a scoping review," *Health Info Libr J*, Vol. 35, no. 2(2018).

附录 1 高校体育 App 健康介入问卷

亲爱的同学：

    您好！我们正进行一项关于"大学生使用高校体育 App 体育锻炼行为"的研究，请您按照自己的实际情况填答！本调查结果除供学术研究外，绝不挪为他用，衷心感谢您的支持！

    1. 您的性别？

    A. 男　　　　　　　　B. 女

    2. 您的年级？

    A. 大一　　　　　　　B. 大二

    C. 大三　　　　　　　D. 大四

    3. 您是否使用过高校体育 App？

    A. 是

    B. 否（直接跳至完成第"16 题"即可）

    4. 您平均每学期使用高校体育 App 的总次数 _____。

    5. 您平均每学期使用高校体育 App "定点签到"的次数_____。

    6. 您平均每学期使用高校体育 App "自由跑"的次数_____。

    7. 您平均每次使用高校体育 App 跑步的公里数_____。

    8. 您是通过什么方式知道高校体育 App 的？

    A. 老师推荐　　　　　B. 同学推荐

C. 微信公众号　　　　　D. 官网

E. 其他

9. 您是通过什么方式学习使用高校体育 App 的？

A. 询问老师　　　　　B. 同学交流

C. 观看微信公众号的推文

D. 查询相关网站　　　　E. 其他

10. 您对高校使用 App 促进大学生跑步的形式是否感兴趣？

A. 很不感兴趣　　　　　B. 不感兴趣

C. 一般　　　　　　　　D. 感兴趣

E. 非常感兴趣

11. 您是否认可高校推广"高校体育 App"？

A. 很不认可　　　　　B. 不认可

C. 一般　　　　　　　D. 认可

E. 非常认可

12. 您是否认可高校将"高校体育 App"锻炼次数算入体育成绩？

A. 很不认可　　　　　B. 不认可

C. 一般　　　　　　　D. 认可

E. 非常认可

13. 您对高校体育 App 的使用是否符合如下表述？

项　　目	是	否
a_1 在使用高校体育 App 后，我和同学谈论过该 App		
a_2 我愿意将高校体育 App 推荐给同学		
a_3 我已掌握了高校体育 App 的下载安装方法		
a_4 我已掌握了高校体育 App 的软件开启方法		
a_5 我已掌握了高校体育 App 的选择跑步类型方法		

（续表）

项　　目	是	否
a_6 我已掌握了高校体育 App 的跑步终止及结束方法		
a_7 我已掌握了高校体育 App 的成绩上传方法		
a_8 我已掌握了高校体育 App 的成绩查看方法		

14. 您对高校体育 App 如下设置的满意程度是？

项　　目	满意程度				
	很不满意	不满意	一般	满意	非常满意
b_1 锻炼打卡需在指定时间段（如："自由跑"与"定点签到"的时间段分别为：每学期第 3—14 周的周一至周日 7:00—22:00 和 16:30—21:00）					
b_2 自由跑的路线规划与目标途经点定位					
b_3 规定自由跑的步频、时长、公里数范围					
b_4 规定定点打卡的最低时长为 30 分钟					
b_5 定点签到需在固定场地					
b_6 限制每天的锻炼打卡次数					
b_7 防跑步作弊设置					
b_8 显示自己锻炼签到的目标次数、目标时长、目标公里数、还差达到锻炼目标的次数					
b_9 实时反馈自己每次锻炼的时长、消耗卡路里数、配速、步频、公里数等信息					
b_{10} 记录自己各学期的锻炼信息：锻炼地点、公里数、日期、时段、总次数等					
b_{11} 功能按键的灵敏度（如：定点打卡或自由跑的起始按钮）					
b_{12} 后台与客服服务					
b_{13} 语音提示功能					
b_{14} 运动类型的丰富度					

15. 您对使用高校体育 App 如下表述的同意程度是？

项　　目	同意程度				
	很不同意	不同意	一般	同意	非常同意
w_1 我觉得使用高校体育 App 运动起来动作难看					
w_2 我觉得我使用高校体育 App 运动能力很差					
w_3 我是一个能坚持使用高校体育 App 锻炼的人					
d_1 即使我感到疲劳我也会使用高校体育 App 锻炼					
d_2 即使我心情不好我也会使用高校体育 App 锻炼					
d_3 即使我没有时间我也会使用高校体育 App 锻炼					
d_4 即使我放假了我也会使用高校体育 App 锻炼					
d_5 即使户外天气不好我也会使用高校体育 App 锻炼					
c_1 我觉得使用高校体育 App 锻炼能增加我的体力					
c_2 我觉得使用高校体育 App 锻炼能使我更有活力					
c_3 我觉得使用高校体育 App 锻炼能增强我的肌肉力量					
c_4 我觉得使用高校体育 App 锻炼能帮助我控制体重					
c_5 我觉得使用高校体育 App 锻炼能使我与人相处更加轻松					

（续表）

项　　目	同意程度				
	很不同意	不同意	一般	同意	非常同意
c_6 我觉得使用高校体育 App 锻炼能为我提供友谊					
c_7 我觉得使用高校体育 App 锻炼能使我被更多人接纳					
c_8 我觉得使用高校体育 App 锻炼能缓解我的压力					
c_9 我觉得使用高校体育 App 锻炼能使我情绪变好					
c_{10} 我觉得使用高校体育 App 锻炼能调节我的心态					
c_{11} 我觉得使用高校体育 App 锻炼能让我更加清醒					
c_{12} 我觉得使用高校体育 App 锻炼能让我获得成就感					

* w_1、w_2 为反向计分。

16. 未使用高校体育 App 时，您平时如下各强度运动的锻炼量是？

（***剧烈运动**：运动时心率呼吸明显加快，身体大量出汗，如，慢跑、跑步；**适度运动**：并不令人筋疲力尽，运动时心率呼吸加快，身体出汗，如，竞走；**轻度运动**：最省力气，如，散步。）

类　　型	平均每周次数	平均每次时长（分钟）
剧烈运动		
适度运动		
轻度运动		

17. 使用高校体育 App 后，您平时如下各强度运动的锻炼量是？

类　　型	平均每周次数	平均每次时长（分钟）
剧烈运动		
适度运动		
轻度运动		

附录 2 大学生社交媒体使用与健康素养调查问卷

您好！我们正进行一项关于"社交媒体使用情况与健康素养提升"的研究。问卷涉及问题较为多元，可能会耽搁您 10 分钟左右，但这些题目或许可以为您的健康管理提供指导和参考。请您按照自己的实际情况填答！

本调查结果除供学术研究外，绝不挪为他用，衷心感谢您的支持！

第一部分：基本信息

1. 性别：

A. 男　　　　　　　　　B. 女

2. 年级：

A. 大一　　　　　　　　B. 大二

C. 大三　　　　　　　　D. 大四

E. 研究生

3. 专业：

A. 文史类（包含商科等）

B. 理工类（包含农林医等学科）

C. 体育艺术类

第二部分:社交媒体使用情况

1. 您使用社交媒体的频率是:

A. 几乎不用　　　　　　B. 每周 1—5 次

C. 每天 1—5 次　　　　　D. 每天 5 次以上

2. 一周内,您平均每天花在社交媒体上的时间:

A. 2 小时以内　　　　　B. 2—4 小时

C. 4—6 小时　　　　　　D. 6 小时以上

3. 社交媒体使用强度量表

项　　目	非常同意	同意	一般	不同意	非常不同意
微博、微信等社交媒体是我日常活动的一部分。					
使用社交媒体已经成为我每天必不可少的习惯。					
如果隔一段时间不刷微博或朋友圈,我会感觉与外界脱节。					
如果卸载了微博、微信,我会感觉焦虑不安。					
我觉得我是社交媒体社区的一员。					
如果没有了社交媒体我会感到很遗憾。					

4. 您是否安装有健康(运动)类 App:

A. 是　　　　　　　　　B. 否

5. 您是否通过社交媒体获取促进您健康的信息(以下简称健康信息)

A. 是　　　　　　　　　B. 否

6. 您接触的健康信息内容主要涉及哪些方面(多选):

A. 某个具体疾病　B. 疾病相关的医学术语　C. 疾病治疗方案　D. 疾病用药　E. 医学研究　F. 疾病对于生活的影响　G. 医学检验结果　H. 护理和医疗服务　I. 饮食　J. 健

康行为　K. 生活方式　L. 健康的个人责任　M. 健康的决定因素　N. 健康技能（急救等）　O. 健康产品　P. 公共卫生　Q. 卫生体系和卫生系统　R. 疾病对于生活的影响　S. 健康的个人责任

7. 健康信息特征

您接触到的健康信息	非常同意	同意	一般	不同意	非常不同意
复杂而难以理解					
存在自相矛盾					
准确可靠					
呈现形式丰富，方便您理解使用					

8. 总的来说，您接触到的健康信息更多地告诉您哪些因素会危害健康，还是更多地告诉您如何促进健康：

A. 更多地告诉我哪些因素会危害健康

B. 更多地告诉我如何促进健康

C. 各占一半

9. 您使用相对较多的社交媒体行为是（多选）：

A. 微信等即时聊天工具

B. 看朋友圈、微博、头条等资讯

C. 抖音、快手等短视频

D. 知识分享类（如知乎）

第三部分：健康素养

1. 信息获取能力

项　目	非常同意	同意	一般	不同意	非常不同意
您知道从哪里获得健康信息。					
您知道什么时候需要健康信息。					

（续表）

项　　目	非常同意	同意	一般	不同意	非常不同意
您能够从与医务人员的交流中获得您需要的健康信息。					
当您与医务人员交流时，碰到不明白的情况时，能够向医务人员提问以获得更明确的信息。					
您有能力从与家人朋友等其他人的交流中获得您需要的健康信息。					
您能够理解您所获得的健康信息。					

2. 信息沟通能力

项　　目	非常同意	同意	一般	不同意	非常不同意
您能够准确描述您的疾病症状，药物使用情况，诊断和治疗结果等信息。					
您能够准确描述您的日常健康问题和与健康相关的决定等（如改变生活方式，改变饮食习惯等）。					
您能够准确描述您的内心状态、情绪、感觉和个人需求。					
您能够清楚地表达哪些健康信息对您相对重要，哪些相对不重要。					
您能够清楚地表达哪些健康信息与您相关，哪些不相关。					
您能够清楚地表达哪些健康信息对您价值高，哪些价值低。					
您能够清楚地表达您倾向于使用哪些健康信息，不倾向于哪些。					
您能够向医务人员表达您的不同意见。					
您能够向别人表达您的反对意见或者拒绝他人的要求。					

3. 信息决策能力

项　　目	非常同意	同意	一般	不同意	非常不同意
您能够结合自己的情况，分析得到的健康信息是否适用于您。					
您能够分析自身的饮食需求和饮食选择。					
您能够预测您的个人行为、决策、生活方式等对于个人健康的影响。					
您能够客观地评价个人生活中危害健康的因素。					
您能够依据个人偏好，比较不同的疾病诊断和治疗方案。					
您能够综合您获得的健康信息并选择合适的疾病诊断和治疗方案。					
您能够依据个人偏好，比较不同的饮食、运动、生活方式等健康行为。					
您能够综合您获得的健康信息并选择合适的饮食、运动、生活方式等健康行为。					
您能够依据个人偏好，比较不同的健康服务和健康产品。					
您能够综合您获得的健康信息并选择合适的健康服务和健康产品。					

4. 疾病知识

项　　目	非常同意	同意	一般	不同意	非常不同意
您知道疾病的轻重缓急，能够分辨哪些疾病需要去急诊，哪些不需要。					
当您生病期间，您知道与您疾病相关的专业医学术语，并理解它们的意思。					

（续表）

项　　目	非常同意	同意	一般	不同意	非常不同意
当您生病期间，您知道您的疾病是什么，知道您的疾病处于什么样的状态，也知道您的疾病会对您造成什么样的影响。					
当您生病期间，您知道您所需要的药品是什么，并且知道如何正确服用，每次服用多少，对您的效果如何，药品是否安全以及能去哪里拿到这些药品。					
当您生病期间，您知道您自己可以做什么来帮助疾病康复。					

5. 健康相关知识

项　　目	非常同意	同意	一般	不同意	非常不同意
您知道什么是健康的行为和健康的生活方式。					
您知道心理健康和身体健康间存在一定的关系。					
您知道心理健康和身体健康的区别是什么。					
您知道哪些因素危害健康，而哪些因素会促进健康。					
您知道自己有责任和义务对自身健康负责。					
您知道如何进行自我调节。					

6. 公共健康知识

项　　目	非常同意	同意	一般	不同意	非常不同意
您知道公共卫生相关知识,如公共卫生事件、公共卫生政策等。					
您明白个人在健康方面对社会负有责任,例如个人的思想和行为会对其他人以及整个社会产生影响。					
您知道健康不仅取决于您自己,还有诸多社会决定因素。					
您知道您有机会改变这些决定健康的社会因素和政治因素。					

7. 卫生系统知识

项　　目	非常同意	同意	一般	不同意	非常不同意
您知道怎样去得到医务人员的帮助。					
您知道从哪里可以获得您需要的医疗服务。					
您知道在医院中从哪里获得您需要的服务,如去哪里挂号、就诊、检查、付款、取药等。					
您知道哪些机构或者机构提供的服务对您来说是最合适的。					
您知道哪些机构提供了有效并且可靠的健康信息。					
您知道您作为患者的权利和义务。					
您知道如何得到医疗保险和医疗救助体系的帮助。					

8. 科学知识技能

项　　目	非常同意	同意	一般	不同意	非常不同意
您知道关于科学技术的基本概念。					
您知道科学研究的基本流程。					
您能够从医学研究中区分疾病的相关因素和因果因素。					

9. 健康生活方式

项　　目	非常同意	同意	一般	不同意	非常不同意
我知道健康生活方式主要包括合理饮食、适量运动、戒烟限酒、心理平衡四个方面。					
我能保持正常体重，避免超重与肥胖。					
我能做到膳食应当以谷类为主，多吃蔬菜、水果和薯类，注意荤素、粗细搭配。					
我能做到提倡每天食用奶类、豆类及其制品。					
我能做到膳食要清淡，要少油、少盐、少糖，食用合格碘盐。					
我能做到讲究饮水卫生，每天适量饮水。					
我能做到成年人每日应当进行 6～10 千步当量的身体活动，动则有益，贵在坚持。					
我能做到劳逸结合，每天保证 7～8 小时睡眠。					
我能重视和维护心理健康，遇到心理问题时应当主动寻求帮助。					
我能科学就医，及时就诊，遵医嘱治疗，理性对待诊疗结果。					
我能合理用药，能口服不肌注，能肌注不输液，在医生指导下使用抗生素。					

第四部分：健康自我效能感

项　　目	非常同意	同意	一般	不同意	非常不同意
关于我的健康我处理得很好。					
我能像大多数人一样为我的健康做一些事情。					
就我的健康而言，我基本上能够完成我的目标。					
我在改善健康的项目中取得了成功。					
我很难找到有效的方法来解决我遇到的健康问题。					
通常情况下，我的健康计划并不顺利。					
我发现改变我不喜欢的健康状况的努力是无效的。					
不管我怎么努力，我的健康状况都不尽如人意。					

附录3 社交媒体使用的不良影响与应对访谈提纲

一、访谈背景

在学期授课过程中，请学生参与关于社交媒体使用影响与应对的项目访谈。学生大多为新闻传播学相关专业学生，大部分参加访谈学生为大三学生。

二、访谈具体问题

1. 结合自身体验谈谈社交媒体使用对身心的不良影响。

2. 社交媒体使用产生不良影响的原因有哪些？

3. 如何应对社交媒体使用带来的不良影响？

三、访谈形式

请参加同学采用书面形式反馈到指定邮箱。尽量结合自身的实际经历，以开放的心态作答，尽量进行详细的描绘和具体分析。

访谈共收到 40 名同学反馈。

后　记

走上健康传播的研究之路有一种误打误撞的味道。

在连续申报网络政治参与课题未果之后，我尝试从人际传播视角申报医患沟通方面的研究课题。后来填报去美国访学计划的时候，选择了人际传播方面的合作导师。巧的是，合作导师既精通人际传播的研究，又是个健康传播研究的行家。导师推荐我旁听健康传播的本科和博士课程。正是在听课的过程中，后来成为本书一部分的一些话题让我产生了研究的冲动。

彼时，"健康中国"战略已经提出并在建设之中，结合那几年对于社交媒体人际传播研究的一些心得，在申报国家社科选题的时候，我选择了社交媒体与"健康中国"之间的结合。或许是这个选题既呼应了当时如火如荼的"健康中国"建设，也赶上了社交媒体攻城略地抢占生活场景的现实从而打动了评审专家，侥幸得中，也让我开始了本书的研究之旅。

在原初的研究设计中，希望把自己看到的资料都囊括在课题中，因此设想了在政府、医疗机构和患者的框架之下将较为熟悉的几个相关议题全部收入。这些话题不仅涉及了较为传统的健康介入、健康素养、医患沟通，也包括了最近似乎要被"捂热"的信息流行病学、在线支持等。知易行难，充满自信的研究设计付诸实施却发现，个别话题从传播的角度切入道阻且长，得到稳健而独到的研究发现并不容易。好在社交媒体对于健康生活场景的全方位渗透，让研究可以在对两者复杂关系的考察中得到想要的发现，最终使得研究目标得以达成。

刚刚拿到这个课题的时候，发现自己设计的诸多话题都充满了紧迫性、针对性和指导性。但在研究的这几年间，新闻传播领域对于健康议题的研究越来越关注，成果越来越多，从健康介入到在线支持，已经遍地开花。健康素养已经成为国家层面每年推进的指标体系，这意味着相关的研究已经落后于健康实践。近两年的疫情研究中，"信息疫情"的概念整合了谣言传播、舆论引导、舆情监测等传统研究话语，成为研究的新热点。尽管在"信息疫情"的应对研究中"信息流行病学"框架没有受到足够的关注，但却让我在写作这一部分时略有激动，可激动之余也颇为感慨：书中提到的诸多设想放在 5 年前可是具有前瞻性和预见性的，但在当下似乎也不那么激动人心了。这是健康传播研究的幸事，对自己也是一种鞭策。

在完成项目的几年中，我带的学生冯叶露、刘晓颖、杨柳、傅文君、时秀婷、朱子薇、于佳鑫等对相关的议题产生了研究兴趣，并从中选取部分作为她们的毕业论文设计。她们的研究为其中一些章节的撰写提供了资料和数据，在此感谢她们。

感谢上海人民出版社的刘华鱼编辑，尽管我们相识多年，但是近距离感受他的编辑工作，依然让我对他认真负责的态度和全心投入的热情感怀。

作为健康传播研究的入门者，对于书中提出的观点和所作的论述常心怀忐忑，疏漏之处期待各界朋友批评指正。